内科疾病诊断与药物治疗策略

主编◎贾婷婷　江淑敏　贾宝云
于　清　孟　仲　安文涛

天津出版传媒集团
天津科技翻译出版有限公司

图书在版编目(CIP)数据

内科疾病诊断与药物治疗策略 / 贾婷婷等主编 . 天津 : 天津科技翻译出版有限公司 , 2025. 7. -- ISBN 978-7-5433-4756-4

Ⅰ . R5

中国国家版本馆 CIP 数据核字第 2025GE9410 号

内科疾病诊断与药物治疗策略

NEIKE JIBING ZHENDUAN YU YAOWU ZHILIAO CELUE

出　　版：天津科技翻译出版有限公司
出 版 人：方艳
地　　址：天津市和平区西康路35号
邮政编码：300051
电　　话：(022)87894896(发行科)（022)87895660(营销部)
网　　址：www.tsttpc.com
印　　刷：固安兰星球彩色印刷有限公司
经　　销：新华书店
版本记录：787 mm ×1092 mm　16 开本　15.5 印张　264 千字
2025 年 7 月第 1 版　2025 年 7 月第 1 次印刷
定价：98.00 元

编 者 名 单

主　编：贾婷婷　枣庄市立医院

江淑敏　枣庄市山亭区人民医院

贾宝云　枣庄市精神卫生中心

于　清　枣庄市市中区人民医院

孟　仲　山东省枣庄市峄城区峨山镇中心卫生院

安文涛　枣庄市立医院

副主编：王　婷　枣庄市市中区人民医院

张秀红　枣庄市立医院

董艳艳　枣庄市市中区孟庄镇卫生院

吴军华　北京中医药大学东方医院枣庄医院

薛　丽　河北省中医院

前　言

内科学是研究疾病的病因、诊断、治疗和预后的学科，在临床医学中占有极其重要的位置，是临床四大学科之一。随着医学的发展，各种诊疗手段不断丰富和进步，治疗药物不断涌现、更新，内科疾病的治疗方法取得了极大的进步。

本书体现了现代医学在内科系统疾病诊断与药物治疗方面的最新成果与研究进展，涵盖内科各类中疾病的诊断与药物治疗，深入细致地探讨了临床内科最为常见的疾病类型。本书针对每种疾病提供个性化的药物治疗方案，为广大内科医师及相关领域的医疗工作者提供全面、系统、实用且与时俱进的内科疾病诊断与药物治疗思路，为广大内科患者带来更好的治疗效果与生命质量。

由于编者水平有限，加之时间仓促，本书难免存在疏漏，恳请各位读者批评指正。

编者

2025年7月

目　　录

第一章　绪论

第一节　内科疾病诊断概述

一、内科疾病的范畴与特点

内科疾病涵盖了人体多个系统的病症，包括但不限于呼吸系统、心血管系统、消化系统、泌尿系统、神经系统、内分泌系统以及血液系统等。这些疾病常涉及器官功能异常或结构病变，具有复杂性、隐匿性和多样性等显著特点。

复杂性体现在许多内科疾病并非单一因素所致，而是由多种内外因相互作用引发。例如，冠心病的发病与遗传、高血脂、高血压、吸烟、肥胖及精神压力等诸多因素紧密相关；糖尿病则涉及胰岛素分泌不足或作用缺陷，同时受生活方式、感染、应激等因素影响，不同因素交织，使得病情诊断与治疗极具挑战性。

隐匿性表现为部分内科疾病初期症状不明显或缺乏特异性，易被患者忽视，延误诊断时机。如慢性肾衰竭早期，患者可能仅有轻微乏力、食欲减退、夜尿增多等非典型表现，难以察觉肾脏功能已悄然受损；早期肺癌患者或许仅偶尔咳嗽几声，无胸痛、咯血等典型肺癌症状，待出现明显症状时，病情多已进展至中晚期。

内科疾病的多样性反映在同一系统疾病可有多种不同表现形式，不同系统疾病又可能呈现相似症状。以消化系统为例，胃炎、胃溃疡、胃癌均可出现上腹部疼痛、消化不良等症状；而发热这一常见症状，既可能源于感染性疾病如肺炎、伤寒，也可能是自身免疫性疾病如系统性红斑狼疮、类风湿关节炎的表现，或是血液系统疾病如白血病的首发症状之一。

这些特点决定了内科疾病诊断需综合多方面信息，全面深入地分析评估，方能准确判断病情，为后续有效治疗奠定基础。

二、诊断流程与方法

（一）病史采集

病史采集是内科疾病诊断的基石，详细、准确且全面的病史信息可为后续诊断指明方向。在询问过程中，医生既要关注患者的主诉，即促使患者前来就诊的主要不适症状，包括症状出现的时间、部位、性质、程度、持续时间、加重或缓解因素等，又要耐心倾听患者对病情的详细描述，避免中途打断，引导患者按时间顺序叙述发病经过，例如是否有前驱症状、发病的急缓、症状的演变过程等。

同时，全面了解患者的既往史，包括既往所患疾病、手术史、外伤史、输血史等。如询问患者过去是否有高血压、糖尿病、心脏病等慢性病史，这些既往疾病可能与当前症状存在关联或影响治疗决策；了解患者的家族史也至关重要，许多内科疾病具有遗传倾向，像高血压、冠心病、某些肿瘤等，询问家族成员中有无类似疾病发生，有助于评估患者的遗传风险；此外，还需询问患者的个人史，包括生活习惯（如吸烟、饮酒、饮食偏好、运动情况）、职业环境（是否接触有害物质、工作强度与压力）、居住环境（有无环境污染、潮湿寒冷等不利因素）以及近期的精神心理状态（是否存在焦虑、抑郁、长期精神紧张等），这些因素都可能成为疾病的诱发因素或对病情产生影响。

例如，对于一名长期吸烟且近期出现咳嗽、咳痰、咯血的患者，结合其吸烟史及症状特点，医生首先会高度怀疑肺部疾病，进一步询问职业史，若发现患者长期从事石棉接触工作，那么患肺癌、间皮瘤等肺部恶性疾病的风险显著增加，须针对性地安排相关检查进行排查。

（二）体格检查

体格检查是医生直接获取患者身体信息的重要手段，需遵循全面、有序、规范的原则，按照一般状态、头颈部、胸部、腹部、脊柱四肢、神经系统等顺序依次进行检查，确保不遗漏重要体征。

一般状态检查涵盖生命体征（体温、脉搏、呼吸、血压），通过测量生命体征可初步判断患者病情的轻重缓急，如发热可能提示感染性疾病，血压异常可能与心血管系统疾病相关；同时观察患者的神志、精神状态、面容、体型、营养状况等，神志改变可能暗示神经系统问题，如肝性脑病患者可出现意识障碍、行为异常、扑翼样震颤等表现；面容特征对某些疾病具有提示意义，如贫血面容、满月面容、二尖瓣面容分别与贫血、库欣综合征、风湿性心脏病二尖瓣狭窄有关。

头颈部检查包括头颅外形、五官、颈部血管、甲状腺、淋巴结等部位，如头颅畸形可能提示先天性疾病或外伤史，眼球突出伴甲状腺肿大、心率增快等症状常见于甲亢，颈部淋巴结肿大可为局部炎症或肿瘤转移的线索，其中炎症导致的淋巴结肿大通常质软有压痛、活动度较好，肿瘤转移所致的淋巴结肿大则质硬、多数无压痛、活动度较差等。

胸部检查着重心肺听诊与叩诊，肺部听诊可闻及干湿啰音、哮鸣音等异常呼吸音，分别提示肺部感染、心力衰竭、支气管哮喘等疾病；心脏听诊发现杂音，可为心脏瓣膜病、先天性心脏病等提供诊断依据，心脏叩诊有助于判断心脏大小、形态是否正常。

腹部检查通过触诊、叩诊、听诊判断腹部脏器状况，如右上腹压痛、墨菲征阳性提示胆囊炎，腹部膨隆、移动性浊音阳性多见于肝硬化腹水，也可见于结核性腹膜炎、腹腔恶性肿瘤导致的腹腔积液情况。肠鸣音亢进或减弱分别与肠道炎症、肠梗阻或肠麻痹有关。

脊柱四肢检查可发现关节畸形、红肿、活动受限等体征，这些体征对于关节炎、骨折、椎间盘突出等疾病诊断具有重要参考价值；神经系统检查评估患者的意识、感觉、运动、反射等功能，如肢体肌力减退、感觉异常、病理反射阳性可为神经系统病变定位定性提供关键线索。

（三）实验室检查

实验室检查借助各种检测手段对患者的血液、尿液、粪便、脑脊液等标本进行分析，为疾病诊断提供客观依据。

血常规是临床最常用的检查项目之一，白细胞计数及分类可反映机体有无感染及感染类型，白细胞升高伴中性粒细胞比例增加多见于细菌感染，但某些特殊细菌感染如百日咳杆菌感染等，可能出现淋巴细胞比例升高；淋巴细胞比例升高常提示病毒感染；然而病毒感染早期也可能出现中性粒细胞比例升高的情况。红细胞计数、血红蛋白测定用于评估贫血与否及贫血程度，血小板计数对判断出血倾向、监测血液病治疗效果有重要意义。

血生化检查涵盖肝功能、肾功能、血糖、血脂、电解质等多项指标，肝功能指标如谷丙转氨酶、谷草转氨酶、胆红素升高提示肝细胞损伤，常见于肝炎、脂肪肝、药物性肝损伤等疾病；肾功能指标如肌酐、尿素氮升高反映肾功能减退，多见于慢性肾炎、肾衰竭等；血糖升高是糖尿病的重要诊断依据之一，此外，应激状态、库欣综合征等内分泌疾病也可导致血糖升高，血脂异常与动脉粥样硬化、冠心病密切相关；电解质紊乱（如低钾、高钾、低钠等）可导致多种临床症状，甚至危及生命，常见于呕吐、腹泻、肾脏疾病或内分泌紊乱患者。

凝血功能检查包括凝血酶原时间、部分凝血活酶时间、纤维蛋白原等指标，对于评估出血风险、监测抗凝治疗、诊断凝血障碍性疾病如血友病、弥散性血管内凝血等必不可少。

免疫学检查检测各种自身抗体、免疫球蛋白、补体等，用于诊断自身免疫性疾病，如抗核抗体阳性对系统性红斑狼疮有重要诊断价值，类风湿因子升高常见于类风湿关节炎，抗双链DNA抗体是狼疮肾炎活动的敏感指标。

病原学检查通过培养、核酸检测、抗原抗体检测等方法查找病原体，如痰液培养发现结核分枝杆菌可确诊肺结核，血液或脑脊液核酸检测到病毒核酸有助于病毒性感染的诊断，粪便检测到寄生虫卵可明确肠道寄生虫感染。

（四）影像学检查

影像学检查利用X线、CT、MRI、超声、核素显像等技术，直观呈现人体内部结构与器官形态、功能变化，为疾病诊断提供关键可视化信息。

X线检查便捷、经济，广泛应用于胸部、骨骼系统疾病初步筛查，胸部X线可发现肺部炎症的渗出影、结核、肿瘤的占位阴影等，观察心脏大小、形态，骨骼X线用于骨折、骨质增生、骨肿瘤等诊断，但X线对软组织分辨力有限，对于细微病变或深部组织病变诊断价值受限。

CT检查具有较高的密度分辨率，能清晰显示身体各部位横断面解剖结构，尤其适用于脑部、胸部、腹部实质脏器病变诊断，如头颅CT对脑出血、脑梗死、颅内肿瘤诊断准确率高，胸部CT可更敏感地发现早期肺癌、肺部小结节、纵隔病变，腹部CT有助于鉴别肝脏、胰腺、肾脏等脏器的肿瘤、囊肿等疾病对于部分炎症性病变在特定阶段也有一定诊断价值，多层螺旋CT血管造影（CTA）还可清晰显示血管病变，用于冠心病、主动脉夹层等诊断。

MRI成像原理基于原子核自旋运动，对软组织分辨力极佳，在神经系统、关节、软组织疾病诊断中优势突出，如脑部MRI可清晰分辨脑灰质、白质病变，对多发性硬化、脑胶质瘤等诊断在软组织分辨等方面优于CT，但在显示钙化方面不如CT；脊柱MRI用于椎间盘突出、脊髓病变诊断，关节MRI能准确显示关节软骨、韧带、半月板损伤，且无辐射危害，但检查时间长、费用高，体内有金属植入物患者受限。

超声检查利用超声波反射原理成像，具有无创、无痛、实时、可重复性强的特点，广泛应用于腹部、心脏、小器官（甲状腺、乳腺等）及妇产科检查，腹部超声可观察肝脏、胆囊、胰腺、脾脏、肾脏形态结构与血流情况，诊断胆囊炎、胆结石、肝囊肿、肾积水等疾病，心脏超声能评估心脏结构与功能，测量心腔大小、室壁厚度、瓣膜活动及血流动力学参数，对先天性心脏病、心肌病、瓣膜病诊断至关重要，甲状腺、乳腺超声可发现结节、肿瘤等病变，并初步评估其良恶性。

核素显像则基于放射性核素标记化合物在体内分布代谢特点成像，反映器官功能与代谢状态，常用于甲状腺功能测定、心肌灌注显像、肿瘤骨转移筛查等，如甲状腺摄碘率测定是诊断甲亢、甲减的辅助检查之一，心肌灌注显像评估心肌缺血、存活心肌，全身骨显像可早期发现肿瘤骨转移灶。

（五）病理学检查

病理学检查是内科疾病诊断的“金标准”，通过对病变组织或细胞进行活检、穿刺、手术切除标本病理检查，明确病变性质、类型、分化程度等，为精准诊断与个体化治疗提供决定性依据。

组织活检是获取病理标本的常见方式，如经皮肺穿刺活检用于肺部占位性病变诊断，在实际诊断中，需结合影像学特征、肿瘤标志物等，可在CT或超声引导下精准穿刺病变部位，获取少量组织送检，确定肺部肿瘤是良性还是恶性，若为恶性，进一步明确病理类型（如腺癌、鳞癌、小细胞癌等），指导后续放化疗、靶向治疗方案选择；肝穿刺活检对肝炎、肝硬化、肝占位病变诊断意义重大，可评估肝脏炎症活动度、纤维化程度、肿瘤细胞类型，帮助制定治疗策略；肾穿刺活检在肾小球肾炎、肾病综合征诊断中不可或缺，通过观察肾小球、肾小管病理变化，明确病理分型，同时结合临床表现、实验室指标等综合预测疾病进展与预后，指导糖皮质激素、免疫抑制剂使用。

细胞学检查适用于体腔积液（如胸腔积液、腹水、心包积液）、痰液、尿液、宫颈涂片等标本，离心沉淀后涂片染色观察细胞形态，查找癌细胞，如胸腔积液细胞学检查发现癌细胞可为肺癌胸膜转移、乳腺癌胸膜转移等提供诊断依据，宫颈涂片细胞学检查是宫颈癌筛查的重要手段，能早期发现宫颈上皮内瘤变，及时干预，降低宫颈癌发病率。

三、诊断中的思维模式与鉴别诊断要点

（一）临床思维培养

临床思维是内科医生在诊断过程中综合分析判断的核心能力，需在实践中不断磨砺养成。首先，医生在面对患者复杂多样的病史、体征及检查结果时，应保持清晰的条理，从解剖、生理、病理生理等多维度思考，将零散信息有机整合。

从解剖学角度，依据患者症状体征定位可能受累的器官、组织或系统，如患者出现右上腹疼痛，结合人体解剖结构，考虑可能涉及肝脏、胆囊、十二指肠等器官病变；从生理学层面，分析受累部位正常功能改变情况，如肝功能受损可能导致胆红素代谢异常、凝血因子合成减少，进而出现黄疸、出血倾向；从病理生理学出发，探究疾病发生发展的机制，推测可能的病因，如长期大量饮酒导致肝脂肪变性，引发酒精性肝病，进一步发展可致肝纤维化、肝硬化。

在诊断过程中，医生要遵循“一元论”原则，即尽量用单一疾病解释患者全部临床表现，避免过早陷入多种互不相容疾病的假设陷阱。例如，一位患者既有发热、咳嗽等呼吸系统症状，又有乏力、肌肉酸痛、关节疼痛等全身症状，还伴有蛋白尿、血尿等肾脏受累表现，此时应优先考虑系统性疾病如系统性红斑狼疮等累及多系统，而非简单将各个症状孤立归因于不同疾病。

同时，要重视疾病的动态变化，持续观察患者病情进展，及时调整诊断思路，因为随着时间推移，疾病的症状、体征及检查结果会发生演变，初期诊断可能需修正完善。如一位以腹痛、腹泻起病的患者，起初按急性胃肠炎治疗，但病情未见好转，逐渐出现高热、脓血便、里急后重等症状，此时需重新审视诊断，考虑细菌性痢疾、溃疡性结肠炎等可能，进一步完善相关检查明确诊断。

（二）鉴别诊断

鉴别诊断是内科疾病诊断的关键环节，旨在通过对比分析相似疾病的异同点，排除干扰，锁定最准确诊断。

以胸痛为例，这是心内科、呼吸内科常见就诊原因，多种疾病均可引发。冠心病心绞痛多在劳累、情绪激动等心肌耗氧量增加时发作，疼痛位于胸骨后或心前区，呈压榨性、闷痛或紧缩感，可放射至左肩、左臂内侧，持续时间一般3～5 min，休息或

含服硝酸甘油后可缓解；而胸膜炎所致胸痛常与呼吸运动有关，深呼吸、咳嗽时加重，疼痛性质多为刺痛或牵拉痛，可伴有发热、咳嗽、咳痰等呼吸道症状，部分患者体格检查可闻及胸膜摩擦音；肋间神经痛的胸痛沿肋间神经行走分布，呈带状灼痛或刺痛，疼痛持续时间不定，可因转身、咳嗽等动作诱发，无心肌缺血心电图改变及呼吸系统阳性体征。

又如，黄疸患者须鉴别是肝细胞性黄疸、胆汁淤积性黄疸还是溶血性黄疸。肝细胞性黄疸常由病毒性肝炎、药物性肝损伤、肝硬化等肝细胞病变引起，患者除黄疸外，还伴有乏力、食欲减退、恶心、呕吐等肝功能减退症状，肝功能检查谷丙转氨酶、谷草转氨酶明显升高，胆红素升高以直接胆红素为主，同时可有凝血功能异常；胆汁淤积性黄疸多因胆管结石、胆管癌、胰头癌等阻塞胆管，或因肝为胆汁淤积因素，导致胆汁排泄受阻所致，黄疸多较深，皮肤瘙痒显著，粪便颜色变浅，呈白陶土样，血清碱性磷酸酶、γ-谷氨酰转肽酶显著升高，胆红素升高以直接胆红素和间接胆红素均升高为主，影像学检查可发现胆管扩张；溶血性黄疸则常因红细胞自身异常（如遗传性球形红细胞增多症）或外在因素（如自身免疫性溶血、输血反应）破坏过多，血红蛋白分解产生胆红素增加引发，患者一般有贫血表现（面色苍白、头晕、乏力等），黄疸较轻，呈浅柠檬色，网织红细胞升高，血清间接胆红素升高为主，尿胆红素阴性。

在进行鉴别诊断时，医生需全面细致对比症状出现顺序、严重程度、伴随症状、体征特点以及实验室、影像学检查结果差异，去伪存真，逐步缩小诊断范围，最终得出精准诊断结论，为患者制定科学有效的治疗方案。

第二节　临床药物治疗策略概述

一、药物治疗的基础概念与原则

定义与目的：药物治疗是指运用药物来干预机体的生理、生化或病理过程，以实现预防、治疗疾病及缓解疾病症状，乃至治愈疾病，最终提高患者生活质量的医疗手段。无论是常见的感冒、高血压，还是复杂的癌症、自身免疫性疾病，药物治疗都在其中发挥关键作用。例如，抗生素可通过抑制细菌细胞壁合成、抑制细菌蛋白合成、抑制核酸合成等多种方式抑制或杀灭细菌，治疗肺炎、膀胱炎等细菌感染性疾病；降压药能调节血压，降低高血压患者心脑血管意外的风险；抗癌药物则通过针对肿瘤细胞的特定靶点、干扰生长周期，以及免疫调节等多种方式进行干预，控制肿瘤进展，延长患者生存期。

合理用药原则：合理用药是药物治疗的核心准则，要求医生依据患者的病情、年龄、性别、体重、肝肾功能、遗传因素、过敏史等多方面情况，制定个性化的用药方案。这意味着在选择药物时，不仅要考虑药物的治疗效果，还要兼顾其安全性、耐受性以及经济性。从药理作用角度，需了解药物作用于机体的具体机制，如β受体阻滞剂通过阻断心脏β受体，减慢心率、降低血压；从药代动力学层面，关注药物在体内的吸收、分布、代谢与排泄过程，例如肾功能不全患者，某些经肾脏排泄的药物剂量需相应调整，以免药物蓄积中毒；药效学方面，则着重评估药物对机体产生的治疗效果及不良反应，权衡利弊。例如，对于老年糖尿病患者，选用降糖药物既要有效控制血糖，又要尽量避免低血糖风险，同时考虑患者经济承受能力，优先选择性价比高的药物，确保长期治疗的依从性。

二、药物选择与给药方案制订

药物种类及特点：临床药物种类繁多，按主要治疗用途可大致分为抗感染药物、心血管系统药物、消化系统药物、神经系统药物、抗肿瘤药物等多个类别。

抗感染药物中，抗生素是对抗细菌感染的主力军，如青霉素类通过抑制细菌细胞壁合成发挥杀菌作用，对革兰阳性菌效果显著，对部分革兰阴性菌如脑膜炎奈瑟菌、淋病奈瑟菌等也有抗菌活性，常用于治疗肺炎链球菌肺炎、猩红热等；头孢菌素类则具有抗菌谱广、抗菌活性强等特点，不同代头孢菌素对不同细菌的敏感性各异，适用于呼吸道、泌尿道、皮肤软组织等多部位感染。抗病毒药物针对病毒感染，如奥司他韦能特异性抑制甲型和乙型流感病毒的神经氨酸酶，阻止病毒释放与传播，在流感流行季节用于预防和治疗流感。用于治疗时，宜在症状出现后的48 h内用药。

心血管系统药物涵盖降压药、降脂药、抗心律失常药等。钙通道阻滞剂硝苯地平可阻断血管平滑肌细胞的钙离子通道，舒张血管，有效降低血压，常用于高血压治疗；他汀类降脂药通过抑制胆固醇合成酶，降低血液胆固醇水平及动脉粥样硬化风险，预防冠心病、脑卒中等心血管事件。

消化系统药物包括抗酸药、胃黏膜保护药、促胃肠动力药等。质子泵抑制剂奥美拉唑，抑制胃酸分泌，对胃溃疡、十二指肠溃疡、反流性食管炎等胃酸相关性疾病疗效确切；多潘立酮作为促胃肠动力药，可增强胃肠蠕动，改善消化不良、腹胀、恶心、呕吐等症状。

神经系统药物有镇静催眠药、抗癫痫药、抗帕金森病药等。苯二氮䓬类镇静催眠药如地西泮，通过增强中枢神经系统抑制性神经递质γ-氨基丁酸（GABA）的作用，产生镇静、催眠、抗焦虑效果；抗癫痫药卡马西平能稳定神经细胞膜，抑制神经元异常放电，用于癫痫部分性发作和全身性强直-阵挛发作的治疗。

抗肿瘤药物包含化疗药物、靶向药物、免疫治疗药物。传统化疗药物如紫杉醇，通过干扰肿瘤细胞的微管蛋白功能，阻止细胞有丝分裂，杀伤癌细胞，但往往副作用较大；常见且严重的有过敏反应（使用前通常需进行预处理，如使用地塞米松、苯海拉明等）、骨髓抑制等；靶向药物如吉非替尼，特异性针对表皮生长因子受体（EGFR）突变的肺癌细胞，精准打击肿瘤靶点，减少对正常细胞的损伤，提高治疗效果的同时降低不良反应；免疫治疗药物如帕博利珠单抗，通过激活机体自身免疫系统识别和杀伤肿瘤细胞，为晚期癌症患者带来新的治疗希望。

在选择药物时，医生需综合考虑疾病诊断、病原体类型、药物敏感性、患者个体差异等因素，确保精准选药。例如，对于社区获得性肺炎患者，若为肺炎链球菌感染，青霉素敏感时可首选青霉素；若患者对青霉素过敏或感染耐药菌，则需根据药敏结果换用其他合适抗生素，如头孢曲松、左氧氟沙星等。

给药方案设计：给药方案设计依据药代动力学参数，旨在确保药物在体内达到并维持有效治疗浓度，同时避免药物浓度过高引发不良反应。药代动力学主要研究药物在体内的吸收、分布、代谢与排泄过程，其关键参数如半衰期（$t_{1/2}$）、血药浓度-时间曲线下面积（AUC）、峰浓度（C_{max}）、谷浓度（C_{min}）等对给药方案制定至关重要。

半衰期是指药物在体内血药浓度下降一半所需的时间，反映药物消除速度。对于半衰期短（小于30 min）的药物，如硝酸甘油，其治疗指数低，常用的给药途径有静脉滴注舌下含服等，静脉滴注可维持稳定血药浓度，舌下含服起效迅速，常用于心绞痛急性发作时；治疗指数高的药物，像沙丁胺醇气雾剂用于缓解哮喘急性发作，可分次给药，但随着给药间隔延长，维持量要适当增加，确保血药浓度持续高于最低有效治疗浓度。

半衰期在30 min～8 h的药物，若治疗指数低，如庆大霉素，一般每个半衰期给药1次，也可静脉滴注；治疗指数高的药物，如布洛芬用于解热镇痛，可每1～3个半衰期给药1次，既能保证疗效，又兼顾用药便利性。

半衰期在8～24h的长效药物，如氨氯地平用于降压治疗，通常每天给药1次即可，若需迅速达到稳态血药浓度，可以医生评估患者情况（如年龄、基础血压水平等）后，决定是否首剂加倍，后续按常规剂量给药。

给药途径的选择同样重要，依据药物性质、病情急缓、患者依从性等因素而定。口服给药方便、经济、安全，适用于大多数慢性疾病的长期治疗，如糖尿病患者口服降糖药；静脉注射可使药物迅速进入血液循环，起效快，常用于急救或需快速达到高血药浓度的情况，如急性心肌梗死患者静脉滴注溶栓药物；肌内注射吸收相对较快且避开首过效应，适用于不宜口服或静脉注射的药物，如儿童接种疫苗；外用给药则用于局部皮肤、黏膜疾病治疗，如皮肤真菌感染使用抗真菌药膏。

三、药物治疗中的监测与调整

治疗药物监测：治疗药物监测（TDM）是针对部分药物，通过测定其在血液或其他体液中的浓度，依据药代动力学原理，调整给药剂量，以实现个体化精准治疗。尤其适用于治疗窗窄的药物，即药物有效浓度与中毒浓度接近，稍高易中毒、稍低则无效，如地高辛，一般有效血药浓度为0.5～0.9ng/mL（也有认为0.5～2.0ng/mL），且对于不同病情和人群，其目标浓度可能有所不同，高于有效浓度范围易引发心律失常等毒性反应；还有个体差异大的药物，受遗传、年龄、肝肾功能、合并用药等多种因素影响，药物在体内的代谢、排泄速率不同，致使血药浓度波动大，如苯妥英钠，不同个体达到相同治疗效果所需剂量可相差数倍。TDM通过定期采集患者血样检测血药浓度，结合临床症状、体征及其他检查结果，为调整给药剂量提供科学依据，确保药物治疗安全有效。

根据疗效和不良反应调整：在药物治疗过程中，密切观察患者的治疗效果与不良反应是调整用药方案的关键依据。若用药一段时间后，患者症状未改善甚至加重，如肺炎患者经抗生素治疗3～5d后仍持续高热、咳嗽咳痰无减轻，需考虑药物是否未覆盖病原体、剂量是否不足或存在耐药情况，此时应复查病原学检查，结合药敏结果调整抗生素种类或加大剂量；若患者出现不良反应，如使用ACEI类降压药后干咳明显，影响生活质量，应及时停药，换用其他降压药物，如ARB类，既能有效控制血压，又可避免干咳不良反应。根据患者的实时反应灵活优化用药方案，是保障药物治疗顺利进行、提高治愈率的重要环节。

四、特殊人群的药物治疗注意事项

老年人、儿童、孕妇：老年人各器官功能逐渐衰退，药物代谢酶活性降低，肾脏排泄功能减弱，导致药物在体内半衰期延长，血药浓度易升高。例如，老年人使用经肝脏代谢的苯二氮䓬类药物，剂量应较年轻人减少1/3～1/2，以防嗜睡、共济失调等不良反应；同时，老年人常患有多种慢性疾病，用药种类较多，易发生药物相互作用，增加不良反应风险，因此在选择药物时应尽量精简，优先选用疗效确切、不良反应少的药物。

儿童处于生长发育阶段，身体各系统尚未成熟，对药物的反应与成人不同。儿童肝药酶系统发育不全，药物代谢能力相对较弱，如氯霉素在新生儿体内代谢缓慢，易引发灰婴综合征，应禁用；儿童血脑屏障功能不完善，某些药物易透过进入中枢神经系统，如喹诺酮类抗生素可影响软骨发育，不宜用于18岁以下未成年人；此外，儿童用药剂量需根据体重、体表面积精准计算，避免药物过量或不足。

孕妇用药不仅关乎自身健康，还可能影响胎儿发育。妊娠早期是胎儿器官形成的关键时期，用药不当易致畸，如沙利度胺曾导致大量“海豹儿”出生，孕妇禁用；妊娠中晚期，部分药物仍可能影响胎儿生长发育、神经系统功能等，如氨基糖苷类抗生素可致胎儿永久性听力损害，应禁用。孕妇用药需在医生严格评估下，权衡利弊，必要时选择对胎儿影响最小的药物，并尽量缩短用药疗程。

肝肾功能不全患者：肝脏是药物代谢的主要场所，肾脏是药物排泄的重要器官，肝肾功能不全时，药物在体内的代谢与排泄过程受阻。对于肝功能不全患者，一方面，肝药酶合成减少、活性降低，使药物代谢减慢，如红霉素等主要经肝脏代谢的药物，需适当减量，以免药物蓄积引发毒性反应；另一方面，肝脏合成白蛋白能力下降，导致血浆蛋白结合率降低，游离药物浓度增加，药效增强的同时不良反应风险上升，如苯妥英钠在肝功能受损患者中，即使常规剂量也可能出现中毒症状。

肾功能不全患者，药物排泄延迟，半衰期延长，如庆大霉素在肾功能减退患者体内蓄积，可损害肾脏及第八对脑神经，用药时需根据肌酐清除率调整剂量或延长给药间隔；部分药物代谢产物经肾脏排泄，肾功能不全时，代谢产物蓄积也可产生毒性，如别嘌醇的代谢产物氧嘌呤醇，其半衰期较长在肾脏排泄受阻时，会在体内蓄积，进而易引发过敏、肝肾功能损害等不良反应。对于肝肾功能不全患者，用药前应详细评估肝肾功能，查阅药物说明书或借助专业工具，精准调整用药剂量，选择合适药物种类，必要时进行血药浓度监测，确保用药安全有效。

第二章　血液内科疾病诊断与药物治疗

血液内科疾病种类繁杂，涵盖红细胞、白细胞、血小板及凝血相关等诸多异常病症，这些疾病往往对人体健康造成严重威胁，影响机体各系统功能的正常运转。精准的诊断是开启有效治疗的关键钥匙，其涉及多维度信息采集与剖析，从详细询问患者病史，涵盖既往患病、家族遗传、近期用药等关键线索，到严谨细致的体格检查，不放过皮肤黏膜、肝脾淋巴结等细微体征变化，再借助先进的实验室及影像学检查手段，深挖血液细胞形态、功能以及骨髓造血状态等内在奥秘。而药物治疗作为对抗血液内科疾病的核心利器，须依据不同疾病独特的发病机制、病程进展特点量身定制策略。无论是缺铁性贫血补充铁剂以纠正缺铁状态，还是针对白血病运用化疗、靶向药物精准打击恶性变细胞，抑或针对血小板减少性紫癜调节免疫、促进血小板生成，每一类药物的选用、剂量把控、疗程规划都直接关乎治疗成败。合理用药不仅能缓解症状、改善血液指标，更有望实现病情缓解、提高患者生存质量、延长生存期，本章将深入开展各类血液内科疾病诊断与治疗的详述。

第一节　血液内科疾病概论

一、血液系统概述

（一）血液系统的基本构成

血液系统由血液和造血器官组成。血液包含血浆及悬浮其中的血细胞，血细胞又分为红细胞、白细胞、血小板。血浆主要成分是水，还含有电解质、蛋白质、营养物质、代谢废物与激素等，发挥着物质运输、酸碱平衡调节及渗透压维持等关键作用。红细胞呈双凹圆盘状，富含血红蛋白，负责运输氧气与二氧化碳，保障机体供氧。白细胞包含中性粒细胞、淋巴细胞、单核细胞等多种类型，是机体免疫防御的核心力量，能抵御病原体入侵。血小板由巨核细胞胞质碎片形成，在止血与凝血过程中起关键作用，可迅速黏附、聚集于受损血管处，阻止出血。

造血器官在胚胎期主要是卵黄囊、肝脏、脾脏，出生后则以骨髓为主，其中红骨髓具活跃造血功能，可生成各类血细胞；而胸腺、脾脏、淋巴结等也参与部分造血活动。骨髓作为主要造血场所，蕴含丰富的造血干细胞，这些干细胞具备自我更新与分化潜能，能分化为各类血细胞，以维持机体血细胞的动态平衡。造血微环境由基质细胞、细胞因子、细胞外基质等构成，为造血干细胞的增生、分化提供适宜的微环境，调控造血过程。

（二）血液系统的主要生理功能

运输功能：红细胞中的血红蛋白能高效结合氧气，形成氧合血红蛋白，随着血液循环将氧气输送至全身各组织细胞，保障细胞有氧呼吸。同时，组织细胞代谢产生的二氧化碳又通过血液以碳酸氢根离子、溶解状态及与血红蛋白结合等形式运输至肺部排出体外，维持机体的气体交换平衡。此外，血浆还负责运输营养物质如葡萄糖、氨基酸、脂肪酸等，以及激素、维生素、矿物质等，确保全身细胞获得充足的养分供应，维持正常代谢与生理功能。

维持内环境稳态：血液中的缓冲物质如碳酸氢盐缓冲系统、磷酸盐缓冲系统、蛋白质缓冲系统等，能够迅速中和进入血液的酸性或碱性物质，使血液pH值稳定在7.35～7.45的狭窄范围内，维持酸碱平衡。同时，通过血液循环，血液能将机体深部产生的热量带至体表散发，在寒冷环境下又能减少体表散热，调节体温，确保内环境温度稳定。此外，血浆胶体渗透压主要由白蛋白维持，它能吸引组织液中的水分回流至血管内，保持血管内外的水平衡，防止组织水肿。

免疫防御功能：白细胞是机体免疫的主力军，中性粒细胞能迅速吞噬并杀灭细菌、真菌等病原体；淋巴细胞参与特异性免疫，T淋巴细胞可识别并攻击被病原体感染的细胞、癌细胞等，B淋巴细胞能产生特异性抗体，中和抗原；单核细胞可分化为巨噬细胞，清除衰老细胞、细胞碎片及病原体。此外，血液中的补体系统、免疫球蛋白等免疫分子也协同参与免疫防御，补体系统可通过级联反应产生溶菌、调理吞噬等作用，免疫球蛋白能特异性识别结合抗原，中和毒素等，抵御外来病原体侵袭，维护机体健康。

生理止血功能：当血管受损出血时，血小板迅速黏附、聚集于破损处，形成血小板血栓初步止血。同时，血浆中的凝血因子被激活，通过一系列复杂的凝血级联反应，最终使纤维蛋白原转变为纤维蛋白，交织成网，加固血小板血栓，形成稳定的血凝块，有效阻止出血。而在出血停止、创伤修复后，血液中的纤溶系统又会适度激活，溶解血凝块，恢复血管通畅，维持血液的正常流动性。

二、血液内科疾病范畴与分类

（一）按细胞类型分类方式

红细胞疾病：涵盖各类贫血，如因铁缺乏导致的缺铁性贫血、维生素B_{12}或叶酸缺乏引发的巨幼细胞贫血、骨髓造血功能衰竭所致的再生障碍性贫血，以及红细胞膜、酶、血红蛋白异常引起的溶血性贫血等；还包括红细胞增多症，如真性红细胞增多症，使血液黏稠度增加，影响血液循环。

白细胞疾病：有白细胞减少症，可因药物、感染、自身免疫等因素导致白细胞数量减少，机体抵抗力下降；白细胞增多症，如感染引发的类白血病反应，白细胞计数显著升高；白血病，这是造血干细胞的恶性克隆性疾病，包括急性淋巴细胞白血病、急性髓系白血病、慢性淋巴细胞白血病、慢性髓系白血病等，白血病细胞在骨髓及外周血中异常增生，抑制正常造血，并浸润肝、脾、淋巴结等组织器官；淋巴瘤，起源于淋巴组织，可分为霍奇金淋巴瘤与非霍奇金淋巴瘤，肿瘤细胞侵犯淋巴结及淋巴组织，导致无痛性淋巴结肿大、发热、盗汗、消瘦等症状。

血小板疾病：血小板减少性紫癜，如原发性血小板减少性紫癜，因免疫因素使血小板破坏过多，患者常有皮肤瘀点、瘀斑、鼻出血、牙龈出血等出血表现；血小板增多症，可分为原发性与继发性，血小板数量增多，易形成血栓，引发心脑血管意外等严重并发症。

凝血异常疾病：血友病，是一组X－连锁隐性遗传性凝血因子缺乏症，常见血友病A（因子Ⅷ缺乏）、血友病B（因子Ⅸ缺乏），患者轻微创伤即可出血不止，关节、肌肉出血常见，严重影响关节功能；维生素K缺乏症，常见于新生儿、长期使用抗生素或存在肠道吸收障碍的患者，导致凝血因子Ⅱ、Ⅶ、Ⅸ、Ⅹ合成障碍，引起出血倾向；弥散性血管内凝血（DIC），在严重感染、创伤、肿瘤等多种病因下，机体凝血系统广泛激活，微血栓形成，消耗大量凝血因子与血小板，继发纤溶亢进，引发全身出血、休克、器官功能衰竭等危急状况。

（二）常见疾病分类列举

贫血：依据病因可细分为营养性贫血（如缺铁性贫血、巨幼细胞贫血）、失血性贫血、溶血性贫血、再生障碍性贫血、慢性病贫血等。患者常表现为面色苍白、头晕、乏力、心慌、气短等，严重程度不一，对日常生活与身体机能影响各异。

白血病：作为血液系统恶性肿瘤，病情凶险。急性白血病起病急骤，进展迅速，常见发热、贫血、出血以及肝、脾淋巴结肿大等症状，若不及时治疗，患者生存期短；慢性白血病起病隐匿，病程相对缓慢，但如病情进展，也可转为急性，危及生命。

淋巴瘤：以无痛性进行性淋巴结肿大为典型特征，常伴有发热、盗汗、消瘦、皮肤瘙痒等全身症状，不同病理类型的淋巴瘤在临床表现、治疗反应与预后上差异较大。淋巴瘤的准确诊断依赖于淋巴结或受累组织的病理活检，通过观察细胞形态、免疫组化标记等判断具体病理类型。

出血性疾病：除上述血友病、血小板减少性紫癜外，还包含血管性血友病，这是一种常见的遗传性出血性疾病，患者出血时间延长，血小板黏附功能异常；过敏性紫癜，因过敏反应使毛细血管通透性与脆性增加，皮肤出现紫癜，可伴有关节痛、腹痛、血尿等症状。

三、血液内科疾病的特点

（一）症状表现特点

缺乏特异性：许多血液系统疾病的症状相似，如贫血时患者多有乏力、头晕、心慌、气短等表现，这些症状在其他系统疾病如心血管疾病、内分泌疾病中也常见；发热，既可能是白血病、淋巴瘤等血液恶性肿瘤的表现，也可能由感染性疾病引发；出血倾向，在血小板减少性紫癜、血友病、维生素K缺乏症等多种血液疾病中均可出现，还可见于肝脏疾病导致的凝血因子合成障碍。因此，单从症状难以准确判断疾病类型，需结合详细病史、体征与实验室检查综合分析。

全身性：血液在体内循环流动，遍及全身，一旦血液系统出现异常，往往累及多个器官与组织。如白血病细胞可随血液循环浸润肝、脾、淋巴结，使其肿大；还可侵犯中枢神经系统，引发头痛、呕吐、颈项强直等症状；累及骨骼，导致骨痛、病理性骨折。贫血时，全身组织器官因供氧不足，功能受到不同程度影响，出现皮肤黏膜苍白、指甲变薄变脆、毛发干枯易脱落、心肺功能代偿性增强等一系列全身性改变。

继发性多见：血液系统易受全身其他系统疾病影响，许多全身性疾病都可继发血液系统异常。例如，慢性肾脏疾病患者，由于促红细胞生成素生成减少铁代谢紊乱、炎症状态等多种因素，常伴有肾性贫血；自身免疫性疾病如系统性红斑狼疮，可引发自身免疫性溶血性贫血、白细胞减少、血小板减少等血液学改变；恶性肿瘤患者在放化疗过程中，因骨髓抑制，出现白细胞、红细胞、血小板减少，增加感染、贫血、出血风险；感染性疾病时，白细胞计数及分类会发生相应变化，细菌感染常致中性粒细胞增多，病毒感染可能引起淋巴细胞比例升高。

（二）病程发展特点

急性起病：部分血液疾病起病急，病情进展迅猛，短时间内可危及生命。如急性白血病，患者可突然出现高热、严重贫血、广泛出血，甚至颅内出血、弥散性血管内凝血等致命并发症；急性重型再生障碍性贫血，骨髓造血功能急剧衰竭，外周血全血细胞重度减少，患者迅速陷入感染、出血的危重状态，若不及时有效治疗，病死率极高。

慢性起病：一些血液疾病起病隐匿，病程迁延。如慢性淋巴细胞白血病，早期患者可能无明显不适，仅在体检时发现淋巴细胞计数升高，随着病情缓慢进展，逐渐出现乏力、消瘦、淋巴结肿大、肝脾大等症状，病程可达数年甚至数十年；缺铁性贫血，多因长期铁摄入不足或慢性失血逐渐发病，患者起初症状轻微，逐渐加重，表现为面色苍白、头晕、易疲倦等，若未及时干预，贫血会持续恶化。

隐匿性病程：少数血液疾病在相当长时间内无明显症状，或仅有轻微非特异性表现，容易被忽视。如骨髓增生异常综合征，早期骨髓造血干细胞克隆性异常，血细胞呈现一定程度的轻度病态造血。患者可能仅有轻度贫血、偶尔的皮肤瘀斑，血常规检查仅有个别指标轻度异常，常规体检易漏诊。随着病情持续发展，后期可能转化为急性白血病。

病情反复与进展风险：部分血液疾病即便经过治疗缓解，仍存在复发风险，如急性白血病化疗缓解后，残留的白血病细胞可能再次增生，导致旧病复发，且复发后治疗难度增大；自身免疫性血液疾病，如原发性血小板减少性紫癜，患者在激素治疗有效后减量或停药过程中，病情常反复，血小板计数再次下降，出血风险增加；一些血液疾病还可能随着病程进展发生恶性变或转化，如骨髓增生性肿瘤中的真性红细胞增多症，部分患者后期可转化为骨髓纤维化或急性白血病，预后变差。

第二节 红细胞疾病

一、缺铁性贫血

（一）病因

铁摄入不足：多见于婴幼儿、青少年、孕妇及哺乳期妇女等人群。婴幼儿辅食添加不及时或不合理，如未按时引入富含铁的食物，易造成铁摄入不足；青少年若长期挑食、偏食，特别是偏好素食，同样会造成铁摄取不足；孕妇因胎儿生长发育需求，哺乳期妇女由于乳汁分泌消耗，对铁的需求量大幅增加，若日常饮食不能满足，极易引发缺铁性贫血。成人若长期饮食结构单一，缺乏肉类、蛋类、豆类等含铁丰富食物，同样会面临铁摄入不足风险。

铁吸收障碍：多种胃肠道疾病可影响铁的吸收。胃大部切除术后，胃酸分泌减少，十二指肠的铁吸收部位结构改变，使铁吸收效率降低；慢性萎缩性胃炎，胃黏膜萎缩，内因子分泌不足，影响维生素B_{12}与铁的结合及后续吸收；长期腹泻，肠道蠕动过快，食物在肠道内停留时间短，铁来不及充分吸收；小肠疾病如克罗恩病、乳糜泻等，损伤小肠黏膜，破坏铁吸收的微环境，减少铁的有效摄取。

铁丢失过多：慢性失血是缺铁性贫血最常见原因。女性月经过多，常见于子宫肌瘤、子宫内膜异位症、功能性子宫出血等疾病，长期经量超标，致使大量铁随经血流失；消化道溃疡，如胃溃疡、十二指肠溃疡，反复出血，慢性渗血不易察觉，却持续消耗铁储备；胃肠道肿瘤，癌组织破溃出血，隐匿且持久；痔疮出血，尤其内痔，便血频繁，造成铁丢失；此外，咯血和肺泡出血，多见于肺结核、支气管扩张、自身免疫性疾病累及肺部等情况，同样引发铁的大量丢失。长期血液透析患者，因血液体外循环过程中的微量失血，多次献血后未及时补充铁剂，也会逐渐出现铁缺乏。

（二）发病机制

铁是合成血红蛋白的关键原料，缺铁时，血红蛋白合成受阻。正常情况下，铁经肠道吸收后，与转铁蛋白结合，转运至骨髓，供造血干细胞分化的幼红细胞利用，合成血红蛋白。当机体缺铁，首先是贮存铁耗尽，包括铁蛋白减少、含铁血黄素消失，随后血清铁降低，转铁蛋白饱和度下降，幼红细胞摄取铁不足，导致血红蛋白合成量减少，红细胞体积变小，呈现小细胞低色素性贫血特征。由于红细胞携氧能力下降，组织器官供氧不足，引发一系列贫血症状。同时，缺铁还影响含铁酶类活性，如细胞色素氧化酶、单胺氧化酶等，使细胞呼吸、神经递质合成等生理过程紊乱，进而出现组织缺铁的非造血系统症状。

（三）临床表现

贫血表现：患者皮肤黏膜苍白，尤以睑结膜、口唇、甲床处显著，面色无华；神经系统方面，头晕、耳鸣、乏力、易倦、记忆力减退、注意力不集中，儿童可表现为智力发育迟缓、行为异常；呼吸系统活动后心慌、气短，重度贫血时呼吸困难；消化系统食欲缺乏、消化不良、腹胀、腹泻，部分患者还会出现吞咽异物感、异食癖，如喜食泥土、墙皮等。

组织缺铁表现：精神行为方面，可见烦躁、易怒、抑郁、失眠等，儿童更为突出；口腔出现口角炎、舌炎，表现为口角潮红、皲裂，舌乳头萎缩，呈镜面舌，味觉减退；指甲变薄、变平，出现匙状甲；毛发干枯、脱落，皮肤干燥、皱缩；儿童还可出现生长发育迟缓、体重不增。

（四）诊断要点

血常规：呈小细胞低色素性贫血，红细胞平均体积（MCV）＜80fl，红细胞平均血红蛋白量（MCH）＜27pg，红细胞平均血红蛋白浓度（MCHC）＜32%，红细胞中心淡染区扩大，血红蛋白降低，男性＜120g/L，女性＜110g/L，孕妇＜100g/L，严重时白细胞和血小板可轻度减少。

血清铁蛋白：是反映机体铁贮存状态的敏感指标，缺铁性贫血时血清铁蛋白＜12μg/L，其降低早于血清铁及转铁蛋白饱和度变化，对早期诊断意义重大。

血清铁及总铁结合力：血清铁降一般低至＜8.95μmol/L，总铁结合力升高到至＞64.44μmol/L，转铁蛋白饱和度降至＜15%。

骨髓象：骨髓增生活跃或明显活跃，以红系增生为主，幼红细胞体积小，核染色质致密，胞质少，呈现“核老质幼”现象，骨髓铁染色显示细胞外铁减少或消失，铁粒幼细胞减少。

（五）药物治疗

铁剂：是治疗缺铁性贫血的核心药物，一般情况下，无特殊禁忌的患者首选口服铁剂，如硫酸亚铁、富马酸亚铁、葡萄糖酸亚铁等。一般成人每日3次，每次0.2～0.3g，饭后服用，以减轻胃肠道刺激。服用时可同时搭配维生素C，维生素C能将三价铁还原为二价铁，促进铁吸收，提高疗效，剂量为每日0.1～0.3g。若患者口服铁剂不能耐受，如出现严重恶心、呕吐、腹痛、腹泻等胃肠道反应，或存在胃肠道吸收障碍，如胃大部切除术后、慢性腹泻等，以及需迅速纠正贫血，如重度贫血伴心功能不全患者，可选用注射铁剂，如葡萄糖酐铁、蔗糖铁等。注射铁剂需严格掌握适应证，计算补铁总量，公式为：补铁总量（mg）=[正常血红蛋白（g/L）−患者血红蛋白（g/L）]×体重（kg）×0.33+贮存铁量（mg），首次给药应先进行实验剂量注射，观察有无过敏反应，注射过程中需密切监测不良反应。

疗程：口服铁剂治疗后，网织红细胞一般在7～10天开始升高，10天左右达高峰，随后血红蛋白逐渐上升，约2个月恢复正常。血红蛋白恢复正常后，不能立即停药，需继续补充铁剂3～6个月，以补足贮存铁，其间定期监测血清铁蛋白，待其恢复至正常范围后停药。治疗过程中，应每1～2周复查血常规，观察治疗效果，调整治疗方案。

二、巨幼细胞贫血

（一）病因

叶酸缺乏：摄入不足常见于营养不良、长期素食、食物烹饪过度，叶酸遇热易分解破坏，新鲜蔬菜、水果摄入少则叶酸来源匮乏；吸收不良多见于小肠疾病，如克罗恩病、乳糜泻，影响叶酸在肠道的吸收；需求增加，如孕妇、哺乳期妇女，胎儿生长发育及乳汁分泌需大量叶酸，婴幼儿生长旺盛期对叶酸需求也相应提高；药物影响，如长期服用抗癫痫药（苯妥英钠、卡马西平）、柳氮磺吡啶等，干扰叶酸代谢。

维生素B_{12}缺乏：摄入不足主要发生在素食者，维生素B_{12}几乎仅存在于动物性食品中；吸收障碍是主要原因，多因内因子缺乏，如胃大部切除术后、恶性贫血（自身免疫破坏胃黏膜壁细胞致内因子合成障碍）；小肠疾病，如回肠末端切除、热带口炎性腹泻等，影响维生素B_{12}在回肠的吸收；肠道寄生虫感染，如人体感染阔节裂头绦虫后，该虫体大量摄取肠道内维生素B_{12}；此外，老年人胃肠道功能减退，也易出现维生素B_{12}吸收不良。

（二）发病机制

叶酸和维生素B_{12}是DNA合成过程中的重要辅酶。叶酸在体内经多步反应转化为四氢叶酸，参与嘌呤、嘧啶合成，进而影响DNA合成；维生素B_{12}参与甲基丙二酸辅酶A转化为琥珀酰辅酶A，以及同形半胱氨酸转化为甲硫氨酸过程，缺乏时导致甲基丙二酸堆积，影响神经髓鞘合成，同时使四氢叶酸生成不足，阻碍DNA合成。造血干细胞分化的幼红细胞、粒细胞等因DNA合成障碍，细胞分裂延迟，细胞核发育落后于细胞质DNA合成不足导致细胞无法正常分裂，呈现细胞巨幼变，使红细胞体积增大，寿命缩短，在骨髓内易遭破坏，无效造血增加，外周血出现大细胞性贫血，同时粒细胞、巨核细胞系也可受累，出现粒细胞分叶过多、血小板减少等改变，神经系统因髓鞘合成障碍，引发神经脱髓鞘病变，出现相应症状。

（三）临床表现

贫血表现：患者皮肤黏膜逐渐苍白，常伴有乏力、头晕、心慌、气短等症状，活动耐力下降，面色蜡黄，睑结膜、口唇、指甲等处苍白明显。

神经系统表现：维生素B_{12}缺乏者常出现手足对称性麻木、刺痛、感觉异常。振动觉、位置觉减退，步态不稳，闭目难立征阳性，严重时可出现精神症状，如抑郁、幻觉、妄想、记忆力减退，甚至痴呆。

消化系统表现：早期食欲减退、腹胀、腹泻或便秘，部分患者舌面光滑，呈牛肉样舌，味觉减退，可伴口腔溃疡。

（四）诊断要点

血常规：呈大细胞性贫血，MCV＞100fl，MCH＞32pg，红细胞大小不等，以大细胞为主，可见巨红细胞、椭圆形红细胞，中性粒细胞分叶过多，5叶以上者＞5%或出现6叶以上中性粒细胞，血小板可减少。

血清叶酸、维生素B_{12}测定：血清叶酸＜6.8nmol/L，红细胞叶酸＜227nmol/L提示叶酸缺乏；血清维生素B_{12}＜148pmol/L提示维生素B_{12}缺乏，二者测定是确诊关键，结合临床表现可明确病因诊断。

骨髓象：骨髓增生活跃或明显活跃，以红系增生为主，幼红细胞体积增大，核染色质疏松，呈“核幼质老”现象，可见巨幼红细胞，粒细胞系、巨核细胞系也有相应巨幼变表现，如粒细胞分叶过多，巨核细胞体积增大、分叶过多。

此外，必要时可进行血清铁、铁蛋白、总铁结合力等检查，以与缺铁性贫血等其他类型贫血相鉴别。

（五）药物治疗策略

叶酸：确诊叶酸缺乏所致巨幼细胞贫血，口服叶酸制剂，常用剂量为每次5～10mg，每日3次，直至贫血症状完全消失，血常规恢复正常，一般需持续用药4～6个月，以补充体内叶酸贮存。若伴有维生素B_{12}缺乏，单用叶酸治疗可加重神经系统损伤，故需二者联合补充。治疗过程中，定期复查血常规，观察红细胞形态、大小及血红蛋白恢复情况，调整用药剂量。此外，叶酸治疗一般耐受性良好，但大剂量使用可能出现恶心、腹胀等胃肠道反应。

维生素B_{12}：维生素B_{12}缺乏者，首选甲钴胺或腺苷钴胺，肌内注射，成人初始剂量一般为每日0.5～1mg，连续两周，之后每周2～3次，持续1～2个月，直至血常规恢复正常、神经系统症状改善，后改为每月1次维持治疗，预防复发。用药期间，密切监测神经系统症状变化，如麻木、刺痛感减轻，振动觉、位置觉恢复，同时关注血常规指标，尤其是红细胞参数改善，避免因剂量不足延误治疗或剂量过大引发不良反应。

三、再生障碍性贫血

（一）病因

病毒感染：如肝炎病毒（尤其是丙型肝炎病毒、乙型肝炎病毒）、微小病毒B_{19}、EB病毒等感染，病毒侵袭骨髓造血干细胞，引发免疫反应，损伤造血干细胞，或直接干扰造血干细胞增生、分化，导致造血功能抑制。部分患者在病毒感染后一段时间，出现全血细胞减少，进而发展为再生障碍性贫血。

化学毒物：苯及其衍生物是常见致病因素，长期接触苯的工人，如化工、制鞋、油漆等行业从业者，苯经呼吸道、皮肤进入人体，在肝脏代谢为酚类等毒性物质，蓄积于骨髓，抑制骨髓细胞DNA合成，损伤造血干细胞；氯霉素，尤其是长期、大剂量使用，氯霉素分子中的硝基苯基团可与造血干细胞的线粒体核糖体结合，阻碍蛋白质合成，抑制细胞增生，诱发再生障碍性贫血，用药剂量、疗程与发病风险正相关；抗肿瘤化疗药物，如环磷酰胺、阿糖胞苷等，在杀伤肿瘤细胞同时，对正常造血干细胞也有明显抑制作用，部分患者化疗后骨髓抑制持久不恢复，发展为再生障碍性贫血。

免疫异常：自身免疫性疾病，如系统性红斑狼疮、类风湿关节炎等，机体免疫系统紊乱，产生自身抗体攻击造血干细胞，或激活T淋巴细胞，通过细胞免疫机制，如分泌物细胞因子等方式破坏造血微环境，抑制造血干细胞生长、分化。不同疾病在致病细胞和分子机制上存在一定差异。部分再生障碍性贫血患者体内存在免疫调节异常，如T淋巴细胞亚群失衡，$CD4+/CD8+$比例倒置，抑制性T淋巴细胞功能亢进，释放过多细胞因子，如干扰素-γ、肿瘤坏死因子-α等，抑制骨髓造血。

（二）发病机制

造血干细胞受损：致病因素直接作用于造血干细胞，使其数量减少、自我更新能力下降，或导致干细胞质的异常，如DNA损伤、基因突变，使其分化潜能受限，不能正常增生分化为各系血细胞，造成外周血全血细胞减少。

造血微环境异常：骨髓基质细胞受损，分泌的细胞因子如干细胞因子、白细胞介素-3等减少，这些细胞因子对造血干细胞的增生、分化起关键支持作用，其缺乏使造血干细胞生长失去适宜微环境；细胞外基质成分改变，影响造血干细胞与基质细胞的黏附、信号传导，干扰造血过程。

免疫介导机制：异常免疫激活，T淋巴细胞过度活化，攻击自身造血干细胞，同时巨噬细胞受细胞因子刺激，吞噬造血干细胞，加重造血功能破坏，且免疫异常持续存在，使病情迁延难愈。

（三）临床表现

贫血：表现为进行性加重，患者出现皮肤苍白、乏力、头晕、心慌、气短等症状，活动后上述症状加剧，随着贫血加重，心脏代偿性增大，后期可出现贫血性心脏病，表现为心功能不全症状，如呼吸困难、下肢水肿等。

出血：皮肤黏膜瘀点、瘀斑，鼻出血、牙龈出血常见，女性月经量增多，病情严重时，内脏出血风险增加，如消化道出血，表现为呕血、黑便；颅内出血，起病急骤，可迅速危及生命，患者出现头痛、呕吐、意识障碍等症状。

感染：因白细胞减少，尤其是中性粒细胞缺乏，机体抵抗力下降，易发生感染。发热是常见表现，可低热或高热，感染部位以呼吸道、口腔、皮肤软组织常见，病原体包括细菌、真菌、病毒，严重感染可引发败血症，导致感染性休克，危及生命，如肺部感染出现咳嗽、咳痰、胸痛，口腔感染有口腔溃疡、咽痛，皮肤感染表现为红肿、化脓等。

（四）诊断要点

血常规：全血细胞减少，网织红细胞绝对值减少，淋巴细胞比例相对增高。贫血多为正细胞正色素性，少数可呈轻度大细胞性，白细胞计数减少，中性粒细胞绝对值降低，血小板计数显著减少。

骨髓穿刺：骨髓增生减低或重度减低，造血细胞减少，脂肪细胞增多，粒系、红系、巨核系细胞均明显减少，淋巴细胞、浆细胞等非造血细胞比例相对增高，骨髓小粒空虚，造血细胞罕见，呈“油滴样”改变，但部分患者骨髓可呈灶性增生，需多部位穿刺，避免漏诊。

骨髓活检：对诊断意义重大，能更准确反映骨髓造血组织面积及结构，可见造血组织减少，脂肪组织增多，造血干细胞稀疏分布，细胞间纤维组织增生，进一步明确造血功能衰竭状态。

（五）药物治疗

免疫抑制剂：抗胸腺细胞球蛋白（ATG）或抗淋巴细胞球蛋白（ALG），通过去除抑制性T淋巴细胞，解除免疫抑制，促进造血干细胞恢复，剂量依据患者体重、病情调整，用药前需做过敏试验，用药过程中密切监测不良反应，如发热、皮疹、血清病等，常联合环孢素应用。环孢素，抑制T淋巴细胞活化、增生，调节免疫，一般剂量为每日3～6mg/kg，分2次口服，定期监测血药浓度，使其维持在合适范围，根据血常规、肝肾功能调整剂量，疗程较长，一般需持续1～2年，待病情稳定后逐渐减量。

雄激素：可刺激造血干细胞增生分化，提高造血功能。其中，常用药物有司坦唑醇、十一酸睾酮等。司坦唑醇每次2mg，每日3次口服；十一酸睾酮每日40～80mg，分2～3次口服，疗程不少于3个月。用药期间监测肝功能，因其可导致肝损伤，观察患者贫血、出血症状改善及血细胞计数变化。此外，雄激素治疗可能引起男性化表现等不良反应，需注意观察患者有无相关症状。

造血生长因子：促红细胞生成素（EPO），皮下或静脉注射，促进红细胞生成，初始剂量一般为每周100～150U/kg，分2～3次给药，根据血红蛋白上升情况调整剂量；粒细胞集落刺激因子（G-CSF）、粒细胞-巨噬细胞集落刺激因子（GM-CSF），用于提升白细胞计数，减轻感染风险，G-CSF常用剂量为每日5μg/kg，皮下注射，GM-CSF每日3～10μg/kg，皮下注射，当白细胞恢复至安全范围可逐渐减量停用，使用时注意监测血常规，同时可定期进行骨髓活检等检查，警惕过度刺激导致骨髓纤维化等不良反应。

四、溶血性贫血

（一）病因

1.红细胞内在缺陷

膜缺陷：如遗传性球形红细胞增多症，是由于红细胞膜蛋白基因异常，致使红细胞膜骨架蛋白结构或功能出现异常，使得红细胞膜的可塑性降低，在通过脾脏等微循环时容易被破坏而发生溶血。还有遗传性椭圆形红细胞增多症等，同样是因膜相关基因缺陷导致红细胞形态改变，进而引发溶血。

酶缺陷：葡萄糖-6-磷酸脱氢酶（G-6-PD）缺乏症较为常见，该酶在红细胞内参与磷酸戊糖途径，对维持红细胞内的还原性谷胱甘肽（GSH）水平起着关键作用。当G-6-PD缺乏时，红细胞在接触氧化性物质（如蚕豆、抗疟药如伯氨喹等、石黄胺类药物、解热镇痛药如阿司匹林等）后，无法有效维持GSH的还原性，导致红细胞膜被氧化损伤，血红蛋白变性形成Heinz小体，红细胞变硬，可塑性减少，最终在血流中冲撞或在单核巨噬细胞系统（如脾脏）内被破坏而溶血。丙酮酸激酶缺乏症也是因红细胞内相关酶缺乏，影响了红细胞的能量代谢，致使红细胞膜功能异常而发生溶血。

血红蛋白异常：包括珠蛋白生成障碍性贫血（地中海贫血），是由于珠蛋白基因的缺失或突变，使得珠蛋白肽链合成减少或缺失，形成异常血红蛋白，导致红细胞的形态和功能改变，容易被破坏而溶血。镰状细胞贫血则是因β-珠蛋白链上的一个氨基酸被替换，使得血红蛋白在低氧状态下形成螺旋状多聚体，红细胞扭曲成镰状，这种异常形态的红细胞变形性差，容易在血管内阻塞、破裂，引发溶血及一系列血管阻塞相关症状。

2.红细胞外在因素

免疫性因素：自身免疫性溶血性贫血是机体产生了针对自身红细胞的抗体，这些抗体吸附在红细胞表面，通过激活补体或被单核巨噬细胞识别后，导致红细胞被破坏。例如温抗体型自身免疫性溶血性贫血，抗体在37℃时活性最强，可使红细胞膜受损而溶血；冷抗体型自身免疫性溶血性贫血则是在低温环境下，抗体与红细胞结合，引起红细胞凝集、补体激活，进而造成溶血。另外，血型不合的输血也会引发免疫性溶血，受血者体内的抗体与输入的异型红细胞发生抗原-抗体反应，迅速破坏输入的红细胞。

机械性因素：行军性血红蛋白尿是由于剧烈运动，足底与地面等硬物反复撞击，红细胞在血管内受到高剪切力作用，导致红细胞膜结构和功能受损，引发红细胞破碎溶血。人工心脏瓣膜置换术后，由于瓣膜的机械运动对红细胞产生撞击、摩擦等作用，可导致红细胞破坏，出现溶血现象。弥散性血管内凝血（DIC）时，微血管内形成纤维蛋白条索，红细胞在血流中通过时被纤维蛋白网切割、牵拉，造成红细胞破碎，发生微血管病性溶血性贫血。

化学、物理及生物因素：某些化学物质如苯、铅、砷等中毒，可直接损伤红细胞膜、干扰红细胞内的代谢过程，导致红细胞破坏增加而溶血。大面积烧伤时，高温可使红细胞膜蛋白变性，膜结构被破坏，引起红细胞溶血。此外，疟疾、巴尔通体感染等微生物感染，病原体可直接侵入红细胞内繁殖，破坏红细胞，或者通过产生的毒素等影响红细胞的功能，使其容易被破坏而发生溶血。

（二）发病机制

溶血发生的本质是红细胞遭到破坏，寿命缩短，其破坏的速度超过了骨髓造血的代偿能力，进而引发贫血等一系列临床表现。幼红细胞因上述各种内在或外在因素出现异常时，其正常的结构和功能遭到破坏。例如在红细胞膜缺陷的情况下，红细胞的可塑性变差，在通过脾脏等血液循环中管径较细的部位或者受到血流冲击时，容易破裂；酶缺陷使得红细胞内代谢紊乱，不能维持正常的内环境稳定和膜功能，血红蛋白等成分变性，红细胞也会变得脆弱易损；而外在因素中，免疫性因素通过抗体介导，激活补体系统后形成膜攻击复合物，在红细胞膜上打孔，使红细胞内的物质外流，最终导致红细胞溶解。血红蛋白自破裂的红细胞释放出后分解为珠蛋白和血红素，珠蛋白进一步代谢，而血红素则在一系列酶的作用下转变为胆绿素、胆红素等，其中间接胆红素增加，可导致黄疸的出现。如果溶血程度较重，大量血红蛋白释放入血，超过了血浆中结合珠蛋白的结合能力，多余的血红蛋白会从肾小球滤过，形成血红蛋白尿，若长期持续，可引起肾小管堵塞、损伤等，影响肾功能。

（三）临床表现

1.急性溶血

起病急骤，常伴有寒战、高热，体温可高达39℃甚至更高，这是由于大量红细胞破坏后，释放出的物质刺激机体免疫系统，引发炎症反应所致。

腰背及四肢酸痛，这源于溶血时红细胞破坏，细胞内物质释放、局部血液循环改变等，刺激周围神经末梢，也可能与肌肉无氧代谢增强等相关。

头痛、呕吐、面色苍白、黄疸等，一方面是由于红细胞破坏后血红蛋白分解产生的胆红素增多，导致黄疸出现；另一方面，大量红细胞短时间内被破坏，有效循环血容量减少，引起脑供血不足等情况，出现头痛、呕吐等症状，同时面色也会因贫血而变得苍白。

血红蛋白尿，表现为尿液呈浓茶色或酱油色，这是因为大量血红蛋白释放入血后，超过了血浆结合珠蛋白的结合能力，未结合的血红蛋白经过肾小球滤过形成血红蛋白尿，是急性溶血较为特征性的表现之一。严重的急性溶血还可能引发急性肾衰竭，出现少尿、无尿等症状，主要是由于血红蛋白阻塞肾小管以及溶血产物对肾小管的毒性作用等导致肾小管功能受损。

2.慢性溶血

起病缓慢，症状相对隐匿，患者可能长期存在轻度至中度贫血的表现，如面色苍白、头晕、乏力等，这是由于红细胞破坏的速度虽然相对较慢，但长期累积后仍导致贫血逐渐加重。

黄疸，常呈波动性，可间断出现皮肤、巩膜黄染的情况，是因为红细胞持续缓慢破坏，血红蛋白不断分解产生胆红素，胆红素水平在一定范围内波动，进而使黄疸表现也有变化。

脾大，这是慢性溶血较为常见的体征，由于红细胞破坏增多，脾脏作为单核巨噬细胞系统的重要组成部分，会不断吞噬、清除这些异常的红细胞，长期的工作负荷增加使得脾脏代偿性增生、肿大，质地一般较韧，部分患者可在肋下触及肿大的脾脏，严重时可出现巨脾。

可伴有胆石症，长期溶血导致胆红素代谢紊乱，胆汁中胆红素含量升高，容易析出形成胆红素结石，进而引发胆石症，患者可出现右上腹疼痛、恶心、呕吐等相应症状，在进食油腻食物后可能症状加重。

（四）诊断要点

1.病史采集

详细询问患者的家族史，了解是否有亲属患有类似的溶血性疾病，对于遗传性溶血性贫血的诊断有重要提示意义。比如家族中多人有贫血、黄疸等表现，高度怀疑遗传性球形红细胞增多症、珠蛋白生成障碍性贫血（地中海贫血）等疾病。

询问患者近期有无特殊用药史，如服用了可能诱发G–6–PD缺乏症患者溶血的药物（如抗疟药、磺胺类药物等），或者接触过化学毒物、有无输血史等，以判断是否为药物、化学物质等外在因素导致的溶血。

了解患者既往有无自身免疫性疾病史，因为自身免疫性溶血性贫血可继发于系统性红斑狼疮等自身免疫性疾病，对明确病因有帮助。

关注患者的症状特点，如是否为急性起病、有无血红蛋白尿、黄疸出现的时间及程度等情况，有助于初步判断溶血的急慢性及严重程度。

2.体格检查

重点观察患者的皮肤、巩膜有无黄染，评估黄疸的程度，同时注意面色是否苍白，判断贫血情况，还需检查是否有肝脾肿大，尤其是脾大情况，包括肿大的程度、质地等，对于慢性溶血的诊断有重要价值。

检查患者有无其他溶血相关体征，如腿部等部位有无溃疡（有部分慢性溶血性贫血患者处于长期贫血、局部血液循环不良等因素可出现），有无胆石症相关的右上腹压痛等体征。

3.实验室检查

血常规：红细胞计数、血红蛋白含量一般降低，网织红细胞计数明显升高，通常高于正常范围（正常成人网织红细胞绝对值为（24～84）× 10^9/L，百分比为0.5%～1.5%），这是因为骨髓为了代偿红细胞的破坏，会加快红细胞的生成，将尚未完全成熟的网织红细胞提前释放到外周血中，所以网织红细胞增多是溶血的重要提示指标之一。此外，红细胞形态也可能存在异常，如球形红细胞增多（遗传性球形红细胞增多症）、椭圆形红细胞增多（遗传性椭圆形红细胞增多症）、靶形红细胞增多如珠蛋白生成障碍性贫血（地中海贫血）等，有助于判断溶血的病因。

血涂片检查：通过显微镜观察血涂片，可以直观地看到红细胞的形态改变，除前文所述的特殊形态红细胞外，还可能发现红细胞大小不均、破碎红细胞（如微血管病性溶血性贫血时可见盔形红细胞、三角形红细胞等破碎红细胞）等情况，为诊断提供线索。

胆红素代谢相关检查：血清总胆红素升高，其中以间接胆红素升高为主，这是因为红细胞破坏后血红蛋白分解产生的胆红素主要是间接胆红素，反映了溶血导致的胆红素生成增多情况。同时，尿胆原可增加，粪胆原排出也增多，这是胆红素代谢过程中的相应变化，可辅助诊断溶血。

4.溶血相关的特殊检查

红细胞渗透脆性试验：对于遗传性球形红细胞增多症等膜缺陷性溶血性贫血有诊断价值，该病患者红细胞的渗透脆性增加，即红细胞在低渗盐溶液中比正常红细胞更容易发生溶血。

抗人球蛋白试验（Coombs试验）：分为直接和间接抗人球蛋白试验，是诊断自身免疫性溶血性贫血的重要依据。直接抗人球蛋白试验阳性，表明红细胞表面已结合了不完全抗体或补体，提示存在自身免疫性溶血的情况；间接抗人球蛋白试验则主要用于检测血清中是否存在游离的不完全抗体，可辅助诊断及进行血型鉴定等。

G-6-PD活性测定：对于怀疑G-6-PD缺乏症的患者，检测红细胞内G-6-PD的活性，若活性降低则支持诊断，不过要注意在溶血发作期，由于新生红细胞G-6-PD活性相对较高，可能会出现假阴性结果，需要结合病史等综合判断。

血红蛋白电泳：主要用于诊断珠蛋白生成障碍性贫血等血红蛋白异常疾病，通过电泳可将不同类型的血红蛋白分离，观察是否存在异常血红蛋白区带，如地中海贫血患者可出现异常的血红蛋白成分，有助于明确诊断。

（五）药物治疗

1.糖皮质激素

作用机制：糖皮质激素是治疗自身免疫性溶血性贫血的首选药物，其主要作用机制包括抑制免疫反应，减少抗体产生，可抑制淋巴细胞的增生、分化以及抗体的合成；同时它还能减轻巨噬细胞对红细胞的吞噬作用，通过改变巨噬细胞表面的受体表达等，降低红细胞被破坏的概率，从而缓解溶血症状。

用法用量：对于初治患者，常用泼尼松，一般剂量为1～1.5mg/（kg·d），晨起顿服，待血红蛋白上升至正常范围后（成年男性120～160g/L，成年女性110～150g/L），可逐渐缓慢减量，一般每1～2周减10mg/d，减至30mg/d后，更要缓慢减量，维持治疗3～6个月，具体疗程和减量方案需根据患者的病情、治疗反应等个体化调整。

注意事项：长期使用糖皮质激素可能会带来诸多不良反应，如发现向心性肥胖、满月脸、水牛背等类库欣综合征表现，还可能导致血糖升高、血压升高、骨质疏松、消化道溃疡等情况，在用药过程中要密切监测患者的血糖、血压、骨密度等指标，同时可预防性给予抑酸、补钙等药物，以减少不良反应的发生。对于有糖尿病、高血压、骨质疏松等基础疾病的患者，更要谨慎使用，权衡利弊。

2.免疫抑制剂

适用情况：适用于糖皮质激素治疗无效或者依赖大剂量糖皮质激素才能维持缓解的自身免疫性溶血性贫血患者，以及部分其他类型的免疫性溶血性贫血，如Evans综合征等。

常用药物及机制：

环孢素：通过抑制T淋巴细胞的活化和增生，减少细胞因子的产生，进而抑制免疫反应，发挥免疫抑制作用，减少抗体对红细胞的破坏。常用剂量为3～5mg/（kg·d），分2次口服。用药期间要监测血药浓度，使其维持在合适的治疗窗内，同时注意其对肝肾功能的影响，定期复查肝肾功能指标。

环磷酰胺：可抑制细胞的增生，尤其是对淋巴细胞有较强的杀伤作用，破坏免疫细胞的DNA结构，抑制免疫反应。一般采用口服或静脉注射的方式给药，常用剂量根据具体方案有所不同，口服时可从50mg/d开始，根据病情和耐受情况调整剂量，使用过程中要注意其骨髓抑制、脱发、出血性膀胱炎等不良反应，需大量饮水、碱化尿液等以减少出血性膀胱炎的发生风险。

不良反应监测：免疫抑制剂整体不良反应较多，除了上述提到的各药物特异性不良反应外，还可能导致机体免疫功能下降，增加感染的风险，所以在用药期间要密切观察患者有无发热、咳嗽、咳痰等感染症状，定期复查血常规、免疫功能等相关指标，一旦出现感染等情况，要及时调整用药并进行抗感染治疗。

3.脾切除

手术指征：对于遗传性球形红细胞增多症，脾切除疗效确切，是主要的治疗方法之一，可有效缓解溶血症状；对于部分自身免疫性溶血性贫血患者，经糖皮质激素等药物治疗无效或需要长期大剂量使用糖皮质激素维持治疗，且病情较为稳定、能够耐受手术的情况下，也可考虑脾切除；另外，对于一些少见的红细胞内在缺陷疾病，如丙酮酸激酶缺乏症等，在特定情况下也可评估脾切除的可行性。

手术原理：脾脏是破坏红细胞的主要场所之一，切除脾脏后，可减少红细胞在脾脏内被破坏的数量，从而减轻溶血程度，对于因红细胞本身存在一定缺陷（如膜缺陷、酶缺陷等）导致在脾脏内易被破坏的溶血性贫血有较好的治疗效果。

术后注意事项：脾切除术后，患者的免疫功能会受到一定影响，尤其是对感染的抵抗力下降，容易发生凶险性感染，如肺炎链球菌、流感嗜血杆菌等感染，所以术后要常规接种肺炎疫苗、流感疫苗等，并且长期预防性应用抗生素，同时要密切观察患者有无发热、腹痛等感染及其他术后并发症的表现，定期复查血常规、凝血功能等指标，关注血细胞变化及有无血栓形成等情况。

4.其他治疗

输血治疗：对于急性溶血发作，贫血症状严重，出现心慌、气短、晕厥等严重贫血表现，或者伴有急性失血等情况时，可适当输血治疗，但要注意输血时选择合适的血液制品，尽量输注洗涤红细胞，避免输入的红细胞再次被患者体内的抗体等破坏，同时要严格控制输血速度，密切观察患者有无输血反应，如发热、过敏等情况。

若无法获取洗涤红细胞，可考虑输注去白红细胞，但需密切观察患者输血反应，因其仍存在一定被患者体内抗体致坏的风险。

对症支持治疗：针对患者出现的黄疸症状，可适当给予退黄药物（如茵栀黄等，但疗效有限）；对于因溶血导致的肾功能损害，需密切监测血肌酐、尿素氮、尿量等肾功能指标，根据指标变化判断肾功能损害程度，及时维持水、电解质平衡，必要时进行透析治疗等；如果患者有贫血相关的乏力、头晕等症状，要嘱咐患者适当休息，加强营养支持，补充富含铁、叶酸、维生素B_{12}等造血原料的食物，以促进机体造血恢复。同时，积极治疗原发疾病，如对于因感染诱发的溶血，要进行有效的抗感染治疗；对于药物诱发的溶血，要立即停用相关药物等。

溶血性贫血的诊断需要综合多方面因素，治疗上则要根据具体病因、病情严重程度等选择个体化的治疗方案，以达到最佳的治疗效果，改善患者的生活质量，减少并发症的发生。

第三节　白细胞疾病

一、白细胞减少症与粒细胞缺乏症

（一）病因

药物因素：多种药物可致白细胞减少，如抗肿瘤药（环磷酰胺、阿糖胞苷等）、免疫抑制剂（硫唑嘌呤、环孢素等），它们直接杀伤增生细胞群，抑制粒细胞核酸合成，影响细胞代谢与分裂，其毒性作用与剂量相关；部分药物如氯霉素、磺胺类、氨基比林等，通过免疫机制使粒细胞生成减少，与剂量无关，敏感者用药后可突发粒细胞缺乏。

理化毒物：苯及其衍生物、二硝基酚、砷、铋等化学毒物，以及X线、γ线和中子等放射线，能直接损伤造血干细胞和骨髓微环境，导致急性或慢性放射损害，抑制粒细胞生成。长期接触此类物质，白细胞减少风险显著增加。

恶性肿瘤：白血病、骨髓瘤、骨髓转移瘤等恶性肿瘤浸润骨髓，破坏正常造血组织，使粒细胞生成受阻，外周血白细胞随之减少。

造血物质缺乏：维生素B_{12}、叶酸摄入不足、吸收障碍或代谢障碍等，可致粒细胞分化成熟停滞，出现无效造血，如巨幼细胞贫血常伴有白细胞减少。

自身免疫病：系统性红斑狼疮、类风湿关节炎、Felty综合征等自身免疫性疾病，患者体内产生抗粒细胞抗体或抗原–抗体复合物，破坏中性粒细胞；此外，某些感染（如慢性肝炎）也可诱发免疫反应，损伤粒细胞。

脾功能亢进：脾大时，脾窦扩张，大量白细胞滞留、破坏，导致外周血白细胞减少，常见于肝硬化、疟疾后遗症等疾病。

（二）发病机制

粒细胞生成减少：药物、理化毒物、恶性肿瘤、造血物质缺乏及异常免疫等因素，作用于造血干细胞池、分裂池，损伤造血干/祖细胞及早期分裂细胞，使其数量减少或功能异常，无法正常增生、分化为成熟粒细胞；维生素B_{12}、叶酸缺乏等还会阻碍粒细胞成熟，造成成熟障碍。

粒细胞破坏过多：免疫因素下，抗粒细胞抗体或抗原–抗体复合物包裹粒细胞，使之在血液或脾等组织中被免疫细胞破坏；非免疫因素方面，严重感染（败血症等）时粒细胞在血液或炎症部位消耗增多，脾功能亢进使粒细胞在脾内破坏加速，均可致外周血粒细胞减少。

粒细胞分布异常：在一些免疫反应或炎症状态下，粒细胞转移至边缘池，附着增多，循环池粒细胞相对减少，出现假性粒细胞减少症，如在异体蛋白反应、内毒素血症等情况下，但粒细胞总数实际并未减少；某些疾病（如先天性或体质性假性粒细胞减少症）也可出现此类异常分布。

其他因素：如遗传因素导致的先天性粒细胞减少症，其发病机制与特定基因突变有关，影响粒细胞生成、分化过程；部分周期性粒细胞减少症，可能因造血干细胞周期性缺陷，使粒细胞生成呈周期性波动。

（三）临床表现

白细胞减少症：多数起病隐匿，症状缺乏特异性，常见头晕、乏力、食欲减退、低热等，部分患者易反复发生上呼吸道感染、中耳炎、支气管炎等，因白细胞减少削弱机体防御，病原体易入侵呼吸道、泌尿生殖道等部位引发炎症。

粒细胞缺乏症：起病急骤，病情凶险。患者突发畏寒、高热，体温常达39℃甚至更高，伴头痛、关节痛、极度乏力、神志障碍等全身症状；感染症状严重，常见急性咽喉炎、化脓性扁桃体炎、牙龈溃疡、肺炎、直肠炎、肛周脓肿、败血症等，由于粒细胞极度缺乏，感染部位炎症反应常不典型，如脓肿无脓液形成，肺部感染X线检查可无炎症浸润阴影。

（四）诊断要点

血常规：白细胞减少症表现为外周血白细胞计数持续低于4.0×10^9/L，中性粒细胞比例及绝对值相应降低；粒细胞缺乏症时，中性粒细胞绝对值严重减少，低于0.5×10^9/L，淋巴细胞相对增多，粒细胞胞质中可见中度颗粒、空泡，核可固缩。

骨髓象：白细胞减少症骨髓象多显示粒系成熟障碍，有核左移现象；粒细胞缺乏症骨髓内各阶段中性粒细胞极度减少甚至消失，恢复阶段可见幼稚细胞增多，呈类白血病反应。

病史及临床表现：详细询问患者用药史、理化毒物接触史、感染史、自身免疫病史、家族遗传史等，结合上述血液学检查，并依据患者起病缓急、症状特点，综合判断病因，排除其他血液系统疾病，如再生障碍性贫血、白血病等。

（五）药物治疗

促粒细胞生成药物：重组人粒细胞集落刺激因子（G–CSF）和重组人粒–巨噬细胞集落刺激因子（GM–CSF），可诱导造血干细胞进入增生周期，促进粒细胞增生、分化成熟，加速从骨髓释放至外周血，增强粒细胞趋化、吞噬和杀菌活性，对化疗引起白细胞减少、周期性粒细胞减少及先天性粒细胞缺乏症效果较好，根据病情选用合适剂量皮下注射或静脉滴注，待白细胞回升后酌情减量或停药，用药期间需关注发热、寒战、骨关节痛等副作用。碳酸锂可增加粒细胞生成，但在慢性骨髓功能衰竭患者中，其提升粒细胞的效果往往不理想。成人一般300mg，一日3次口服，见效后减量维持，常见震颤、胃部不适等副作用，肾脏病者慎用。

抗感染药物：粒细胞缺乏症患者一旦发热，应立即经验性使用广谱抗生素，覆盖革兰阳性菌、革兰阴性菌及厌氧菌，如第三代头孢菌素（如头孢他定等）联合氨基糖苷类抗生素（如阿米卡星等），同时尽快做血、尿及其他相关培养，依据药敏结果调整为针对性抗生素，确保足疗程治疗，防治二重感染；对急性粒细胞缺乏症患者，需严格消毒隔离，置入空气净化无菌室，加强皮肤、口腔护理，防止交叉感染。

免疫调节药物：自身免疫性粒细胞减少者，可用肾上腺皮质激素（如泼尼松）或硫唑嘌呤，抑制免疫反应，减少粒细胞破坏，用药期间密切监测血常规，病情稳定且无感染时可逐渐减量停药。

其他支持治疗：病情严重、粒细胞缺乏持续不恢复或骨髓衰竭患者，可考虑异基因造血干细胞移植，但移植风险高、难度大，需严格评估适应证；输注浓集粒细胞悬液曾用于伴严重感染患者，但因易产生粒细胞抗体，疗效欠佳，现已少用；同时，加强营养支持，保证患者摄入足够蛋白质、维生素等，维持机体代谢需求，促进恢复。

二、白血病

（一）病因

遗传因素：部分白血病具有家族聚集倾向，如唐氏综合征（21－三体综合征）患儿白血病发病风险比正常儿童高10～30倍，因21号染色体三体改变，导致相关基因拷贝数增加，基因剂量效应失衡，使得参与细胞增生、分化调控的信号通路异常，从而影响细胞正常的增生、分化过程；范科尼贫血、Bloom综合征等遗传性疾病，患者因DNA修复缺陷等遗传异常，易发生白血病，其染色体不稳定，造血干细胞基因组频繁突变累积，促使白血病发生。

电离辐射：大剂量X射线、γ射线等电离辐射可致白血病，如日本广岛、长崎原子弹爆炸后，幸存者白血病发病率显著升高。辐射能量使骨髓造血干细胞DNA双链断裂、碱基损伤，引发基因突变或染色体畸变，破坏细胞正常生长和调控机制，导致异常细胞增生失控。长期低剂量辐射暴露（如放射工作者防护不当），也会增加白血病发病概率，潜伏期可达数年至数十年。

化学物质：

苯及含苯有机溶剂：制鞋、油漆、化工等行业从业者因职业接触苯，白血病发病风险增高，苯进入人体后在肝脏代谢为酚类、醌类等活性中间体，攻击造血干细胞DNA，干扰细胞周期调控、诱导凋亡异常，同时通过改变Bc 1～2家族等凋亡相关蛋白的表达，使造血干细胞恶性变。

抗肿瘤药物：烷化剂（如环磷酰胺、氮芥）、拓扑异构酶Ⅱ抑制剂（如依托泊苷、阿霉素）等化疗药，长期或大剂量使用，在治疗癌症同时可诱发白血病，其通过与DNA交联、断裂DNA链等作用，损伤正常造血干细胞遗传物质，引发二次肿瘤，潜伏期多在用药后5～10年，以急性髓系白血病常见。

其他化学物：氯霉素、保泰松、乙双吗啉等药物，有潜在致白血病风险。其中，氯霉素抑制骨髓细胞线粒体蛋白合成，影响造血干细胞功能；保泰松可能通过抑制免疫系统、影响造血微环境等间接作用，增加白血病的发病风险。乙双吗啉用于治疗银屑病，可诱发染色体畸变，使白血病发病风险提升。

病毒感染：成人T淋巴细胞白血病（ATL）与人类T淋巴细胞病毒Ⅰ型（HTLV-Ⅰ）感染密切相关，病毒通过母婴、输血、性接触传播，感染T淋巴细胞后，病毒基因组整合至宿主细胞DNA，激活细胞癌基因，抑制抑癌基因，促使T细胞异常增生、恶性变；EB病毒与Burkitt淋巴瘤、部分急性淋巴细胞白血病发病有关，其感染B淋巴细胞，引发免疫异常、染色体易位，驱动淋巴细胞肿瘤性转化。

其他因素：

免疫系统异常：如类风湿关节炎、系统性红斑狼疮等自身免疫病患者，长期免疫功能紊乱，免疫细胞过度活化产生大量炎症因子，刺激造血微环境，造血干细胞在异常微环境下更易突变、恶性变，白血病发病风险上升。

吸烟：烟草烟雾含多环芳烃、亚硝胺等致癌物，长期吸烟使体内致癌物负荷增加，累及骨髓造血干细胞，损伤DNA，引发白血病风险较不吸烟者高1.5～2倍，且与吸烟量、年限呈正相关，以急性髓系白血病居多。

（二）发病机制

白血病细胞起源与增生：正常造血干细胞在多种致病因素作用下，发生遗传学改变，如染色体易位、基因突变、基因扩增或缺失等，激活原癌基因（如RAS、MYC等），使其编码蛋白持续活化，驱动细胞增生；抑癌基因（如TP53、RB等）失活，无法抑制细胞异常生长，导致造血干细胞克隆性增生失控，形成白血病干细胞。这些白血病干细胞自我更新能力增强，不断产生大量白血病细胞，且分化受阻，停留在原始或幼稚阶段，正常造血功能受抑。

造血微环境异常：骨髓造血微环境由基质细胞、细胞因子、细胞外基质等构成，为造血干细胞提供支持与调控信号。白血病发生时，微环境改变，基质细胞分泌异常细胞因子（如白介素-6、干细胞因子等），既促进白血病细胞增生，又抑制正常造血干细胞生长；细胞外基质成分改变，影响细胞间通信、归巢与黏附，使白血病细胞在骨髓内“扎根”，逃逸机体免疫监视，利于其存活、增生。

细胞凋亡受阻：正常细胞在DNA损伤、生长因子缺乏等应激下启动凋亡程序，清除异常细胞。白血病细胞中，凋亡调控通路紊乱，抗凋亡蛋白（如Bcl-2家族成员Bcl-2、Bcl-XL等）过度表达，抑制细胞色素C释放，阻断caspase级联激活，使细胞逃避凋亡；促凋亡蛋白（如Bax、Bid等）功能受抑，无法有效触发凋亡，导致白血病细胞堆积，病情进展。

耐药机制形成：白血病细胞长期化疗药物暴露过程中，易于产生耐药性，其机制包括：细胞膜药物转运蛋白（如P-糖蛋白、多药耐药相关蛋白等）高表达，将化疗药泵出细胞外，降低胞内药物浓度；细胞内药物代谢酶（如谷胱甘肽S-转移酶、细胞色素P450酶等）活性改变，加速药物灭活；白血病细胞DNA损伤修复能力增强，修复化疗药所致DNA损伤，维持细胞存活，耐药性产生使白血病复发、难治风险大增。

（三）临床表现

贫血症状：白血病细胞在骨髓大量增生，抑制正常红系造血，致红细胞生成减少；同时，白血病细胞浸润骨髓微环境，干扰红细胞的成熟与释放，致使患者出现面色苍白、头晕、乏力、心悸、气短等症状，活动耐力明显下降。重度贫血可致心力衰竭，表现为呼吸困难、端坐呼吸、下肢水肿等。

出血倾向：白血病细胞浸润骨髓，抑制巨核细胞生成血小板，血小板数量减少、质量异常；且白血病细胞释放促凝物质，激活凝血系统，消耗凝血因子，致患者皮肤瘀点、瘀斑，鼻出血、牙龈出血常见，女性月经量增多，严重时颅内出血、消化道出血危及生命，颅内出血可有头痛、呕吐、意识障碍、偏瘫等表现。

感染表现：正常粒细胞减少、功能缺陷，免疫球蛋白合成受抑，机体免疫防御崩溃，患者发热，热型不定，可为低热、稽留热或弛张热，感染部位广泛，常见呼吸道感染（咳嗽、咳痰、胸痛、呼吸困难）、口腔感染（口腔溃疡、牙龈肿痛、咽痛）、肛周感染（肛周红肿、疼痛、脓肿），严重败血症、脓毒血症可致感染性休克，表现为低血压、少尿、意识模糊等。

肝脾淋巴结肿大：白血病细胞浸润肝、脾，致肝脾肿大，肝大可出现右上腹隐痛、腹胀、黄疸（皮肤巩膜黄染、尿色加深）；脾大显著时，左上腹坠胀感，压迫胃肠致食欲缺乏、消化不良，巨脾甚至破裂引发急腹症。淋巴结肿大以浅表淋巴结常见，如颈部、腋窝、腹股沟，肿大淋巴结无痛、质硬、活动度差，纵隔、腹膜后淋巴结肿大可压迫周围组织器官，引起相应症状。

骨骼关节疼痛：骨髓腔内白细胞大量增生，腔内压力升高，刺激骨膜神经末梢，患者骨骼疼痛，儿童多见于四肢长骨，成人多为胸骨压痛，疼痛呈持续性钝痛或隐痛，活动、按压时加重；部分患者关节疼痛、肿胀，类似关节炎表现，以大关节居多，因白血病细胞浸润关节周围组织或滑膜所致。

中枢神经系统受累：白血病细胞可透过血脑屏障浸润中枢神经系统，引起头痛、头晕、呕吐、颈项强直等颅内高压症状，还可出现视力障碍、面神经麻痹、偏瘫、癫痫发作等，多见于急性淋巴细胞白血病缓解期，血脑屏障因常规化疗药物不易透过，成为白血病细胞“庇护所”，致中枢神经系统白血病（CNSL）发生。

（四）诊断要点

血常规：多数白血病患者白细胞计数异常，可增多、正常或减少，白细胞分类可见原始、幼稚细胞。如在急性髓系白血病（AML）中，骨髓原始细胞比例≥20%可诊断；在急性淋巴细胞白血病（ALL）中，骨髓原始淋巴细胞比例≥20%通常可明确诊断。原始细胞常>20%；红细胞、血红蛋白不同程度降低，呈正细胞正色素性贫血；血小板计数减少，病情进展、化疗后血小板减少更显著，血常规异常为诊断提供线索，但部分不典型病例需结合其他检查。

骨髓穿刺活检：骨髓穿刺抽取骨髓液涂片染色，观察细胞形态、比例，是白血病确诊关键，白血病细胞形态多样，原始细胞大小不均、核质比例增大、核仁明显、胞质嗜碱性，不同亚型白血病细胞有其特征（如急性早幼粒细胞白血病的早幼粒细胞含粗大颗粒、Auer小体）。骨髓活检能反映骨髓造血组织增生程度、结构，白血病时造血组织增生极度活跃，正常造血细胞受抑，可见白血病细胞呈片状、灶性浸润，弥补穿刺涂片局限性，助于判断病情、指导治疗。

免疫学检查：利用流式细胞术检测白血病细胞表面抗原表达，确定白血病细胞系列（髓系、淋系）、分化阶段，如CD13、CD33多见于髓系白血病，CD19、CD20、CD22为B淋巴细胞标志，CD3、CD4、CD8用于T淋巴细胞白血病诊断，免疫分型在白血病精准诊断、分型及微小残留病监测方面意义重大，可指导靶向、免疫治疗药物的选择。

细胞遗传学和分子生物学检查：染色体核型分析可发现白血病细胞染色体数目、结构异常，如慢性髓系白血病的Ph染色体t（9；22）（q34；q11）；荧光原位杂交（FISH）灵敏度高，能检测特定染色体异常基因位点；聚合酶链式反应（PCR）扩增白血病相关融合基因（如BCR–ABL、PML–RARα等）、基因突变（如FLT3–ITD、NPM1突变），从基因层面明确白血病发病机制、诊断亚型、预测预后，指导分层治疗，不同遗传学异常对应不同治疗反应与生存期。

（五）药物治疗

1.化疗

诱导缓解化疗：旨在迅速大量杀伤白血病细胞，使患者达完全缓解（CR），即骨髓原始细胞＜5%，外周血无原始细胞，贫血、出血、感染等症状体征消失，血红蛋白、血小板正常，中性粒细胞绝对值≥1.5×10^9/L。急性髓系白血病常用“3+7”方案（柔红霉素+阿糖胞苷），柔红霉素一般在第1～3天使用，阿糖胞苷在第1～7天使用；急性淋巴细胞白血病以长春新碱、泼尼松、柔红霉素、门冬酰胺酶等组成方案，化疗药通过干扰白血病细胞DNA合成、复制、修复，抑制蛋白质合成，诱导细胞凋亡，方案依白血病亚型、患者年龄、体能状态调整，诱导期密切监测血常规、肝肾功能，防治感染、出血等并发症。

巩固强化化疗：CR后需巩固化疗，清除残留白血病细胞，防止复发，采用原诱导方案或更强方案，增加化疗周期、剂量强度，如大剂量阿糖胞苷用于急性髓系白血病巩固，杀灭潜在耐药细胞；急性淋巴细胞白血病巩固期常交替使用多种方案，靶向不同增生周期白血病细胞，其间定期复查骨髓，评估疗效，必要时调整方案。

维持化疗：部分白血病（如急性淋巴细胞白血病儿童患者）缓解后需维持治疗，以低剂量化疗药长期口服，如6–巯基嘌呤、甲氨蝶呤，持续抑制白血病细胞增生，维持治疗2～3年，其间定期随访，监测微小残留病，平衡化疗毒性与疗效，保障患者生活质量。

2.靶向治疗

酪氨酸激酶抑制剂（TKI）：用于慢性髓系白血病（CML），伊马替尼为第一代TKI，靶向BCR–ABL融合蛋白激酶活性区，阻断白血病细胞异常增生信号传导，使CML患者从高危急变期转为慢性期，长期生存率显著提升；第二代（达沙替尼、尼罗替尼）、第三代（普纳替尼）TKI对BCR–ABL突变型（如T315I突变）更有效，适用于对伊马替尼耐药或不能耐受伊马替尼的患者，服药期间监测血常规、融合基因定量，依疗效、不良反应调整剂量。

FLT3抑制剂：急性髓系白血病伴FLT3突变患者预后差，索拉非尼、米哚妥林等

FLT3抑制剂可抑制FLT3激酶活性，阻断下游信号，提高此类患者缓解率、生存期，常与化疗联合，用药时关注皮疹、腹泻、肝毒性等不良反应，监测FLT3突变动态变化。

BCL–2抑制剂：维奈克拉通过抑制抗凋亡蛋白BCL–2，促使白血病细胞凋亡，在慢性淋巴细胞白血病、急性髓系白血病（尤其老年不耐受强化疗者）有应用，可单药或联合低剂量化疗，用药初期可能诱发肿瘤溶解综合征，需密切监测血钾、尿酸、血肌酐等反映肾功能的指标，做好预防、处理。

3.免疫治疗

单克隆抗体：利妥昔单抗针对CD20抗原，用于B细胞白血病、淋巴瘤，联合化疗提高疗效，通过抗体依赖细胞介导细胞毒作用（ADCC）、补体依赖细胞毒作用（CDC）杀伤肿瘤细胞，常见发热、寒战、过敏等输液反应，用药前给予抗过敏预处理；奥英妥珠单抗用于复发难治急性淋巴细胞白血病，靶向CD22，疗效显著但存在肝毒性、骨髓抑制风险。用药过程中需定期（如每周1～2次）中严密监测肝功能、血细胞计数。

免疫检查点抑制剂：如PD–1/PD–L1抑制剂，在部分霍奇金淋巴瘤、T细胞白血病有探索应用，通过阻断肿瘤细胞免疫逃逸通路，激活机体抗肿瘤免疫，单药疗效有限，多联合化疗、靶向药，不良反应有免疫相关性肺炎、肝炎、内分泌紊乱等，需多学科协作管理。

CAR–T细胞治疗：嵌合抗原受体T细胞疗法，采集患者T细胞后在体外进行基因修饰，使其表达靶向白血病细胞抗原（如CD19）的CAR。在回输体内前需做好充分准备，回输后可识别、杀伤肿瘤细胞，对复发难治急性淋巴细胞白血病疗效突出，完全缓解率可达80%～90%，但该疗法可致细胞因子释放综合征（CRS）、神经毒性等不良反应，需在有丰富经验的医疗中心，开展配备重症监护设备，严密监测病情变化并及时干预。

4.造血干细胞移植

异基因造血干细胞移植（allo–HSCT）：是高危、复发难治白血病重要根治手段，供者来源有同胞全相合、无关供者、半相合等，移植前预处理方案清髓或非清髓，摧毁患者异常造血与免疫系统，为供者干细胞植入“腾出空间”，植入后移植物抗白血病（GVL）效应清除残留白血病细胞。移植风险高，有移植物抗宿主病（GVHD）、感染、肝静脉闭塞病等并发症，移植前后精细管理，预防处理并发症，长期随访监测复发、免疫重建等情况。

自体造血干细胞移植（auto–HSCT）：适用于部分中低危白血病，患者缓解期采集自身造血干细胞冻存，预处理后回输，无GVHD，但缺乏GVL效应，白血病复发率高于allo–HSCT，对年龄较大、无合适供者患者是选择，移植后定期巩固化疗、监测微小残留病，降低复发风险。

三、骨髓增生异常综合征

（一）病因

原发性骨髓增生异常综合征：病因尚未完全明确，可能与多种因素相互作用有关。研究表明，部分患者存在造血干细胞的内在缺陷，其自我更新、分化调控机制紊乱，致使细胞克隆性增生异常，这种异常干细胞在骨髓微环境中逐渐占据优势，引发一系列病理改变；此外，随着年龄增长，机体累积的基因损伤、体细胞突变增加，免疫系统功能减退，对异常细胞的监视、清除能力下降，也可能促使疾病发生，故老年人发病率相对较高。

继发性骨髓增生异常综合征：常继发于某些因素，如长期高剂量接触苯、甲醛等有机溶剂，苯进入人体后，其代谢产物可损伤造血干细胞DNA，干扰细胞正常的增生、分化过程，导致色体易发生断裂、畸变，经过数年甚至数十年潜伏期后，诱发MDS；烷化剂、拓扑异构酶抑制剂等抗肿瘤药物，在治疗癌症过程中，虽靶向杀伤肿瘤细胞，但通过干扰DNA复制等机制，不可避免地对正常造血干细胞造成不同程度的损伤。破坏其遗传物质稳定性，导致MDS发病风险上升，一般用药后数年出现MDS相关表现；此外，接受放疗，尤其是累积高剂量辐射者，骨髓造血微环境受损，造血干细胞受电离辐射直接打击，DNA双链断裂修复障碍，易引发MDS。

（二）发病机制

造血干细胞异常：正常造血干细胞发生遗传学改变，如点突变、基因缺失、染色体易位等，激活癌基因（如RAS、FLT 3等），使其获得异常增生能力，同时抑癌基因（如TP 53、INK 4 a/ARF等）失活，不能有效抑制细胞恶性变，导致造血干细胞克隆性增生，且分化受阻，产生大量形态、功能异常的髓系癌细胞，这些异常细胞在骨髓内逐渐累积，挤占正常造血空间。

无效造血：异常克隆的造血干细胞分化形成各系血细胞（如红细胞、粒细胞、巨核细胞等)。这些血细胞在骨髓内发育过程中出现凋亡增加、成熟障碍，不能正常释放至外周血，表现为外周血一系或多系血细胞减少，具体来说，如红系细胞可见巨幼样变、核碎裂，粒系细胞颗粒减少、核分叶异常，巨核细胞出现小巨核、多核等形态改变，大量幼稚细胞在骨髓原位死亡，造成无效造血液循环，骨髓增生程度虽可正常甚至增高，但外周血却呈贫血、白细胞减少、血小板减少表现。

骨髓微环境异常：骨髓微环境由基质细胞、细胞因子网络、细胞外基质等构成，为造血干细胞提供生长、分化的支持条件。MDS时，基质细胞功能失调，分泌过多促炎细胞因子(如肿瘤坏死因子-α、白细胞介素-6等)，抑制正常造血干细胞增生，同时促进异常克隆细胞存活、增生；细胞外基质成分改变，影响造血干细胞归巢、黏附，使其脱离正常调控微环境，进一步加剧异常造血；此外，异常的骨髓微环境还削弱免疫细胞对肿瘤细胞的识别与杀伤能力，从而有利于MDS异常克隆的扩张。

免疫异常：患者免疫系统紊乱，一方面，细胞免疫中T淋巴细胞亚群失衡，CD4+/CD8+比例失调，功能异常的T细胞攻击自身造血干细胞，抑制正常造血；另一方面，体液免疫失调，部分患者体内出现自身抗体，如抗红细胞抗体、抗血小板抗体等，加速血细胞破坏，导致外周血血细胞减少，同时，免疫异常引发的慢性炎症状态持续刺激造血干细胞，促使其恶性变。

(三)临床表现

贫血症状：绝大多数患者有不同程度贫血，表现为面色苍白、头晕、乏力、心慌、气短，活动耐力明显下降，长期严重贫血可致贫血性心脏病，出现心功能不全表现，如呼吸困难、下肢水肿、肝大等；老年人常因贫血加重原有心肺疾病，如冠心病、慢性阻塞性肺疾病患者，活动后气促、胸闷症状加剧。

出血表现：40%～60%的患者有血小板减少，出血倾向轻重不一，轻者皮肤瘀点、瘀斑，鼻出血、牙龈出血，女性月经量增多；重者可出现消化道出血、尿血，颅内出血虽少见但凶险，一旦发生，可致头痛、呕吐、意识障碍、偏瘫甚至死亡，出血原因除血小板数量减少外，还与血小板功能异常、凝血因子生成不足有关。

感染表现：中性粒细胞减少及功能缺陷，患者抵抗力下降，易发生感染，约50%患者有发热，热型不规则，体温可为低热(37.3～38℃)、高热(39℃及39℃以上)，感染部位多见于呼吸道(如肺炎、支气管炎，表现为咳嗽、咳痰、胸痛、呼吸困难)、泌尿生殖道(如尿道炎、膀胱炎，出现尿频、尿急、尿痛、发热)、肛周(肛周红肿、疼痛、脓肿形成），严重感染可发展为败血症，出现感染性休克症状，如低血压、少尿、精神萎靡等。

肝脾淋巴结肿大：部分患者可出现轻度肝脾肿大，肝大时右上腹有隐痛、不适症状，而脾大通常无明显症状，巨脾较为少见；淋巴结肿大不典型，浅表淋巴结轻度肿大时可触及，无压痛，质地中等，纵隔、腹膜后淋巴结肿大时可压迫周围组织器官，引起相应压迫症状，如吞咽困难、腹痛、下肢水肿等。

向白血病转化风险：MDS具有向急性髓系白血病（AML）转化倾向，高危MDS患者转化率高，一般随病程进展，骨髓原始细胞比例逐渐增加，当原始细胞≥20%时，即进展为AML，转化过程中患者贫血、出血、感染症状加重，治疗难度增大，预后变差。

（四）诊断要点

血常规：外周血常表现为一系、二系或三系血细胞减少，红细胞肥大细胞或正细胞正色素性贫血，可见异形红细胞、点状红细胞；白细胞计数正常或减少，中性粒细胞颗粒减少、核分叶异常，可出现少量原始细胞；血小板计数减少，可见巨大血小板、畸形血小板。持续血细胞减少（一般≥6个月）是重要线索，但少数患者早期可无血细胞减少或仅有一些轻度异常。

骨髓象：骨髓增生程度多活跃或明显活跃，少数增生减低；红系、粒系、巨核系均可见病态造血，具体而言，红系表现为巨幼样变、多核红细胞、核碎裂、环形铁粒幼细胞增多（≥15%有诊断意义）；粒系可见核分叶过多或过少、Pelger–Huët畸形、胞质颗粒减少；巨核系出现小巨核细胞、单圆核巨核细胞、多核巨核细胞，骨髓涂片原始细胞比例依MDS亚型不同而异，一般<20%，若≥20%则考虑向AML转化。骨髓活检可见幼稚前体细胞异常定位（ALIP），即原始与早幼粒细胞在骨髓血窦中央部位呈小簇状分布，正常应分布于骨内膜表面，此现象对诊断有重要提示意义，还可评估骨髓纤维化程度。

细胞遗传学检查：35%～50%的患者有染色体异常，常见有染色体核型+8、−7/del（7q）、−5/del（5q）、20q−等，复杂核型（≥3种染色体异常）患者预后差，染色体异常不仅助于诊断，还对预后分层、治疗决策有指导价值，定期监测染色体变化可追踪疾病进展，如出现新的异常或原有异常加重，提示向白血病转化风险增加。

排除诊断：需排除其他可致血细胞减少和发育异常的疾病，如维生素B_{12}、叶酸缺乏引起的巨幼细胞贫血（补充维生素B_{12}、叶酸后血常规、骨髓象可迅速改善）、再生障碍性贫血（骨髓增生减低，非造血细胞增多，无病态造血）、阵发性睡眠性血红蛋白尿症（有溶血发作表现，酸溶血试验、糖水试验阳性）、免疫相关性血细胞减少症（有自身免疫病相关表现，自身抗体阳性）等，详细询问病史、用药史、毒物接触史，结合相关特异性检查以鉴别。

（五）药物治疗

1.支持治疗

输血治疗：严重贫血（血红蛋白＜60 g/L）或有心功能不全、头晕等明显贫血症状的患者，输注红细胞改善症状，但长期输血易致铁过载，需监测血清铁蛋白，适时应用祛铁药物（如去铁胺、地拉罗司）；血小板减少伴出血或血小板＜20×10^9/L有高出血风险者，输注单采血小板预防出血。

造血生长因子：促红细胞生成素（EPO）用于血清EPO水平＜500 mU/mL且环形铁粒幼细胞＜15%的贫血患者，初始剂量3000～10 000 U，皮下注射，每周3次，依疗效调整剂量，有效者逐渐减量维持；粒-巨噬细胞集落刺激因子（GM-CSF）、粒细胞集落刺激因子（G-CSF）可提高中性粒细胞计数，减少感染，一般2～5 μg/kg，皮下注射，白细胞回升后调整剂量或停药，使用时注意监测血常规，防止过度刺激造血。

抗感染治疗：患者一旦发热，立即经验性使用广谱抗生素，覆盖革兰氏阳性菌、革兰阴性菌及厌氧菌，如β-内酰胺类联合氨基糖苷类或喹诺酮类，同时积极寻找感染灶，做血、尿、痰等培养，根据药敏结果调整抗生素，预防二重感染，对反复感染、长期中性粒细胞减少患者，可预防性应用抗生素或给予免疫球蛋白增强免疫力。

2.免疫调节治疗

沙利度胺及其衍生物：沙利度胺有免疫调节、抗血管生成等作用，用于低危MDS，初始剂量50～100 mg/d，口服，依耐受渐加量，常见嗜睡、便秘、周围神经病变等副作用；来那度胺对5q-综合征疗效突出，可改善贫血、减少输血需求，降低白血病转化风险，10 mg/d，口服，用药期间监测血常规、血栓形成风险，定期复查染色体。

环孢素A：适用于免疫介导的MDS，通过抑制T淋巴细胞功能，调节免疫，一般3～5 mg/kg/d，分两次口服，监测血药浓度，维持谷浓度100～200 ng/mL，注意肝肾功能损害、高血压、多毛等不良反应，疗程常需3～6个月，有效后缓慢减量，一般可每

2～4周减量5%～10%，并密切监测血药浓度和病情变化。

3.去甲基化药物

阿扎胞苷：能抑制DNA甲基转移酶，逆转基因甲基化，恢复造血调控基因功能，从而改善MDS病情，其标准方案75 mg/m² /d，皮下注射或静脉滴注，连用7天，每4周为一周期，可减轻输血依赖，提高生活质量，延长生存期，用药期间监测血常规、肝肾功能，常见骨髓抑制、胃肠道反应等不良反应。

地西他滨：作用机制类似阿扎胞苷，剂量为20 mg/（m²·d），静脉滴注，连用5天，每4周重复，对部分中高危MDS有效，尤其是原始细胞增多者，可使骨髓原始细胞比例下降，改善造血，不良反应有骨髓抑制、发热、感染等，治疗中密切关注并给予支持治疗。

化疗：主要用于高危MDS（原始细胞≥10%）或已转化为AML的患者，常用方案类似AML化疗，如“3+7”方案（柔红霉素+阿糖胞苷）、预激方案（阿糖胞苷+阿克拉霉素+G-CSF）等，通过杀伤白血病克隆细胞，争取缓解，但MDS患者常年龄较大、耐受性差，化疗前需充分评估体能状态、脏器功能，调整剂量强度，化疗期间严密监测血常规、感染、出血等并发症，及时处理，总体化疗缓解率低于AML，且复发率高。

4.造血干细胞移植

异基因造血干细胞移植（allo-HSCT）：这是目前唯一可能治愈MDS的方法，适用于年龄＜65岁、高危MDS或中危MDS经其他治疗无效的患者，供者可为同胞全相合、无关供者或半相合，移植前预处理方案旨在清除患者异常造血干细胞，为供者细胞植入创造条件，植入后利用移植物抗白血病（GVL）效应清除残留MDS细胞，但移植相关并发症风险高，如移植物抗宿主病（GVHD）、感染、肝静脉闭塞病等，移植前后需精细管理，预防处理并发症，长期随访监测复发、免疫重建情况。

自体造血干细胞移植（auto-HSCT）：一般用于低危MDS患者，在疾病缓解期采集自身造血干细胞冻存，预处理后回输，因缺乏GVL效应，白血病复发率高于allo-HSCT，但避免GVHD，对不适合allo-HSCT者是选择，移植后仍需定期监测、巩固治疗，防控疾病进展。

第四节 血小板疾病

一、血小板减少性紫癜

（一）病因

免疫因素：为首要病因，特发性血小板减少性紫癜（ITP）是典型代表，患者体内产生抗血小板自身抗体，多为IgG型，抗体与血小板膜糖蛋白（如GP Ⅱ b/Ⅲ a、GP Ⅰ b/Ⅸ等）结合，使血小板致敏，在单核-巨噬细胞系统（如脾脏）内被识别、吞噬，加速血小板破坏；同时，自身抗体还可能干扰巨核细胞生成血小板，导致血小板生成不足。系统性红斑狼疮、类风湿关节炎等自身免疫病常伴发血小板减少，因自身免疫紊乱累及血小板。

感染因素：病毒感染是常见诱因，如人类免疫缺陷病毒（HIV）、丙型肝炎病毒（HCV）、风疹病毒、巨细胞病毒等，病毒感染人体后，一方面直接侵袭骨髓巨核细胞，抑制其增生、分化，使血小板生成减少；另一方面，病毒感染引发机体免疫反应，产生抗病毒抗体，这些抗体与血小板交叉反应，或激活补体系统，破坏血小板，如HIV感染患者有10%～30%并发血小板减少。细菌感染（如败血症）时，细菌毒素损伤血小板，抑制骨髓造血，也可致血小板计数下降。

药物因素：多种药物可诱发血小板减少，如肝素、奎宁、奎尼丁、利福平、磺胺类、解热镇痛药等。药物作为半抗原与血浆蛋白结合，刺激机体产生抗体，抗原-抗体复合物吸附于血小板膜，激活补体系统，促使血小板破坏；部分药物（如噻氯匹定、氯吡格雷）可直接损伤巨核细胞，抑制血小板生成；化疗药（如环磷酰胺、阿糖胞苷）在杀伤肿瘤细胞同时，对骨髓造血干细胞毒性大，常致血小板显著减少。

其他因素：

遗传因素：少数遗传性血小板减少性紫癜，如血小板无力症、巨大血小板综合征等，由基因突变所致，呈常染色体显性或隐性遗传，导致血小板膜糖蛋白、凝血因子等异常，血小板功能缺陷或生成障碍。

脾功能亢进：肝硬化、疟疾、淋巴瘤等疾病致脾大，脾窦扩张，脾功能亢进，大量血小板滞留、破坏于脾脏，外周血血小板减少；此外，脾脏还可产生某些体液因子，抑制骨髓造血，加重血小板生成不足。

造血干细胞异常：再生障碍性贫血、骨髓增生异常综合征等骨髓衰竭性疾病，造血干细胞受损，数量减少、功能异常，向巨核细胞分化能力降低，血小板生成不足，同时伴有贫血、白细胞减少等全血细胞减少表现。

（二）发病机制

血小板破坏过多：在免疫介导的血小板减少中，抗血小板抗体Fab段与血小板表面抗原结合，从而Fc段暴露，易与单核-巨噬细胞表面Fc受体结合，使血小板被吞噬；补体系统激活后，产生C3b、C5b等片段，进一步增强吞噬作用，脾脏是血小板破坏主要场所，因其血流缓慢、富含巨噬细胞，致使血小板流经脾脏时被高效清除，血小板寿命从正常7～10天缩短至数小时。此外，细胞免疫异常也参与，T淋巴细胞亚群失衡，细胞毒性T细胞可直接杀伤血小板，或分泌细胞因子调节免疫功能，进而促进血小板破坏。

血小板生成不足：自身抗体不仅破坏外周血血小板，还可作用于骨髓巨核细胞，抑制其增生、分化成熟，如抗GPⅡb/Ⅲa抗体与巨核细胞相应抗原结合，通过影响相关信号通路等机制，干扰血小板前体形成；巨核细胞生成血小板过程受多种细胞因子调控，免疫异常时，促血小板生成因子（如血小板生成素、白细胞介素-11等）分泌减少，或抑制因子（如转化生长因子-β等）增多，进而导致巨核细胞发育受阻，产板能力下降，生成血小板数量减少、质量异常。

（三）临床表现

皮肤黏膜出血：为突出表现，四肢、躯干皮肤散在瘀点、瘀斑，多分布于受压部位及易碰撞处，直径多在2～5mm，压之不褪色，不高出皮面，初期可为鲜红色，后渐变为紫红色、黄褐色，分批出现；黏膜出血常见鼻出血、牙龈出血，鼻出血轻者涕中带血，重者血流不止，需填塞止血；牙龈出血刷牙时明显，可有自发性渗血，口腔黏膜血疱形成，破裂后出血。

月经过多：女性患者常见，月经量可比正常多2～3倍甚至更多，经期延长，长期可致缺铁性贫血，表现为面色苍白、头晕、乏力等，严重影响女性生殖健康，部分患者因月经过多首诊于妇科，后经血液检查确诊血小板减少性紫癜。

其他部位出血：严重血小板减少时，可出现消化道出血，表现为呕血、黑便，患者可有腹痛、腹胀、头晕、心慌等，出血量较大可致失血性休克；泌尿系统出血出现血尿，镜下血尿多见，肉眼血尿提示出血较重；眼底出血致视力模糊、视野缺损，颅内出血虽少见但凶险，是致死主要原因，发病急骤，患者突发剧烈头痛、呕吐、意识障碍、偏瘫、抽搐等，一旦发生，预后极差。

（四）诊断要点

血小板计数：多次血常规检查显示血小板减少，急性型血小板常＜$20 \times 10^9/L$，慢性型多在（30～80）$\times 10^9/L$，血小板形态可正常，部分巨大血小板增多，血涂片可见血小板大小不均、散在分布，无聚集现象，若血小板计数极低且伴出血倾向，对诊断有重要提示意义。

骨髓象：骨髓增生活跃或明显活跃，巨核细胞数量正常或增多，以幼稚型、颗粒型巨核细胞为主，产板型巨核细胞减少，巨核细胞体积变小，胞质内颗粒减少，有空泡变性，呈现成熟障碍，此为重要特征；骨髓涂片还可排除其他血液病，如白血病、再生障碍性贫血等，急性型骨髓改变常较慢性型更显著。

血小板相关抗体检测：在多数临床研究中，70%～80%的患者血小板相关免疫球蛋白（PAIgG、PAIgM、PAIgA）及血小板相关补体（PAC3）升高，检测有助于了解免疫发病机制，但特异性有限，由于其他免疫性疾病也可能出现阳性，结果，故需结合临床综合判断；抗血小板膜糖蛋白特异性抗体检测，如抗GPⅡb/Ⅲa、抗GPⅠb/Ⅸ等，对诊断ITP更具特异性，阳性率较高。

其他检查：出血时间延长，反映血小板功能及数量异常；血块收缩不良，因血小板减少、功能缺陷，凝血块回缩无力；部分患者束臂试验阳性，提示血管壁通透性增加、血小板功能异常，以上检查辅助诊断，但需排除其他影响因素，如服用抗血小板药物等。

（五）药物治疗

糖皮质激素：为首选治疗，如泼尼松、地塞米松等，作用机制包括抑制单核–巨噬细胞系统对血小板的吞噬破坏，减轻自身抗体生成，降低抗原–抗体反应，改善毛细血管通透性，减少出血；还能刺激骨髓造血，促进血小板向外周血释放。常用泼尼松1mg/（kg·d），分2～3次口服，病情严重者可用等效剂量地塞米松或甲泼尼龙静脉滴注，起效后（血小板上升、出血症状改善）逐渐减量，每周减5mg，至5～10mg/d维持3～6个月，治疗期间监测血压、血糖、血钾、骨密度等，防止不良反应，如消化道溃疡、感染、骨质疏松、肾上腺皮质功能亢进等。

丙种球蛋白：适用于急性重症ITP、难治性ITP及术前准备等，大剂量静脉滴注丙种球蛋白（IVIG），0.4g/（kg·d），连用5d，或1g/（kg·d），连用2d，其作用机制为封闭单核－巨噬细胞Fc受体，阻断抗体介导血小板破坏，还可调节免疫，抑制自身抗体产生，起效迅速，用药后1～2天血小板常明显上升，疗效短暂，多用于急救，可与糖皮质激素联合，减轻出血风险，用药时注意过敏等不良反应。

1.免疫抑制剂

长春新碱：常用免疫抑制剂，除免疫抑制作用外，还可能促进血小板生成及释放，每次1mg，每周1次，静脉注射，4～6周为一疗程，通过抑制微管蛋白聚合，干扰淋巴细胞增生、分化，减少抗体生成，用药期间监测是否出现肢体远端麻木、疼痛等末梢神经炎症状，以及便秘、脱发等不良反应，老年患者、肝肾功能不全者慎用。

环磷酰胺：50～100mg/d，口服，3～6周为一疗程，或400～600mg/d，静脉注射，每3～4周为1次，出现疗效后渐减量，维持4～6周，其通过与DNA交联，抑制免疫细胞增生，杀伤淋巴细胞，减少自身抗体，但有骨髓抑制、出血性膀胱炎、性腺抑制等严重不良反应，用药期间须密切监测血常规、尿常规，足量饮水、碱化尿液，预防膀胱炎。

硫唑嘌呤：100～200mg/d，口服，3～6周为一疗程，随后以25～50mg/d维持8～12周，在体内经肝脏代谢为6－巯基嘌呤而发挥免疫抑制等作用，抑制嘌呤合成，干扰DNA、RNA合成，影响淋巴细胞功能，不良反应有粒细胞缺乏、肝损害等，用药初定期查血常规、肝功能，依结果调整剂量。

环孢素A：主要用于难治性ITP，250～500mg/d，口服，分2次，维持量50～100mg/d，可持续半年以上，通过抑制T淋巴细胞活化，阻断免疫反应，不良反应有肝肾功能损害、高血压、多汗等，须监测血药浓度，维持谷浓度100～200ng/mL，依耐受调整剂量。对于原本就有高血压病史的患者，使用环孢素A后发生高血压的风险可能更高，须更加密切监测血压，并根据血压情况调整降压药物治疗方案。

2.促血小板生成药物

重组人血小板生成素（TPO）：与内源性TPO相似，可刺激巨核细胞增生、分化，促进血小板生成，300U/（kg·d），皮下注射，连用14天，用药期间监测血小板计数，避免过度刺激，以防血栓形成，部分患者可出现乏力、发热、肌肉关节痛等不良反应，一般较轻，停药后缓解。

艾曲泊帕乙醇胺：为口服TPO受体激动剂，25～75mg/d，口服，可有效提升血小板计数，作用持久，服用方便，常见不良反应有恶心、呕吐、转氨酶升高、血栓形成风险增加，用药期间监测肝功能、血常规，评估血栓风险，有肝功能损害、血栓病史者慎用。

3.其他药物

达那唑：是一种合成雄激素，口服剂量为300～600 mg/d，它与糖皮质激素有协同作用，可通过调节免疫、抗雌激素，以及减少自身抗体生成等机制来提升血小板水平，不良反应有痤疮、多毛、体重增加、肝功能损害，女性患者可出现月经紊乱，用药期间定期查肝功能。

氨肽素：作为辅助用药推荐剂量为1 g/d，分次口服。其作用机制可能与促进造血干细胞增生、分化有关，有效率约40%，不良反应少，部分患者有轻微胃肠道不适，可长期服用，作为轻症或维持治疗选择。

二、血小板增多症

（一）病因

原发性血小板增多症：发病与基因突变密切相关，约50%～60%的患者存在JAK2V617F基因突变，该突变使JAK2激酶持续活化，激活STAT5等下游信号通路，促使骨髓造血干细胞向巨核细胞异常增生分化，血小板生成失控；部分患者（3%～5%）有MPL基因突变，影响血小板生成素受体功能，协同促进巨核细胞增生；另有15%～25%的患者出现CALR基因突变，改变细胞内信号转导，驱动血小板增多，此类原发性血小板增多症多为单克隆性造血干细胞异常增生所致。

继发性血小板增多症：

感染与炎症：细菌、病毒、真菌等感染引发机体炎症反应，刺激单核-巨噬细胞、内皮细胞等释放白细胞介素-6、血小板生成素等细胞因子，促使骨髓巨核细胞增生，血小板生成增多，如肺炎链球菌肺炎、急性肾盂肾炎、传染性单核细胞增多症等感染急性期，血小板计数常明显升高，随感染控制可逐渐恢复正常。

肿瘤性疾病：多种实体瘤（肺癌、胃癌、肠癌、卵巢癌等）及血液系统肿瘤（淋巴瘤、慢性粒细胞白血病、骨髓增生异常综合征等），一方面肿瘤细胞分泌细胞因子刺激血小板生成；另一方面，肿瘤组织局部缺氧、坏死，引发炎症瀑布反应，上调促血小板生成信号，致血小板继发性增多，作为肿瘤相关副综合征表现之一，其血小板增多程度不一，与肿瘤进展、治疗反应相关。

贫血与失血：缺铁性贫血、溶血性贫血等，因机体代偿机制，刺激肾脏分泌促红细胞生成素增加，而促红细胞生成素与血小板生成素结构相似，可交叉作用于巨核细胞，促进血小板生成；急性失血（创伤、手术出血、消化道大出血等）后，骨髓造血加速，血小板作为早期造血恢复指标迅速增多，有助于止血、修复血管损伤。

脾切除术后：脾脏是血小板破坏及储存场所，脾切除后，血小板破坏减少，储存池内的血小板释放，外周血血小板计数短期内显著上升，常可达正常上限2～3倍，一般术后1～2周达峰值，随后缓慢回落，但部分患者可长期处于血小板增多状态，增加血栓风险。

其他因素：药物（如肾上腺素、糖皮质激素等）应用、生理应激（如剧烈运动、妊娠后期、分娩等）、部分结缔组织病（如类风湿关节炎活动期、系统性红斑狼疮伴炎症发作），均可通过不同机制诱导血小板增多，多为短暂性，去除诱因后血小板趋于正常。

（二）发病机制

骨髓巨核细胞异常增生：原发性血小板增多症中，基因突变（JAK2、MPL、CALR等）激活JAK–ATAT、PI3K–AKT等相关信号通路，使造血干细胞获得异常增生优势，向巨核细胞分化增多，巨核细胞数量显著增加，且增生周期缩短，成熟加快，产生大量血小板；继发性血小板增多时，感染、肿瘤、贫血等因素刺激下，体内细胞因子网络失衡，促血小板生成素、白介素-6、白介素–11等分泌增加，作用于巨核细胞表面受体，激活细胞内增生信号，驱动巨核细胞增生，同时抑制其凋亡，维持高增生状态。

血小板功能异常：血小板增多时，其结构、生化特性改变，一方面，血小板膜糖蛋白表达异常，如GPⅡb/Ⅲa、GPⅠb/Ⅸ等，影响血小板黏附、聚集功能；另一方面，血小板内颗粒成分及释放异常，α–颗粒、致密颗粒释放功能紊乱，导致血小板促凝与抗凝失衡，高浓度血小板在血管内易自发聚集，形成微小血栓，又因血小板功能缺陷，凝血块稳定性差，易破裂出血，增加出血与血栓形成双重风险。

（三）临床表现

血管栓塞症状：由于血小板异常增多，功能紊乱，血液呈高凝状态，血栓形成风险大增。动脉血栓多见于脑血管、冠状动脉、肢体动脉等，患者突发头痛、头晕、言语不利、肢体麻木、偏瘫等脑血管意外表现，或发作性胸痛、胸闷、心肌梗死症状，以及肢体疼痛、发凉、间歇性跛行甚至坏疽；静脉血栓常累及下肢深静脉、门静脉、肠系膜静脉等，肢体肿胀、疼痛、浅静脉扩张，下肢深静脉血栓脱落可致肺栓塞，出现呼吸困难、胸痛、咯血、晕厥等，危及生命，肠系膜静脉血栓引起腹痛、腹胀、恶心、呕吐、便血等急腹症表现。一般来说，动脉血栓在原发性血小板增多症患者中的发生概率相对低于静脉血栓，但具体因个体差异和病情不同有所变化。

出血倾向：血小板质量异常与数量过多并存，出血表现多样，皮肤瘀点、瘀斑，轻微碰撞、搔抓后皮肤即出现青紫瘀斑；鼻出血、牙龈出血频繁发作，口腔黏膜血疱形成；胃肠道出血表现为呕血、黑便，长期慢性失血致贫血；泌尿系统出血有血尿，女性月经量增多、经期延长，少数严重者可突发颅内出血，剧烈头痛、呕吐、意识障碍、瞳孔不等大等，预后凶险。

微循环障碍症状：高浓度血小板使血液黏稠度增加，微循环血流缓慢，组织器官灌注不足，患者出现头晕、视力模糊、耳鸣、肢端麻木、刺痛等，活动耐力下降，还可诱发心绞痛、间歇性跛行加重，影响生活质量，长期微循环障碍可致器官功能慢性损害。

肝脾肿大：约40%～80%的原发性血小板增多症患者有脾大，因髓外造血、脾窦扩张、血小板淤积，轻者肋下可触及，重者脾脏巨大，左上腹坠胀感、压迫胃肠，致食欲缺乏、消化不良、腹胀等；部分患者伴肝脏轻度肿大，肝区隐痛，肝功能一般正常或轻度异常，胆红素、转氨酶可有轻度升高。

（四）诊断要点

血常规：血小板计数持续高于450 × 10^9/L，多在（600～3000）× 10^9/L，甚至更高，血涂片可见血小板聚集成堆，大小不均，形态各异，可见巨型、畸形血小板，白细胞计数可轻度增多，（10～30）× 10^9/L，以中性分叶核粒细胞为主，红细胞计数大多正常，部分患者因出血、缺铁可有小细胞低色素性贫血表现。

骨髓象：骨髓增生活跃或明显活跃，巨核细胞系统显著增生，以成熟大巨核细胞为主，体积增大，胞质丰富，核分叶增多，产板型巨核细胞比例相对正常或稍高，可见大量血小板散在或聚集分布，粒系、红系细胞增生程度相对正常，无明显病态造血，有助于与骨髓增生异常综合征、慢性粒细胞白血病等鉴别。

基因检测：检测JAK2V617F、MPL、CALR等基因突变，原发性血小板增多症患者常有上述基因突变之一，对明确诊断、判断疾病类型及预后有重要价值，如JAK2V617F突变阳性者血栓风险相对较高，疾病进展过程中可能更易出现血管栓塞事件；CALR突变患者总体预后较好，基因检测结果结合临床及血常规、骨髓象，可精准诊断。

凝血功能及血小板功能检查：凝血酶原时间、部分凝血活酶时间一般正常，出血时间可延长，反映血小板功能异常；血小板聚集试验显示对胶原、ADP、肾上腺素等诱导剂聚集反应下降，血小板黏附功能降低，进一步证实血小板功能缺陷，辅助诊断并评估出血、血栓风险。

排除其他疾病：详细询问病史、用药史，排查感染、肿瘤、贫血、自身免疫病等继发因素，结合临床表现、实验室检查，排除真性红细胞增多症（红细胞显著增多、血红蛋白升高）、慢性粒细胞白血病（Ph染色体、BCR-ABL融合基因阳性）、原发性骨髓纤维化（骨髓纤维化明显、脾肿大伴外周血幼红幼粒细胞）等骨髓增生性疾病，避免误诊。

（五）药物治疗

1.降低血小板药物

羟基脲：为常用一线药物，通过抑制核糖核苷酸还原酶，干扰DNA合成，抑制骨髓巨核细胞增生，降低血小板生成，初始剂量15～20mg/（kg·d），分2～3次口服，依血小板计数调整，使血小板维持在（400～600）×10^9/L，定期监测血常规，防白细胞、红细胞过度抑制，副作用有骨髓抑制、胃肠道反应、口腔黏膜溃疡等，用药期间多饮水、碱化尿液，减轻肾脏负担。

阿那格雷：选择性抑制巨核细胞成熟，减少血小板生成，不影响白细胞、红细胞系列，适用于不耐受羟基脲或对羟基脲耐药者，初始剂量0.5mg，一日2～4次口服，依疗效、耐受每周递增0.5mg，最大剂量10mg/d，维持血小板目标水平，常见头痛、心悸、腹泻、水肿等副作用，一般连续使用数月及以上时，需注意监测心脏功能，因其可致心律失常。

干扰素-α：具抗病毒、免疫调节及抗增生作用，可抑制巨核细胞增生、调节血小板生成素信号，多用于年轻、有妊娠需求或希望避免化疗药物副作用患者，常用干扰素-α2b、干扰素-α2a，皮下注射，3～5MU/次，每周3次，依血小板反应调整剂量，疗程数月至数年，副作用有发热、乏力、肌肉酸痛、抑郁等类流感样症状，可在用药前买解热镇痛药预防，定期评估精神状态。

抗血小板聚集药物：阿司匹林为代表，通过抑制血小板环氧化酶活性，阻断血栓素A_2合成，防止血小板聚集，预防血栓形成，多数患者需长期小剂量服用，75～100mg/d，口服，用药期间观察有无皮肤瘀斑、鼻出血、牙龈出血等出血倾向加重表现，有活动性出血、消化性溃疡、严重肝肾功能不全者慎用，对阿司匹林不耐受可换用氯吡格雷，75mg/d，口服，抑制血小板ADP受体，发挥抗聚作用。

2.其他治疗

放血疗法：适用于血小板极度升高（$>1500\times10^9$/L）且伴急性血栓形成高危患者，迅速降低血小板数量，减轻血液高凝，每次放血300～500mL，每周1～2次，放血过程监测血压、心率等生命体征，防止低血压、晕厥，在放血后适当补充液体，维持血容量平衡，同时联合药物治疗，巩固疗效。

JAK2抑制剂：如芦可替尼，为新型靶向药物，主要针对JAK2 V617F突变，同时对其他相关的JAK–STAT信号通路通常也有抑制作用，阻断异常信号传导，不仅降低血小板，还改善脾大、全身症状，适用于中高危原发性血小板增多症、羟基脲耐药或不耐受患者，15～25mg，一日2次口服，依血常规、脾脏大小调整，用药期间严密监测血常规、肝肾功能，关注感染、贫血、血小板减少等不良反应，因其有骨髓抑制作用。

第五节　血液内科疾病诊断方法

一、病史采集

（一）一般信息收集

在血液内科疾病的诊断流程中，全面收集患者的一般信息至关重要。详细了解患者的年龄、性别、职业等基础资料，能为疾病的初步判断提供关键线索。例如，某些血液疾病具有特定的年龄与性别倾向，地中海贫血多见于南方地区且常呈家族聚集性发病，在儿童及青少年时期症状逐渐显现；再生障碍性贫血可发生于各年龄段，但青壮年居多。职业因素也不容忽视，长期接触苯、甲醛等化学物质的职业人群，患白血病等血液病的风险显著增加。通过对这些基本信息的精准把握，医生能够初步预判疾病方向，为后续的精准诊断筑牢根基。

（二）症状相关询问重点

深入细致地询问患者的症状表现是明确诊断的核心环节。对于贫血症状，需着重了解其发生的速度、程度以及伴随症状。急性失血导致的贫血往往起病急骤，患者短时间内可出现头晕、乏力、心慌甚至晕厥等表现；而慢性贫血，如缺铁性贫血、巨幼细胞贫血等，起病隐匿，患者可能逐渐出现面色苍白、易疲倦、活动耐力下降等情况，还可能伴有指甲变薄变脆、口腔炎、舌炎等特殊表现。

出血症状的询问要点涵盖出血部位、频率与出血量。皮肤紫癜、瘀斑多见于血小板减少性紫癜；鼻出血、牙龈出血在血小板功能异常或凝血因子缺乏性疾病中较为常见；若出现频繁的消化道出血、血尿或颅内出血等严重情况，则提示病情危重，可能与血友病、弥散性血管内凝血（DIC）等疾病相关。

发热症状不容忽视，需关注其热型、持续时间及伴随的感染症状。白血病患者常因粒细胞缺乏继发感染而发热，热型不规则，可伴有咳嗽、咳痰、尿频、尿急等呼吸道或泌尿系统感染症状；淋巴瘤患者可能出现周期性发热，即所谓的“Pel–Ebstein热”，体温波动较大，与疾病的进展密切相关。

肝脾淋巴结肿大是血液疾病的重要体征之一，需询问肿大的起始时间、进展速度、有无压痛等。传染性单核细胞增多症常伴全身浅表淋巴结肿大，颈部尤其显著，肿大的淋巴结质地中等、有压痛且可活动；白血病、淋巴瘤等恶性血液病所致的肝脾淋巴结肿大，通常呈进行性加重，肝脏、脾脏可明显增大，质地变硬，表面光滑或有结节，部分患者可因脾大出现左上腹坠胀感。

（三）既往病史及家族史询问要点

患者的既往病史对血液疾病的诊断具有重要的提示作用。了解患者是否曾患其他系统疾病，如自身免疫性疾病（系统性红斑狼疮、类风湿关节炎等），这类疾病常可累及血液系统，引发贫血、白细胞减少、血小板减少等并发症；胃肠道疾病（胃溃疡、十二指肠溃疡、痔疮等）可能导致慢性失血，进而引发缺铁性贫血；慢性肾脏疾病可因促红细胞生成素分泌减少而导致肾性贫血。

手术史同样关键，既往接受过造血干细胞移植手术的患者，术后需长期监测是否出现移植物抗宿主病（GVHD）等并发症，其表现多样，可累及皮肤、肝脏、胃肠道等多个器官，出现皮疹、黄疸、腹泻等症状。

家族遗传病史是某些血液疾病诊断的重要依据。血友病是典型的X连锁隐性遗传性疾病，家族中男性成员发病居多，通过询问家族中有无类似出血性疾病患者，可辅助诊断；地中海贫血、遗传性球形红细胞增多症等溶血性贫血疾病也多具有遗传倾向，详细了解家族成员的健康状况、发病情况，绘制家族遗传图谱，有助于明确疾病的遗传类型。

二、体格检查

（一）全身一般状况检查

对患者进行全身一般状况检查是评估病情的直观窗口。观察患者的精神状态、面容、营养状况等，这些信息能初步判断疾病的严重程度。贫血患者常呈现面色苍白、口唇无血色，神情倦怠，活动后气促，严重贫血时还可能出现水肿，反映机体缺氧及代谢紊乱状态；长期发热、消耗性疾病的患者，如白血病、恶性淋巴瘤等，多面容消瘦、精神萎靡，提示机体处于高代谢、负氮平衡状态。

生命体征的监测不容忽视，测量体温、血压、心率、呼吸频率等指标，有助于发现潜在的感染、休克等危急情况。发热伴心率加快、呼吸急促，可能提示感染性疾病或血液系统恶性肿瘤引发的全身炎症反应；血压下降则可能是大量失血、严重感染性休克的表现，需立即采取抢救措施。

（二）皮肤及黏膜检查要点

皮肤及黏膜的表现是血液疾病的重要外在反映。贫血时，睑结膜、口唇、甲床等部位苍白最为明显，可通过与正常人对比或使用血红蛋白比色卡进行初步评估；而黄疸多见于溶血性贫血，由于红细胞大量破坏，胆红素生成过多，超过肝脏代谢能力，胆红素沉积于皮肤、巩膜，使其发黄，通常伴有尿色加深，呈浓茶色。

出血点、瘀斑是血小板减少或凝血功能异常的常见体征。血小板减少性紫癜患者四肢皮肤尤其是下肢，可见散在或密集、直径通常＜2mm的出血点及直径＞2mm的瘀斑，压之不褪色；维生素C缺乏导致的坏血病，患者皮肤毛囊周围可出现瘀点、瘀斑，同时伴有牙龈肿胀、出血，毛发卷曲易断等表现。此外，皮肤结节、红斑等病变可能与某些血液系统肿瘤或自身免疫性疾病相关，如白血病患者皮肤可出现白血病结节，表现为紫红色、隆起的硬结，大小不一，数量可单个或多个不等。系统性红斑狼疮患者面部可呈现典型的蝶形红斑，提示病情活动。

（三）肝脾与淋巴结检查重点

肝脾、淋巴结的触诊是体格检查的关键环节。正常情况下，肝脏肋下一般触不到，脾脏肋下不能触及或仅可触及边缘。血液疾病累及肝脏、脾脏时，可出现不同程度的肿大。白血病、淋巴瘤、骨髓纤维化等疾病常导致肝脾肿大，其中脾大尤为显著，可超过肋下数厘米甚至平脐，质地因病因不同而异，急性白血病所致脾肿大质地较软，慢性粒细胞白血病患者脾脏质地坚硬，表面光滑，部分患者可因脾大压迫周围组织，出现左上腹隐痛、腹胀、消化不良等症状。

浅表淋巴结的触诊应按顺序进行，包括颈部、锁骨上、腋窝、腹股沟等部位。正常浅表淋巴结质地柔软，表面光滑，无压痛，可活动，直径一般多不超过0.5cm，部分正常个体可达0.5～1.0cm。当患有血液系统恶性肿瘤如淋巴瘤时，受累淋巴结常呈无痛性、进行性肿大，质地由软变硬，早期可活动，后期相互粘连，融合成块，活动度差；传染性单核细胞增多症患者的淋巴结肿大以颈部为主，有压痛，通常在数周内逐渐缩小、恢复正常。深部淋巴结肿大如纵隔淋巴结、腹膜后淋巴结，一般无法直接触及，需借助影像学检查进一步评估。

三、实验室检查

（一）血常规检查及解读

血常规是血液内科疾病最基础、最重要的检查项目之一。红细胞计数（RBC）、血红蛋白测定（Hb）反映贫血的程度，其中，成年男性Hb＜120g/L，成年女性Hb＜110g/L，孕妇Hb＜100g/L即可诊断为贫血。根据红细胞平均体积（MCV）、红细胞平均血红蛋白量（MCH）、红细胞平均血红蛋白浓度（MCHC），可将贫血分为大细胞性贫血（如巨幼细胞贫血，MCV＞100fl，MCH＞32pg，MCHC 320～360g/L）、正细胞性贫血（如急性失血性贫血、再生障碍性贫血，MCV 80～100fl，MCH 26～32pg，MCHC 320～360g/L）、小细胞低色素性贫血（如缺铁性贫血，MCV＜80fl，MCH＜26pg，MCHC＜320g/L），为进一步明确贫血病因提供方向。

白细胞计数（WBC）及分类对判断感染、白血病等疾病意义重大。白细胞增多伴中性粒细胞比例升高，常见于细菌感染；淋巴细胞增多且异形淋巴细胞比例增高，提示传染性单核细胞增多症；白血病患者白细胞总数常显著升高，可达数十甚至数百×10^9/L，且外周血涂片可见大量原始、幼稚细胞，不同类型白血病其细胞形态学特征各异，如急性淋巴细胞白血病以原淋巴细胞为主，胞体较大，核仁明显；急性髓细胞性白血病则可见到各类髓系原始细胞，胞质内可有颗粒、Auer小体等特殊结构。

血小板计数（PLT）反映止血功能，血小板减少见于血小板减少性紫癜、再生障碍性贫血、白血病化疗后等情况，患者易出现皮肤瘀点、瘀斑、鼻出血、牙龈出血等出血症状；血小板增多可见于原发性血小板增多症、慢性粒细胞白血病等骨髓增生性肿瘤，血小板过度聚集可能导致血栓形成，增加心脑血管疾病风险。

（二）骨髓穿刺及活检的应用与分析

骨髓穿刺及活检是血液病诊断的“金标准”。骨髓穿刺通过抽取少量骨髓液，涂片后进行细胞学检查，可直接观察骨髓造血细胞的形态、数量、比例等。对于白血病的诊断与分型，骨髓穿刺至关重要，通过对原始细胞的形态学特征、细胞化学染色（如过氧化物酶染色、非特异性酯酶染色等），结合免疫分型、细胞遗传学检查，能够精准确定白血病的类型，为制定化疗方案提供依据。例如，急性早幼粒细胞白血病（M3）患者骨髓中可见大量早幼粒细胞，胞质内充满粗大的嗜天青颗粒，过氧化物酶染色强阳性，常伴有特异性的染色体易位t（15；17），形成PML–RARα融合基因。

骨髓活检则能提供骨髓组织结构的信息，对于骨髓纤维化、多发性骨髓瘤等疾病的诊断具有独特价值。骨髓纤维化时，骨髓活检可见纤维组织增生，造血细胞减少，骨小梁增粗，正常骨髓结构被破坏，导致造血功能衰竭；多发性骨髓瘤患者骨髓活检可发现骨髓瘤细胞呈灶性或弥漫性浸润，破坏骨组织，引发骨质疏松、溶骨性病变，同时血清中可检测到大量单克隆免疫球蛋白或轻链。

（三）凝血功能相关检查项目及意义

凝血功能检查对于出血性疾病的诊断与鉴别诊断不可或缺。凝血酶原时间（PT）主要反映外源性凝血途径，PT延长多见于维生素K缺乏、肝脏疾病、华法林等抗凝药物过量，患者可能出现皮肤瘀斑、鼻出血、消化道出血等症状；部分凝血活酶时间（APTT）反映内源性凝血途径，APTT延长提示血友病、血管性血友病、弥散性血管内凝血（DIC）等疾病，血友病患者由于体内缺乏特定凝血因子（如血友病A缺乏因子Ⅷ，血友病B缺乏因子Ⅸ），轻微创伤即可导致关节、肌肉深部出血，反复出血可致关节畸形。

纤维蛋白原定量检测可了解纤维蛋白原水平（正常参考范围一般为2～4 g/L），DIC患者由于凝血系统广泛激活，在高凝期纤维蛋白原可短暂升高，随后在消耗性低凝期大量消耗，呈现纤维蛋白原降低，同时伴有PT、APTT延长，血小板减少，外周血涂片可见破碎红细胞等表现；血栓弹力图（TEG）则能动态监测整个凝血过程，全面评估凝血因子、血小板功能、纤维蛋白原水平以及纤溶状态，对于指导临床输血、抗凝、抗血小板治疗具有重要意义。

（四）其他特殊实验室检查及作用

除上述常规检查外，一些特殊实验室检查在特定血液疾病的诊断中发挥关键作用。溶血试验用于诊断溶血性贫血，如抗红球蛋白试验（Coombs试验）阳性，提示自身免疫性溶血性贫血，患者体内产生抗红细胞自身抗体，导致红细胞破坏加速；酸溶血试验（Ham试验）、蔗糖水试验对阵发性睡眠性血红蛋白尿（PNH）具有诊断价值，PNH患者由于造血干细胞基因突变，红细胞膜对补体敏感性增加，在酸性环境下易发生溶血，表现为晨起酱油色尿。

免疫球蛋白测定有助于多发性骨髓瘤、淋巴瘤等疾病的诊断与鉴别诊断。多发性骨髓瘤患者血清中常出现单克隆免疫球蛋白（M蛋白），免疫固定电泳可鉴定M蛋白的类型（IgG、IgA、IgM、IgD、IgE）及亚型，对判断病情、评估预后具有重要意义；淋巴瘤患者免疫功能异常，常伴有免疫球蛋白水平改变，同时可检测到肿瘤相关抗原、细胞因子等标志物异常。

细胞遗传学检查，如染色体核型分析、荧光原位杂交（FISH）、聚合酶链式反应（PCR）检测融合基因等，在白血病、骨髓增生异常综合征（MDS）等疾病的诊断、分型、预后判断及靶向治疗指导方面具有重大意义。慢性粒细胞白血病患者具有特征性的费城染色体（Ph染色体），即t（9；22）（q34；q11）染色体易位，由此，形成BCR-ABL融合基因，靶向药物伊马替尼能够特异性地抑制该融合基因所表达的蛋白激酶活性，从而显著改善患者预后；MDS患者常伴有染色体异常，如-5/5q-、-7/7q-、+8等，染色体核型复杂程度与疾病进展、向白血病转化风险密切相关。

四、影像学检查

（一）X线检查在血液内科疾病中的应用

X线检查作为传统的影像学手段，在血液内科疾病诊断中仍具有一定价值。骨骼X线检查为多发性骨髓瘤、白血病骨浸润等疾病的诊断提供重要线索。多发性骨髓瘤患者骨骼X线典型表现为多发性溶骨性病变，呈穿凿样、虫蚀样骨质破坏，常见于颅骨、肋骨、脊柱、骨盆等部位，同时伴有骨质疏松，严重时可导致病理性骨折；白血病患者骨骼受累时，X线可见骨骺端低密度带、骨膜反应等，儿童白血病患者长骨骨髓腔增宽，骨皮质变薄，反映白血病细胞对骨髓腔的浸润与破坏。

胸部X线检查有助于发现血液系统疾病的肺部并发症。白血病、淋巴瘤患者化疗后免疫功能低下，易并发肺部感染，胸部X线可显示肺部实变影、斑片状阴影、结节影等，这些影像学表现可能提示细菌、真菌、病毒等病原体感染；此外，纵隔淋巴结肿大在胸部X线片上可表现为纵隔增宽，提示淋巴瘤、白血病纵隔浸润等情况，须进一步行CT等检查明确诊断。

（二）CT扫描的诊断价值及适用情况

CT扫描在血液内科疾病诊断中，对不同部位具有不同程度的分辨率与敏感度，尤其适用于深部淋巴结肿大、骨骼病变及腹部脏器受累的评估。对于淋巴瘤患者，CT可清晰显示全身浅表及深部淋巴结肿大情况，如颈部、纵隔、腋窝、腹股沟、腹膜后淋巴结等。判断肿大淋巴结的大小、形态、数目、分布及与周围组织的关系，有助于淋巴瘤的分期诊断，指导治疗方案的选择；在多发性骨髓瘤患者中，CT能更精准地发现骨骼微小病变、骨质破坏程度以及软组织肿块，对于判断病情进展、评估骨折风险具有重要意义。

腹部CT扫描可用于观察肝脏、脾脏、淋巴结等器官的病变。白血病、淋巴瘤肝脾浸润时，CT可见肝脏、脾大，实质内低密度结节影或弥漫性密度改变；脾淋巴瘤患者脾脏可呈不均匀增大，内有单发或多发低密度病灶，增强扫描后病灶强化特点有助于鉴别诊断；此外，CT还可发现腹腔淋巴结肿大，为诊断恶性血液病的腹腔转移、受累情况提供有力依据。

（三）磁共振成像（MRI）的辅助诊断作用

MRI在软组织、骨髓病变的成像方面具有独特的高分辨率优势。在血液疾病中，其常用于评估白血病、骨髓增生异常综合征、骨髓纤维化等疾病导致的骨髓浸润情况。正常骨髓在MRI上表现为均匀信号，当造血组织被异常细胞浸润时，骨髓信号发生改变，T1WI像呈低信号，T2WI像呈高信号，增强扫描可见强化，MRI能清晰地显示骨髓病变的范围、程度，对于早期发现骨髓微小病灶、监测疾病进展及疗效评估优于X线、CT检查。

对于软组织肿块，如淋巴瘤患者的淋巴结肿大、白血病的髓外浸润肿块等，MRI能准确判断肿块的位置、大小、形态以及与周围血管、神经的关系，为活检定位、手术切除或放疗靶区勾画提供精确信息；在诊断中枢神经系统白血病时，MRI可发现脑实质、脑膜的浸润病灶，表现为脑实质内结节状、片状异常信号影，脑膜增厚强化，有助于早期诊断与及时治疗，改善患者预后。

（四）超声检查的相关应用

超声检查以其便捷、无创、实时动态等特点，在血液内科疾病的诊断与随访中广泛应用。对于浅表淋巴结肿大，超声可清晰观察淋巴结的形态、大小、皮质厚度、髓质回声、血流信号等特征。正常淋巴结呈椭圆形，皮质较薄，髓质回声均匀，血流信号呈门型分布。当淋巴结发生病变，如淋巴瘤时，淋巴结形态趋于圆形，皮质增厚，回声不均，血流信号丰富杂乱。通过超声引导下淋巴结穿刺活检，可获取病理诊断。

肝脏、脾脏超声检查可实时监测其大小、形态、实质回声变化。血液疾病导致肝脾肿大时，超声能准确测量肝脾的各径线数值，评估肿大程度；同时，可发现肝脾实质内的占位性病变，如白血病、淋巴瘤肝脾浸润形成的结节，以及脾脏梗死灶等并发症，彩色多普勒超声还能观察肝脾血流动力学变化，为病情判断提供更多信息。

血管超声在诊断血液疾病相关血栓形成方面具有重要价值。如真性红细胞增多症、原发性血小板增多症患者，由于血液黏稠度增高，易形成血栓，超声可检测四肢深静脉、门静脉、肠系膜上静脉等血管内血栓形成情况，表现为管腔内实性回声填充，血流信号中断或充盈缺损，为临床抗凝治疗提供依据。

第六节　血液内科疾病药物治疗

一、常用药物类别

（一）抗贫血药物种类及作用机制

抗贫血药物是治疗各类贫血的关键武器，其作用机制因病因而异。铁剂作为治疗缺铁性贫血的基石，通过补充人体必需的铁元素，促进血红蛋白的合成。口服铁剂如硫酸亚铁、富马酸亚铁等，在十二指肠及空肠上段以亚铁离子形式被吸收，进入骨髓幼红细胞后，与原卟啉结合形成血红素，再与珠蛋白结合生成血红蛋白，从而改善贫血症状。

叶酸和维生素B12则主要用于巨幼细胞贫血的治疗。叶酸在体内还原为四氢叶酸，作为一碳单位转移酶辅酶，参与嘌呤和嘧啶合成，进而促进DNA合成，保障红细胞的正常成熟。维生素B12一方面促进四氢叶酸的循环利用，另一方面参与脂肪酸代谢，维持神经鞘的正常结构与功能。当维生素B12缺乏时，不仅会引发巨幼细胞贫血，还可能导致神经系统病变，如周围神经炎等，此时需同时补充叶酸与维生素

B12，以纠正血常规、改善神经症状。

促红细胞生成素（EPO）是一种由肾脏分泌的糖蛋白，对于慢性肾衰竭、非骨髓恶性肿瘤化疗等引起的贫血具有显著疗效。它能够特异性地作用于骨髓红系造血干细胞，激活细胞内信号通路，促进其增生、分化，加速红细胞的生成与成熟，提高血红蛋白水平，改善机体缺氧状态。

（二）升白细胞药物

升白细胞药物在白细胞减少症的治疗中发挥着核心作用。粒细胞集落刺激因子（G–CSF）和粒细胞–巨噬细胞集落刺激因子（GM–CSF）是临床上常用的生物制剂。它们与骨髓造血干细胞表面受体结合，激活增生、分化相关信号通路，刺激粒细胞系造血干细胞分化、增生为成熟性细胞，并促使其释放至外周血，从而提升白细胞数量，增强机体抗感染能力。常用于白血病、恶性肿瘤化疗后白细胞严重减少的患者，以及再生障碍性贫血、骨髓增生异常综合征等骨髓抑制性疾病，可显著缩短白细胞减少的持续时间，降低感染风险。

此外，如利血生、鲨肝醇、地榆升白片等口服升白细胞药物，通过不同机制促进骨髓造血，提高白细胞生成。利血素在体内可转化为半胱氨酸，参与造血物质的代谢，促进白细胞生成；鲨肝醇则可能通过促进造血干细胞的增生与分化，提升白细胞水平；地榆升白片含有多种中药成分，能调节机体免疫功能，刺激骨髓造血，起到升高白细胞的作用。临床应用时，常根据患者的具体病情、白细胞减少程度，选择单用或联合使用这些药物。

（三）止血与抗凝血药物

止血与抗凝血药物是维持机体凝血–纤溶平衡的关键调控手段。止血药物种类繁多，作用机制各异。酚磺乙胺（止血敏）能增强血小板的聚集性和黏附性，促进血小板释放凝血活性物质，缩短凝血时间，从而发挥止血功效，常用于术前后、鼻出血、牙龈出血等多种出血性疾病的预防与治疗。氨甲环酸、氨甲苯酸等抗纤维蛋白溶解药物，通过抑制纤溶酶原激活物，减少纤溶酶生成，阻止纤维蛋白降解，稳定血栓形成，对产后出血、肝硬化导致的上消化道出血、弥散性血管内凝血（DIC）后期出血等纤溶亢进性出血疗效显著；但在使用时需注意，过量应用可能会增加血栓形成的风险，对于有血栓形成或倾向或有血栓性血管疾病史的患者应慎用。

抗凝血药物主要用于防治血栓形成及血栓栓塞性疾病。肝素是经典的抗凝药物，它与抗凝血酶Ⅲ（ATⅢ）结合后，ATⅢ的抗凝活性大幅增强，能够快速、强效地灭活凝血因子Ⅱa、Ⅸa、Ⅹa、Ⅺa、Ⅻa等。肝素在体内、体外均有强大抗凝作用，常用于急性心肌梗死、肺栓塞、弥散性血管内凝血早期等危急情况，以防止血栓进一步扩大。华法林属于香豆素类抗凝剂，其结构与维生素K相似，通过竞争性抑制维生素K在肝脏内参与凝血因子Ⅱ、Ⅶ、Ⅸ、Ⅹ的合成，从而发挥抗凝作用，但华法林起效缓慢，作用持久，且需定期监测凝血酶原时间（PT）和国际标准化比值（INR），以调整剂量，避免出血风险，常用于心房颤动、心脏瓣膜置换术后等长期抗凝治疗。

此外，新型抗凝药物如利伐沙班、阿哌沙班等直接Ⅹa因子抑制剂，以及达比加群酯等直接凝血酶抑制剂，具有起效快、无须常规监测凝血指标、药物相互作用少等优势，逐渐在临床广泛应用，为血栓性疾病的防治提供了更多选择。

（四）化疗药物基础原理

化疗药物是治疗血液系统恶性肿瘤的重要手段，其主要作用原理是利用化学药物对肿瘤细胞的生长、增生、分化等过程进行干扰与破坏。传统化疗药物根据来源和化学结构可分为烷化剂、抗代谢药、抗生素类、植物类、激素类、铂类及其他等类别。

烷化剂如环磷酰胺、异环磷酰胺等，具有高度活泼的化学基团，能与肿瘤细胞DNA分子中的碱基发生共价结合，形成交叉联结，破坏DNA的结构与功能，阻止肿瘤细胞的再生与增生，对慢性白血病、恶性淋巴瘤、多发性骨髓瘤等多种血液肿瘤有效，但由于其选择性较差，在杀伤肿瘤细胞的同时，也会对胃肠道上皮细胞、骨髓造血细胞、生殖系统细胞等正常增生活跃的细胞造成严重损伤，引发恶心、呕吐、脱发、白细胞减少、性腺抑制等不良反应。

抗代谢药如甲氨蝶呤、5－氟尿嘧啶等，其化学结构与体内正常代谢物相似。这类药物能够竞争性地与相应的酶结合，干扰核酸、蛋白质的合成代谢过程，阻断肿瘤细胞的生长信号传导通路，进而抑制肿瘤细胞的增生。氨甲蝶呤通过抑制二氢叶酸还原酶，阻碍四氢叶酸的生成，进而影响DNA、RNA和蛋白质的合成；5－氟尿嘧啶在体内转化为氟尿嘧啶脱氧核苷酸，抑制胸苷酸合成酶，阻断嘧啶核苷酸的合成，二者常用于白血病、乳腺癌、胃肠道肿瘤等化疗方案中，且常与其他化疗药物联合使用，以增强疗效。

长春新碱、紫杉醇、依托泊苷等植物类化疗药物，多源自植物提取物，能够作用于细胞周期的不同阶段，抑制肿瘤细胞有丝分裂过程中的微管蛋白聚合或解聚，干扰纺锤体的形成，使细胞分裂停滞于特定时期，最终诱导肿瘤细胞凋亡。长春新碱主要作用于M期，使细胞有丝分裂受阻；紫杉醇促进微管蛋白聚合，稳定微管结构，抑制细胞有丝分裂；依托泊苷则抑制拓扑异构酶Ⅱ，干扰DNA复制与修复，常用于淋巴瘤、白血病、肺癌、生殖系统肿瘤等多种恶性肿瘤的联合化疗方案。

化疗药物在杀伤肿瘤细胞的同时，不可避免地会对机体正常组织器官产生毒副作用，因此在临床应用时，需严格遵循个体化、联合用药、剂量调整等原则，以最大程度提高疗效、降低不良反应。

二、药物治疗基本原则

（一）个体化用药原则

个体化用药是血液内科疾病药物治疗的核心准则之一。由于每位患者的年龄、性别、身体基础状况、肝肾功能、遗传背景，以及疾病类型、严重程度、分期等均存在差异，这些因素都会显著影响药物的疗效与安全性。对于老年患者，身体机能衰退，肝肾功能减退，药物代谢与排泄能力下降，用药时需谨慎调整剂量，避免药物蓄积中毒。例如，在使用化疗药物时，老年白血病患者通常无法耐受与年轻患者相同的剂量强度，需适当降低剂量，密切监测不良反应，以确保治疗的安全性。

不同疾病类型对药物的反应也截然不同。缺铁性贫血患者须依据缺铁原因、贫血程度及个体铁代谢状况，精准选择铁剂的种类、剂型与剂量，同时积极治疗基础疾病，如胃肠道疾病导致的铁吸收障碍；而再生障碍性贫血患者，在考虑免疫抑制剂或促造血药物治疗时，需综合评估患者的骨髓造血功能、免疫状态等因素，制订个性化方案。此外，患者的遗传多态性也会影响药物代谢酶、转运体的活性，进而影响药物疗效与不良反应的发生风险。如某些患者携带特定的药物代谢酶基因变异，可能导致药物代谢缓慢，血药浓度升高，增加不良反应发生概率，因此在用药前，如有条件，可进行相关基因检测，为个体化用药提供参考依据。

（二）联合用药原则

联合用药在血液内科疾病治疗中具有重要地位。一方面，联合使用不同作用机制的药物可以协同增效，提高治疗效果。在白血病化疗方案中，常联合多种化疗药物，如急性淋巴细胞白血病采用长春新碱、柔红霉素、门冬酰胺酶、泼尼松等药物进行化疗，长春新碱作用于细胞周期M期，抑制微管蛋白聚合，使细胞有丝分裂停滞；柔红霉素能够嵌入DNA碱基对之间，干扰转录过程，抑制DNA合成同时还可产生自由基，造成DNA的氧化损伤；门冬酰胺酶分解血清中的门冬酰胺，使肿瘤细胞缺乏必需氨基酸而生长受限；泼尼松则通过干扰肿瘤细胞的代谢过程，诱导肿瘤细胞凋亡。这些药物从不同环节、不同靶点攻击肿瘤细胞，协同发挥强大的杀伤作用，显著提高缓解率。

另一方面，联合用药有助于降低肿瘤细胞耐药性的产生。肿瘤细胞具有高度的异质性与适应性，长期使用单一化疗药物易诱导肿瘤细胞产生耐药突变，导致治疗失败。通过联合不同作用机制的药物，可使肿瘤细胞同时面临多种攻击压力，降低其对单一药物产生耐药的概率。例如，在多发性骨髓瘤的治疗中，将硼替佐米（蛋白酶体抑制剂）、来那度胺（免疫调节剂）、地塞米松（糖皮质激素）联合应用，不仅能从多个途径抑制骨髓瘤细胞的生长、增生、存活，还能克服肿瘤细胞对单一药物的耐药性，延长患者生存期。但联合用药时，必须充分考虑药物之间的相互作用、不良反应叠加等问题，合理调整剂量与用药顺序，确保治疗的安全性与有效性。

（三）剂量调整与疗程把控原则

剂量调整与疗程把控是保障药物治疗效果与安全性的关键环节。在治疗过程中，医生需密切观察患者对药物的治疗反应，包括症状改善情况、实验室指标变化（如血常规、凝血功能、骨髓象等）以及影像学检查结果等，依据这些反馈信息及时调整药物剂量。抗贫血药物方面，以铁剂治疗缺铁性贫血为例，在治疗初期，可每1～2周复查血常规，观察血红蛋白上升速度，若血红蛋白上升缓慢，需排查是否存在铁剂吸收不良、持续失血等因素，必要时调整铁剂剂量或剂型；使用促红细胞生成素治疗肾性贫血时，应根据患者的血红蛋白水平调整剂量，避免血红蛋白上升过快，引发高血压、血栓形成等并发症。

此外，需高度关注药物的不良反应。化疗药物不良反应较为突出，如骨髓抑制导致白细胞、血小板减少，胃肠道反应（恶心、呕吐、腹泻等），肝肾功能损害等。一旦出现不良反应，需根据严重程度及时减量、停药或给予对症支持治疗。例如，当患者使用化疗药物后出现Ⅲ－Ⅳ度骨髓抑制，白细胞计数低于1.0×10^9/L，血小板计数低于20×10^9/L时，应立即暂停化疗，给予粒细胞集落刺激因子、血小板输注等支持治疗，待骨髓功能恢复后，再根据患者身体状况调整化疗剂量或更换方案继续治疗。

疗程的确定同样需综合考量多种因素。对于感染性疾病，如细菌感染引发的白细胞异常升高，使用抗生素治疗时，一般需持续用药至体温恢复正常、症状消失、血常规指标恢复正常后3～5天，以确保彻底清除病原菌，防止感染复发；而对于血液系统恶性肿瘤的化疗，疗程则通常依据疾病类型、分期、患者对化疗的反应等制订，一般需要多个周期的化疗，每个周期之间需给予适当的间歇期，让正常组织器官得以修复，同时避免肿瘤细胞产生耐药。在整个治疗过程中，动态评估患者病情变化，灵活调整剂量与疗程，是实现最佳治疗效果的关键。

三、红细胞疾病药物治疗

（一）缺铁性贫血药物治疗详细方案

缺铁性贫血是由于机体对铁的需求与供给失衡，导致体内贮存铁耗尽，继之红细胞内铁缺乏，最终引起的小细胞低色素性贫血。其常见病因包括铁摄入不足，多见于婴幼儿、青少年、妊娠和哺乳期妇女；慢性失血，如胃肠道出血、月经过多等；铁吸收障碍，例如胃大部切除术后、慢性肠炎等。

治疗缺铁性贫血的关键在于补充铁剂。常用的口服铁剂有硫酸亚铁、富马酸亚铁、乳酸亚铁、葡萄糖酸亚铁、葡萄糖酐铁和琥珀酸亚铁等，其中硫酸亚铁和富马酸亚铁口服吸收良好，胃肠刺激性小，铁利用率高，为临床首选。成人治疗剂量一般为每日补充元素铁100～200mg，分2～3次服用，可在饭后或餐中服用，以减轻胃肠道刺激。对于不能口服或口服疗效不满意者，可采用深部肌内注射或静脉注射葡萄糖酐铁注射液；氢氧化铁蔗糖复合物主要用于口服铁不能有效缓解或对口服铁剂不能耐受者，可采用静脉滴注、缓慢静脉注射或直接通过血液透析者的人造外瘘给药。

在使用铁剂治疗时，需注意以下事项：①铁剂治疗应从小剂量开始，逐渐达到足量，以减少胃肠道不适；②口服铁剂首选二价铁，其溶解度大，易于被人体吸收，对胃酸缺乏者，宜与稀盐酸并用，以利于铁的吸收；③维生素C有抗氧化作用，能将体内三价铁还原为亚铁，以供机体更好地吸收利用，故可与铁剂同时服用；④铁剂对胃肠道有刺激作用，要求患者在饭后服用，忌与茶、咖啡、牛奶、蛋类、植物纤维、磷酸盐、抗酸药及含鞣酸的药物一起服用，以免影响铁的吸收和加重胃肠道刺激；⑤患者服用铁剂症状好转后不可立即停药，应在血红蛋白恢复正常后继续服用1～3个月，以补充体内贮存铁；⑥对消化性溃疡、溃疡性结肠炎和肠炎患者以及口服铁剂不能耐受、胃大部切除术后吸收不良的患者应酌情慎用或忌用。

除药物治疗外，饮食调整也至关重要。患者应多进食含铁丰富的食物，如动物肝脏、肾、舌、鸭肫、乌贼、海蜇、虾米、蛋黄等动物性食品，以及芝麻、海带、黑木耳、黄豆、黑豆、芹菜、荠菜、大枣等植物性食品；提倡使用铁锅烹饪或煮粥，以增加铁的摄入。同时，对于气血两虚证的缺铁性贫血，可选用归脾丸、益气补血颗粒、阿胶补血口服液、复方阿胶浆、健脾生血颗粒、生血宁片等中药制剂；对于脾肾阳虚证的缺铁性贫血，可选用益血生胶囊、益中生血片及生血片等。此外，左归丸、归脾汤、八珍汤、四君子汤等补益脾肾的方剂也是治疗缺铁的常用方剂。

（二）巨幼细胞贫血药物治疗具体措施

巨幼细胞贫血多数是由于缺乏维生素B_{12}或叶酸引起。维生素B_{12}缺乏的常见原因包括摄入不足，如素食者；吸收不良，如内因子缺乏、胃肠道疾病、药物影响等；利用障碍，见于某些先天性或获得性疾病。叶酸缺乏主要与摄入减少，如营养不良、酗酒；需求增加，如妊娠、哺乳、婴幼儿生长发育；吸收不良，如小肠疾病等因素有关。

对于巨幼细胞贫血的治疗，应先确定患者缺乏维生素B_{12}或叶酸及其程度后再行治疗。如因维生素B_{12}缺乏引起的贫血，只能用维生素B_{12}，或维生素B_{12}和叶酸的联合用药，不能单独用叶酸，否则会加重神经系统症状。在病情较重时，为了不延误治疗，在得到骨髓象和血常规结果后即可给予维生素B_{12}和叶酸治疗，通常在得到检验结果后制定治疗计划，诊断须除外红白血病等。若缺乏内因子或其他影响维生素B_{12}吸收不良时需肌内注射给药。

叶酸的适应证为各种原因引起的叶酸缺乏及由叶酸缺乏所致的巨幼细胞贫血，小剂量还可用于妊娠期妇女预防胎儿神经管畸形。用法用量：口服，一次5～10mg，一日3次，直至血常规恢复正常。注意事项：①诊断明确后再用药，若为试验性治疗，应口服生理剂量，一日0.5mg；②恶性贫血及只有维生素B_{12}缺乏者不能单独用叶酸治疗；③叶酸一般不用维持治疗，除非是吸收不良的患者。④长期大剂量使用叶酸（超过1mg/d）可能会掩盖维生素B_{12}缺乏的早期表现，延误神经系统损害的诊治，同时可能增加某些肿瘤的发生风险。禁忌证：非叶酸缺乏的贫血或诊断不明的贫血，对叶酸及其代谢物过敏者。

维生素B_{12}用于治疗因内因子缺乏所致的巨幼细胞贫血，以及神经系统症状明显的患者。用法用量：肌内注射，成人一次0.025～0.1mg，一日或隔日1次，直至血常规恢复正常。对于神经系统症状严重者，可适当增加剂量和延长疗程。注意事项：①在开始治疗后的48～72h内，患者可能会出现血钾突然降低，应及时补钾；②治疗过程中，应定期监测血常规、血清维生素B_{12}浓度及神经系统症状，以评估治疗效果。

此外，抑制胃酸分泌的药物可以减少胃酸对胃黏膜的刺激，缓解巨幼细胞贫血的症状，还能促进维生素B_{12}的吸收，有助于治疗。在药物治疗期间，患者需要定期监测血常规指标，通常为每周或每两周一次，以确保治疗的有效性和安全性。同时，患者还需注意保持良好的饮食习惯，多摄入富含维生素B_{12}和叶酸的食物，如肉类、蛋类、奶制品、新鲜蔬菜和水果等，避免饮酒，保证充足睡眠，避免劳累。

（三）再生障碍性贫血药物治疗组合及应用

再生障碍性贫血（简称再障）是一种由多种病因所致的骨髓造血功能衰竭性综合征，以骨髓造血细胞增生减低和外周血全血细胞减少为特征，临床主要表现为贫血、出血和感染。其发病机制复杂，主要与造血干细胞受损、造血微环境异常以及免疫异常介导的造血干细胞损伤有关。

再障的治疗药物主要包括以下几类。

免疫抑制剂：适用于重型再障及非重型再障免疫抑制治疗有效的患者。常用药物有抗胸腺细胞球蛋白（ATG）/抗淋巴细胞球蛋白（ALG）、环孢素A等。ATG/ALG通过去除抑制性T淋巴细胞对骨髓造血的抑制，使造血功能恢复。用法：一般需静脉滴注，用药前需做过敏试验，用药过程中需密切观察不良反应，如过敏反应、血清病等。环孢素A可选择性抑制T淋巴细胞功能，减少白细胞介素-2等造血负调控因子的释放，促进造血干细胞增生。剂量：一般为每日3～6mg/kg，分2～3次口服，需监测血药浓度，使其维持在合适范围，以保证疗效并减少不良反应。

促造血药物：如重组人粒细胞集落刺激因子（G-CSF）、重组人红细胞生成素（EPO）等，可刺激骨髓造血细胞增生、分化，提升血细胞数量。G-CSF一般用于中性粒细胞减少的患者，皮下注射，剂量根据患者情况调整，以提升中性粒细胞计数至安全水平，预防感染。EPO主要用于肾性贫血及再障患者的贫血治疗，皮下或静脉注射，通常每周用药2～3次，根据患者血红蛋白水平调整剂量，以提高血红蛋白浓度，改善贫血症状，但使用时需监测血压，注意血栓形成等不良反应。

雄激素：可刺激肾脏产生促红细胞生成素，对骨髓造血干细胞也有直接刺激作用，增加造血干细胞增生、分化，适用于慢性再障。常用药物有司坦唑醇、十一酸睾酮等。司坦唑醇：一次2mg，一日3次，口服，用药过程中需注意肝功能损害、慢性化等不良反应，定期复查肝功能。十一酸睾酮：一次40mg，一日3次，口服，或采用注射剂型，定期监测血药浓度及相关不良反应。

在治疗再障时，常采用联合用药方案，如环孢素A联合雄激素，或免疫抑制剂联合促造血药物等，以提高疗效。但具体治疗方案需根据患者的年龄、病情严重程度、身体状况、是否有合适供者等因素综合制定，实施个体化治疗。对于年轻、有合适供者的重型再障患者，如有条件，可考虑造血干细胞移植，这是目前根治再障的有效方法之一。

（四）溶血性贫血药物治疗策略

溶血性贫血是指红细胞遭到破坏，寿命缩短，超过骨髓造血代偿能力时发生的贫血。根据病因可分为红细胞内在缺陷所致的溶血性贫血（如遗传性球形红细胞增多症、葡萄糖-6-磷酸脱氢酶缺乏症等）和红细胞外在因素所致的溶血性贫血（如自身免疫性溶血性贫血、阵发性睡眠性血红蛋白尿等）。

免疫抑制剂：对于自身免疫性溶血性贫血，免疫抑制剂是重要的治疗手段。常用药物有糖皮质激素、环孢素、他克莫司等。糖皮质激素通过抑制免疫反应和抗炎作用，减少抗体产生，从而缓解溶血性贫血的症状。一般采用口服或静脉注射的方式给药，剂量根据患者的病情和体重进行个性化调整，如泼尼松初始剂量可为每日1～2mg/kg，待病情缓解后逐渐减量。环孢素和他克莫司可选择性抑制T淋巴细胞功能，减少自身抗体生成，常与糖皮质激素联合使用，环孢素剂量一般为每日3～6mg/kg，分2～3次口服，他克莫司剂量根据血药浓度调整，用药过程中需密切监测肝肾功能、免疫功能等指标，注意药物副作用。

糖皮质激素：除自身免疫性溶血性贫血外，糖皮质激素对其他某些免疫介导的溶血性贫血也有一定疗效。其作用机制主要是抑制巨噬细胞吞噬红细胞的作用，减少红细胞破坏，同时抑制抗体产生。在使用糖皮质激素时，需注意长期应用可能导致的不良反应，如骨质疏松、高血压、糖尿病、感染风险增加等，必要时需给予相应的预防和治疗措施，如补充钙剂、维生素D预防骨质疏松，监测血压、血糖，及时抗感染等。

脾切除：脾切除是治疗溶血性贫血的一种有效方法，尤其适用于遗传性球形红细胞增多症、自身免疫性溶血性贫血经糖皮质激素治疗无效或需长期大剂量使用糖皮质激素才能维持缓解的患者。脾脏是红细胞破坏的主要场所之一，切除脾脏可减少红细胞破坏和血红蛋白血症的发生，从而改善贫血症状。但脾切除术后患者可能面临感染风险增加（尤其是肺炎链球菌感染等）脾热等情况，故术前需接种肺炎疫苗、流感疫苗等预防感染，术后密切观察患者有无发热、腹痛等感染迹象及有无脾热等异常，必要时及时采用抗生素治疗等处理措施。

溶血性贫血的治疗需综合考虑患者的病因、病情严重程度、身体状况等因素，制定个体化治疗方案。在治疗过程中，需密切监测患者的血常规、网织红细胞计数、胆红素水平等指标，以评估治疗效果。例如，网织红细胞计数可反映骨髓造血功能，若治疗后网织红细胞计数持续不升高或下降，可能提示治疗效果不佳，需调整治疗方案，胆红素水平的变化可反映渗血的程度，若胆红素水平持续居高不下，可能需要加强治疗措施。同时，注意观察患者有无药物不良反应、感染、血栓形成等并发症，及时调整治疗措施。对于某些遗传性溶血性贫血，如地中海贫血，除上述治疗外，还可根据病情进行输血、祛铁等支持治疗，以改善患者生活质量，延长生存期。

四、白细胞疾病药物治疗

（一）白细胞减少症与粒细胞缺乏症药物治疗实施

白细胞减少症是指外周血白细胞计数持续低于$4.0 \times 10^9/L$，粒细胞缺乏症则是指中性粒细胞绝对值低于$0.5 \times 10^9/L$。其病因多样，可分为以下几类：①粒细胞生成减少，如感染、电离辐射、肿瘤骨髓转移、恶性血液系统疾病、抗肿瘤或其他药物影响等；②粒细胞成熟障碍，见于巨幼细胞性贫血、骨髓增生异常综合征等；③粒细胞破坏增多，如脾亢、感染、炎症或免疫异常；④粒细胞分布异常，循环池内的粒细胞迁移至边缘池，可造成假性粒细胞减少，外周血粒细胞计数减少，注射肾上腺激素后，粒细胞从边缘池进入循环池，计数恢复正常。

治疗白细胞减少症与粒细胞缺乏症时，首先需明确病因，去除诱因，如停用可疑药物、治疗感染等。对于病情较轻的白细胞减少症患者，若无症状或症状轻微，可密切观察，暂不特殊治疗，定期复查血常规。若白细胞计数持续下降或伴有乏力、头晕、易感染等症状，可选用升白细胞药物，如利血生、鲨肝醇、维生素B_4等，这些药物可刺激骨髓造血干细胞增生，促进粒细胞生成。利血生一次20mg，一日3次，口服；鲨肝醇一次50～100mg，一日3次，口服；维生素B_4一次10～20mg，一日3次，口服。用药过程中需监测血常规，观察白细胞计数变化。

对于粒细胞缺乏症患者，由于机体免疫功能严重受损，极易发生细菌、真菌等严重感染，感染风险极高，属于急危重症，需立即采取综合治疗措施。一方面，患者应入住无菌层流病房，实施严格的消毒隔离措施，预防感染；另一方面，给予强有力的抗生素治疗，在未明确病原菌前，应选用广谱抗生素，如头孢哌酮舒巴坦、哌拉西林他唑巴坦等，覆盖革兰阳性菌和革兰阴性菌，待病原菌及药敏结果明确后，再调整抗生素种类。同时，应用重组人粒细胞集落刺激因子（G–CSF）或粒–巨噬细胞集落刺激因子（GM–CSF），可促进骨髓粒细胞的增生、分化和释放，快速提升外周血粒细胞数量。G–CSF一般剂量为每日2～5μg/kg，皮下注射或静脉滴注，根据患者粒细胞恢复情况调整剂量；GM–CSF剂量为每日3～10μg/kg，用法同G–CSF。

此外，对于自身免疫性粒细胞缺乏症患者，可使用适量糖皮质激素，如泼尼松，初始剂量每日1～2mg/kg，口服，待外用血中性粒细胞绝对值等相关指标恢复正常后逐渐减量停药，其作用机制是抑制免疫反应，减少粒细胞破坏。在治疗过程中，需密切监测患者的体温、血常规、肝肾功能等指标，及时调整治疗方案。同时，加强患者的营养支持，保证充足的热量、蛋白质、维生素摄入，有助于机体恢复。

（二）白血病不同阶段药物治疗方案

白血病是一类造血干细胞恶性克隆性疾病，克隆中的白血病细胞增生失控、分化障碍、凋亡受阻，停滞在细胞发育的不同阶段，在骨髓和其他造血组织中大量增生积聚，并浸润其他组织和器官，而使正常造血受抑制。根据白血病细胞的系别表型特征，急性白血病分为急性髓性白血病（AML）和急性淋巴细胞白血病（ALL），按照FAB分型，急性髓性白血病又分为M_0–M_7八个类型，急性淋巴细胞白血病又分为急性B淋巴细胞和T淋巴细胞白血病。慢性白血病主要包括慢性髓性白血病（CML）和慢性淋巴细胞白血病（CLL）。

诱导缓解阶段：此阶段的目标是迅速降低白血病细胞负荷，使患者达到完全缓解，即白血病的症状和体征消失，外周血中性粒细胞绝对值≥1.5×10^9/L，血小板≥100×10^9/L，白细胞分类中无白血病细胞，骨髓中原粒细胞+早幼粒细胞（或幼稚淋巴细胞+原始淋巴细胞）≤5%，红系及巨核系正常。对于急性髓性白血病，常用的化疗方案有“DA”方案（柔红霉素+阿糖胞苷）、“IA”方案（去甲氧柔红霉素+阿糖胞苷）、“HA”方案（高三尖杉碱+阿糖胞苷）等。柔红霉素剂量为每日40～60mg/m²，静脉滴注，第1～3天；阿糖胞苷剂量为每日100～200mg/m²，一日分两次，静脉滴注，第1～7天。去甲氧柔红霉素剂量为每日8～12mg/m²，静脉滴注，第1～3天；高三尖杉碱剂量为每日2.5～3mg/m²，静脉滴注，第1～7天，其余药物用法同“DA”方案。这些化疗药物通过干扰白血病细胞的DNA合成、复制或有丝分裂等过程，抑制白血病细胞增生，诱导其凋亡。对于急性淋巴细胞白血病，常用"VP"方案（长春新碱+泼尼松）作为基础方案，长春新碱每次1.5mg/m²，静脉注射，每周1次，泼尼松每日40～60mg/m²，口服，第1～28天。在此基础上可联合柔红霉素、环磷酰胺、门冬酰胺酶等组成强化方案，如"VDLP"方案，以提高疗效。

巩固强化阶段：在患者达到完全缓解后，体内仍残留少量白血病细胞，需进行巩固强化治疗，进一步清除残留白血病细胞，降低复发风险。巩固强化方案通常在诱导缓解方案的基础上进行调整，增加化疗药物的剂量、强度或更换药物组合。例如，对于急性髓性白血病，可采用大剂量阿糖胞苷联合其他药物进行巩固治疗，大剂量阿糖胞苷剂量为每日3g/m²，每12小时1次，静脉滴注，共3～6天，联合柔红霉素、米托蒽醌等，疗程一般为2～4个周期。急性淋巴细胞白血病巩固强化阶段可采用多种方案交替，如"CAM"方案（环磷酰胺+阿糖胞苷+6-巯基嘌呤）、"HD-MTX"方案（大剂量氨甲蝶呤）等，环磷酰胺剂量为每日600～1000mg/m²，静脉滴注，第1天；阿糖胞苷剂量为每日75mg/m²，皮下注射，第1～4天，第8～11天；6-巯基嘌呤每日75mg/m²，口服，第1～14天。大剂量甲氨蝶呤剂量为每次3～5g/m²，静脉滴注，需进行亚叶酸钙解救，预防甲氨蝶呤的毒性反应，一般每2～3周1次，共4～6次。

维持治疗阶段：目的是维持患者的缓解状态，延长生存期。对于急性淋巴细胞白血病，维持治疗通常持续2～3年，常用药物为6-巯基嘌呤和氨甲蝶呤，6-巯基嘌呤每日75mg/m²，口服，氨甲蝶呤每周15～20mg/m²，口服，定期复查血常规、骨髓象，根据结果调整剂量。部分患者还可采用靶向药物进行维持治疗，如酪氨酸激酶抑制剂（TKI）用于费城染色体阳性的急性淋巴细胞白血病患者，可特异性抑制白血病细胞的异常信号通路，持续抑制白血病细胞生长。对于慢性髓性白血病，靶向治疗药物伊马替尼是一线治疗药物，可使大多数患者获得长期生存，剂量为每日400mg，口服，根据疗效和不良反应调整剂量。随着病情进展，对伊马替尼耐药的患者可换用二代、三代TKI，如尼洛替尼、达沙替尼等。慢性淋巴细胞白血病的治疗根据患者的分期、症状、体能状态等因素综合决定，对于早期无症状患者可观察等待，有症状患者可采用化疗、免疫治疗或靶向治疗。化疗药物如苯丁酸氮芥、氟达拉滨等，苯丁酸氮芥每日0.1～0.2mg/kg，口服，氟达拉滨每日25mg/m²，静脉滴注，第1～5天，疗程一般为2～6个周期。免疫治疗常用利妥昔单抗，可与化疗药物联合，增强疗效，利妥昔单抗剂量为每次375mg/m²，静脉滴注，每周1次，共4～8周。靶向治疗药物如依鲁替尼，可抑制布鲁顿酪氨酸激酶（BTK），阻断B细胞受体信号通路，抑制白血病细胞增生，每日420mg，口服。

近年来，随着医学的发展，白血病的治疗还引入了免疫治疗，如嵌合抗原受体T细胞（CAR-T）疗法，通过基因工程技术改造患者自身的T细胞，使其表达特异性识别白血病细胞的受体，增强T细胞对白血病细胞的杀伤活性，在复发难治性白血病治疗中显示出良好疗效，但其疗效的持久性存在个体差异，部分患者可能在一段时间后出现复发，该疗法可能伴随细胞因子释放综合征、神经毒性等不良反应，需在有经验的中心开展，并密切监测和处理不良反应。

（三）骨髓增生异常综合征药物治疗安排

骨髓增生异常综合征（MDS）是一组起源于造血干细胞的异质性髓系克隆性疾病，其特点是髓系细胞发育异常，表现为无效造血、难治性血细胞减少，高风险向急性髓系白血病转化。MDS的发病机制尚不明确，可能与遗传因素、基因突变、造血微环境改变以及免疫异常等多种因素有关。

MDS的治疗应根据患者的国际预后积分系统（IPSS）评分、年龄、体能状态、并发症等因素综合制定个体化方案。对于较低危组（IPSS低危、中危-1）患者，治疗目标主要是改善造血、提高生活质量，以支持治疗为主，可联合应用促造血药物、免疫调节剂等。支持治疗包括定期输注红细胞纠正贫血，使血红蛋白维持在一定水平，减少贫血相关症状；对于血小板减少伴出血风险的患者，适时输注血小板。促造血药物如重组人红细胞生成素（EPO）、重组人粒细胞集落刺激因子（G-CSF）等，EPO可皮下或静脉注射，初始剂量一般为每周10000～30000U，每2～4周根据患者血红蛋白水平调整剂量，以提升血红蛋白浓度，改善贫血；G-CSF用于中性粒细胞减少患者，皮下注射，剂量根据中性粒细胞计数调整，预防感染。免疫调节剂沙利度胺、来那度胺等可调节免疫功能，改善造血微环境，沙利度胺初始剂量每晚50～100mg，口服，根据耐受情况逐渐增加剂量，来那度胺每日10mg，口服，疗程一般为28天，需注意其可能导致的血液学毒性、血栓形成等不良反应。

对于较高危组（IPSS中危-2、高危）患者，治疗目标是延缓疾病进展、延长生存期，除支持治疗外，常采用去甲基化药物、化疗或造血干细胞移植等治疗手段。去甲基化药物阿扎胞苷、地西他滨可通过抑制DNA甲基转移酶，逆转异常的DNA甲基化，调节基因表达，诱导肿瘤细胞分化、凋亡。阿扎胞苷剂量为每日75mg/m²，皮下注射或静脉滴注，第1～7天，每28天为1个疗程；地西他滨剂量为每日20mg/m²，静脉滴注，第1～5天，每28天为1个疗程。化疗方案多参照急性髓性白血病的化疗方案，如“DA”“IA”“HA”等，但由于MDS患者多为老年人，耐受性较差，化疗剂量需适当调整，在追求疗效的同时，注重减轻不良反应。造血干细胞移植是目前唯一可能治愈MDS的方法，但受到供者来源、患者年龄、体能状态、并发症等因素限制，仅适用于部分患者，一般年轻、体能状态良好、有合适供者的较高危组患者可考虑行异基因造血干细胞移植，移植前需进行预处理，清除患者体内的异常造血干细胞，移植后需密切监测移植物抗宿主病（GVHD）、感染等并发症，及时给予免疫抑制、抗感染等治疗。此外，造血干细胞移植道选HLA（人类白细胞抗原）全相合的同胞供者，若无合适同胞供者，可进一步寻找非血缘关系供者或单倍型相合供者等。

在MDS的治疗过程中，需定期复查血常规、骨髓象、细胞遗传学等检查，评估治疗效果，根据患者的反应及时调整治疗方案。同时，关注患者的生活质量，给予心理支持、营养支持等综合护理措施，帮助患者更好地应对疾病。

五、血小板疾病药物治疗

（一）血小板减少性紫癜药物治疗计划

血小板减少性紫癜（ITP）是一种以血小板减少为特征的出血性疾病，分为原发性血小板减少性紫癜和继发性血小板减少性紫癜。其发病机制主要与自身免疫异常有关，患者体内产生抗血小板自身抗体，导致血小板在脾脏等部位被过度破坏，同时骨髓巨核细胞生成血小板的功能受到抑制，血小板生成减少，进而出现外周血血小板计数降低，皮肤、黏膜或内脏出血等症状。

糖皮质激素：是治疗ITP的首选药物，如泼尼松、地塞米松等。糖皮质激素可抑制单核–巨噬细胞系统对血小板的破坏，减少自身抗体生成，同时刺激骨髓造血干细胞增生，促进血小板生成。一般初始剂量为泼尼松每日1～2mg/kg，晨起顿服，待血小板计数恢复正常或接近正常后，逐渐减量，每周减原剂量的10%～20%，以最小维持量维持治疗3～6个月。地塞米松冲击疗法可用于病情较重或难治性ITP患者，剂量为每日40mg，静脉滴注，连用4天，每4周重复一次，一般应用2～3个疗程。在使用糖皮质激素过程中，需密切监测患者的血糖、血压、血脂、电解质等指标，一般每周至少监测1～2次，以便预防和及时处理感染、骨质疏松、消化道溃疡等不良反应。

免疫球蛋白：对于有严重出血倾向、血小板计数极低（如$<20\times10^9$/L）或拟行手

术、分娩等患者，可静脉输注免疫球蛋白。常用剂量为每日0.4g/kg，连用5天，或每日1g/kg，连用2d，其作用机制是封闭单核－巨噬细胞Fc受体，抑制自身抗体与血小板结合，减少血小板破坏，同时调节免疫功能，促进血小板生成。免疫球蛋白起效迅速，一般用药后1～3d血小板计数即可上升，但疗效维持时间较短，费用较高，多作为急救或辅助治疗措施。

免疫抑制剂：适用于糖皮质激素治疗无效、依赖或复发的难治性ITP患者。常用药物有长春新碱、环磷酰胺、硫唑嘌呤、环孢素等。长春新碱每周静脉注射1～2mg，用药4～6周，可抑制T淋巴细胞功能，减少自身抗体产生；环磷酰胺一般剂量为每日50～100mg，口服，或每月静脉注射0.5～1.0g/m²，通过抑制免疫细胞增生，发挥免疫抑制作用；硫唑嘌呤每日50～150mg，口服，可抑制嘌呤合成，干扰DNA复制，减少抗体合成；环孢素每日3～6mg/kg，口服，可选择性抑制T淋巴细胞活化，调节免疫平衡。免疫抑制剂治疗期间，需密切监测血常规、肝肾功能等指标，注意药物的骨髓抑制、肝肾功能损害、感染等不良反应，根据患者的耐受情况和治疗效果调整剂量。

促血小板生成药物：如重组人血小板生成素（TPO）、艾曲泊帕、罗米司亭等，可通过与血小板生成素受体结合，刺激骨髓巨核细胞增生、分化，促进血小板生成。TPO一般剂量为每日300U/kg，皮下注射，连用14d，用药过程中需监测血小板计数，根据血小板上升情况调整剂量；艾曲泊帕初始剂量为每日25～75mg，口服，根据血小板计数调整剂量，最大剂量不超过每日150mg；罗米司汀剂量根据患者体重计算，皮下注射，每周一次。促血小板生成药物在提升血小板计数方面有较好疗效，但部分药物可能存在骨髓纤维化、血栓形成等潜在风险，使用过程中需密切观察，定期进行骨髓检查。同时，可监测D-二聚体等指标评估血栓风险，监测骨髓穿刺及活检等指标早期识别骨髓纤维化迹象。

除上述药物治疗外，对于药物治疗无效、出血严重且危及生命的患者，可考虑脾切除手术。脾脏是血小板破坏和自身抗体产生的重要场所，脾切除可去除血小板破坏的主要部位，减少抗体生成，使70%～80%的患者血小板计数升高，缓解出血症状。但脾切除术后患者易发生感染，尤其是肺炎链球菌感染，故术前需接种肺炎疫苗、流感疫苗等预防感染，术后密切观察患者有无发热、腹痛、腹泻等感染迹象，定期复查血常规、凝血功能免疫功能等指标，必要时还要检查C反应蛋白等炎症指标，以便精准判断感染状态。

在ITP的治疗过程中，应根据患者的年龄、病情严重程度、出血风险、并发症等因素综合制订个体化治疗方案，动态监测血小板计数、出血症状等指标，及时调整治疗药物及剂量，以达到最佳治疗效果，减少并发症发生。同时，患者应注意休息，避免剧烈运动和外伤，保持情绪稳定，预防感染，进食易消化、富含营养的食物，以促进身体恢复。

（二）血小板增多症药物治疗操作

血小板增多症是一种以血小板计数持续升高为特征的疾病，可分为原发性血小板增多症和继发性血小板增多症。原发性血小板增多症是一种骨髓增生性肿瘤，发病与基因突变有关，导致骨髓巨核细胞异常增生，血小板生成过多；继发性血小板增多症常继发于感染、炎症、缺铁性贫血、恶性肿瘤、脾切除术后等多种疾病，是机体对其他异常状态的一种代偿反应。血小板增多可导致血液黏稠度增加，血流缓慢，易形成血栓，同时血小板功能异常，又可引起出血倾向，严重影响患者的健康。

抗血小板药物：是血小板增多症治疗的基础用药，可抑制血小板聚集，预防血栓形成。常用药物有阿司匹林、氯吡格雷等。阿司匹林小剂量（每日75～100mg）口服，可以不可逆地抑制血小板环氧化酶，减少血栓素A_2生成，发挥抗血小板聚集作用；氯吡格雷每日75mg，口服，通过选择性抑制血小板ADP受体，阻止血小板活化、聚集。在使用抗血小板药物过程中，需密切观察患者有无出血倾向，如皮肤瘀斑、鼻出血、牙龈出血、黑便等，定期监测血常规、凝血功能等指标，根据血小板计数和功能调整药物剂量。对于有活动性出血、消化性溃疡、严重肝肾功能不全等患者，应慎用或禁用抗血小板药物。

干扰素：具有抗病毒、抗肿瘤和免疫调节作用，可抑制骨髓巨核细胞增生，降低血小板计数，同时调节免疫功能，减少血栓形成风险。常用α-干扰素，剂量为每日300万～500万U，皮下注射，每周3～5次，用药初期可能出现发热、乏力、肌肉酸痛、头痛等流感样症状，一般持续1～2周后逐渐减轻，可在用药前给予解热镇痛药预防。干扰素治疗需长期维持，根据血小板计数和患者耐受情况调整剂量，在治疗过程中，需定期监测血常规、肝功能、甲状腺功能等指标，注意药物的骨髓抑制、肝功能损害、自身免疫性疾病等不良反应。

羟基脲：是一种细胞周期特异性化疗药物，通过抑制DNA合成，阻止细胞增生，对骨髓巨核细胞有抑制作用，从而降低血小板计数。初始剂量一般为每日15～20 mg/kg，分2～3次口服，根据血小板计数调整剂量，使血小板维持在安全范围（一般为＜600 × 10^9/L）。羟基脲起效较快，通常用药1～2周后血小板计数开始下降，但长期使用可能导致骨髓抑制，出现白细胞、红细胞减少，需定期复查血常规，根据血常规调整剂量；此外，还可能有皮肤色素沉着、脱发、胃肠道不适等不良反应。

对于原发性血小板增多症患者，若存在JAK2、CALR、MPL等基因突变，可使用靶向治疗药物，如芦可替尼等。芦可替尼是一种JAK抑制剂，可抑制异常信号通路激活，减少骨髓细胞增生，改善患者症状，降低血栓风险，剂量根据患者病情和耐受性个体化调整，用药过程中需密切监测血常规、肝肾功能等指标，注意感染、贫血、血小板减少等不良反应。

在血小板增多症的治疗过程中，除药物治疗外，患者还需注意生活方式调整，如戒烟限酒、适量运动、控制体重、多饮水，以降低血液黏稠度；同时，积极治疗原发病，去除引起血小板增多的诱因。定期监测血常规、凝血功能、血液流变学等指标，评估治疗效果，预防血栓和出血并发症的发生。对于高危患者，如有既往血栓病史、年龄＞60岁、血小板计数＞1000 × 10^9/L等，可考虑采取更积极的治疗措施，如血小板单采术，迅速降低血小板数量，缓解高黏滞血症，预防血栓形成，但血小板单采术仅为短期应急手段，术后仍需联合药物治疗维持疗效。

第七节　药物治疗不良反应及应对

一、常见不良反应类型

（一）血液系统相关不良反应

药物治疗过程中，血液系统常出现不良反应，如白细胞减少，这会削弱机体抗感染能力，增加感染风险，使患者易出现发热、乏力等症状。贫血可致患者面色苍白、头晕、心慌、气短，影响身体各器官氧气供应，降低生活质量与活动耐力。血小板减少表现为皮肤瘀点、瘀斑、鼻出血、牙龈出血，严重时可引发内脏出血，危及生命。

这些不良反应的发生与多种因素相关，如化疗药物抑制骨髓造血干细胞增生分化，抗甲状腺药物、抗生素、抗癫痫药物等也可能影响骨髓造血功能或导致血细胞破坏增加。患者个体差异，如年龄、性别、基础疾病、遗传因素，也会影响不良反应的发生与严重程度，老年人、肝肾功能不全者更易出现。

为预防和处理这些不良反应，治疗前需全面评估患者身体状况，包括血常规、肝肾功能、凝血功能等检查，了解基础造血功能。用药期间定期监测血常规，依据药物特性与患者情况确定监测频率，如化疗药物治疗期间每周查1～2次血常规。一旦发现白细胞减少，轻度可使用升白细胞药物，如重组人粒细胞集落刺激因子，同时加强感染预防；重度减少需暂停化疗，采取保护性隔离，给予广谱抗生素预防感染。贫血若为缺铁性，可补充铁剂、维生素C；巨幼细胞贫血补充维生素B_{12}和叶酸；肾性贫血使用促红细胞生成素。血小板减少较轻时可观察，避免受伤，严重时输注血小板，查找原因调整治疗方案，必要时停用可疑药物。

（二）胃肠道不良反应

胃肠道不良反应较为常见，症状包括恶心、呕吐、食欲缺乏、腹泻、腹痛、便秘等，这些症状给患者带来痛苦，影响药物依从性与治疗进程。恶心、呕吐多因药物刺激胃肠道黏膜、兴奋呕吐中枢所致，如化疗药物、抗生素、非甾体抗炎药等。食欲缺乏使患者营养摄入不足，导致体重下降、免疫力降低，影响康复。腹泻可能由于药物改变肠道正常菌群、影响肠道吸收与蠕动，严重时可致脱水、电解质紊乱。

预防胃肠道不良反应，用药前应告知患者可能出现的症状，让其有心理准备。合理安排用药时间与饮食，如对胃黏膜刺激大的药物饭后服用，避免空腹用药；使用化疗药物前给予止吐药物预防恶心、呕吐。饮食宜清淡、易消化，少食多餐，避免辛辣、油腻、刺激性食物。

出现不良反应后，需根据症状严重程度处理。轻度恶心、呕吐可通过调整饮食、休息缓解，必要时用甲氧氯普胺、昂丹司琼等止吐药。腹泻若为轻度，调整饮食，补充水分与电解质，可服用蒙脱石散止泻；重度腹泻需停用可疑药物，及时就医，静脉补液纠正水电解质紊乱，查找病原体抗感染治疗。食欲缺乏可调整饮食结构，增加食物色香味，必要时用甲地孕酮、甲羟孕酮等药物增进食欲。腹痛若因药物刺激，可服用铝碳酸镁、奥美拉唑等保护胃黏膜、抑制胃酸分泌药物，若为痉挛性腹痛，用山莨菪碱等解痉药。便秘时，增加膳食纤维摄入，多喝水，适当运动，必要时用开塞露、乳果糖等通便药物。

（三）肝肾功能损害表现

许多药物需经肝脏代谢和肾脏排泄，在用药过程中，可能出现肝肾功能损害。肝脏损害表现为肝酶升高，如谷丙转氨酶（ALT）、谷草转氨酶（AST）、碱性磷酸酶（ALP）等，胆红素代谢异常出现黄疸，患者皮肤、巩膜黄染，还可有乏力、食欲缺乏、右上腹不适等症状。长期或严重肝损害可致肝纤维化、肝硬化，影响肝脏合成、解毒等功能。肾脏损害表现为血肌酐、尿素氮升高，反映肾小球滤过功能下降，尿量减少或无尿，水钠潴留引发水肿，还可能出现蛋白尿、血尿，严重时导致肾衰竭，需透析或肾移植维持生命。

肝肾功能损害的发生与药物剂量、用药时间、患者基础肝肾功能、合并用药等因素相关。如抗结核药物异烟肼、利福平，长期大剂量使用易致肝损害；氨基糖苷类抗生素有肾毒性，尤其在肾功能不全者、老年人、与其他肾毒性药物合用时更易发生。

为预防肝肾功能损害，用药前需评估患者肝肾功能，根据结果选择合适药物与剂量，避免使用已知有肝肾功能损害的药物，或调整剂量、延长用药间隔。用药期间定期监测肝肾功能指标，根据药物特性与患者情况确定频率，如使用肝毒性药物的前1～2个月每周查肝功能，稳定后每月查1次；使用肾毒性药物定期查肾功能、尿常规。一旦发现肝酶轻度升高，可减少药物剂量，加用护肝药物，如甘草酸二铵、还原型谷胱甘肽、水飞蓟宾等；胆红素升高用茵栀黄口服液、腺苷蛋氨酸等退黄药物。肾功能指标轻度异常，调整药物剂量，保证足够水分摄入，促进药物排泄，必要时用保肾药物，如金水宝、百令胶囊等。若肝肾功能损害严重，立即停用相关药物，住院综合治疗，必要时请专科会诊，制订个体化治疗方案。

二、不良反应监测方法

不良反应监测对保障患者用药安全、提高治疗效果至关重要。首先要定期进行实验室检查，血常规可反映血细胞数量与形态变化，了解有无白细胞减少、贫血、血小板减少等血液系统不良反应，治疗初期每周查1～2次，稳定后适当延长间隔；肝肾功能检查监测药物对肝脏、肾脏的损害，用药前检查基础值，用药期间根据药物肝肾功能毒性确定复查频率；凝血功能检查对使用抗凝、抗血小板药物或易致凝血异常药物的患者重要，关注凝血酶原时间（PT）、活化部分凝血活酶时间（APTT）、国际标准化比值（INR）等指标，及时发现凝血异常并处理。

患者自我监测也不可或缺，患者及家属应了解所用药物常见不良反应，学会观察症状。出现不适及时记录，包括症状、出现时间、持续时间、严重程度等，并及时告知医生。例如，用药后出现皮肤瘙痒、皮疹，可能是过敏反应；感到头晕、心慌，可能与血压、心率异常或贫血有关；出现黑便、鼻出血，提示可能有出血倾向。

医护人员在每次查房、复诊时，仔细询问患者用药感受与不适症状，认真查体，包括生命体征、皮肤黏膜、心肺听诊、腹部触诊等，全面了解患者身体状况，及时发现不良反应迹象。根据不良反应的类型、严重程度，结合患者病情与治疗需求，调整治疗方案。轻度不良反应可密切观察，对症处理，如用胃黏膜保护剂缓解胃肠道不适；中度不良反应需暂停或减量经评估后的可疑药物，加用相应治疗药物；重度不良反应立即停用相关药物，积极救治，必要时调整整体治疗策略，更换其他治疗方案。

此外，建立完善的药物不良反应报告制度，医护人员发现不良反应及时上报，医院、药品监管部门收集分析数据，总结规律，为临床合理用药、药物研发、药品监管提供依据，保障广大患者用药安全。通过综合运用上述检测方法，就能及时发现并处理药物不良反应，提高血液内科疾病药物治疗的安全性与有效性。

综上所述，我们全面且深入地探讨了血液内科疾病的诊断与药物治疗策略。在诊断层面，综合病史、体格、实验室及影像学检查构建的体系，为精准识别疾病提供有力支撑。通过对不同细胞类型相关疾病的剖析，明晰各疾病特征性表现，如红细胞疾病的贫血多样性、白细胞疾病的免疫失衡迹象（如发热反复感染等）、血小板疾病的出血凝血异常等，确保诊断准确性。药物治疗上，依据各类疾病发病根源，从缺铁性贫血的基础补铁，到复杂白血病的联合靶向、免疫疗法，再到血小板疾病的精细调控，实现个性化治疗。同时，密切关注药物不良反应，依血液、胃肠、肝肾监测结果灵活调整，保障治疗安全有效。血液内科领域不断发展，持续钻研疾病机制、创新药物与优化方案，是提升诊疗水平、为患者驱散病痛阴霾、助力康复的不懈追求，希望为临床实践注入坚实理论力量。

第三章　心血管内科疾病诊断与药物治疗

心血管内科疾病在临床上极为常见且种类繁多，严重威胁着人们的健康与生命质量。其发病机制复杂，涉及心脏的电生理活动异常、血管的结构与功能改变、心肌的代谢及重构等多个方面。准确的诊断是合理治疗的基础，而药物治疗作为心血管内科疾病治疗的核心手段之一，有着举足轻重的地位。不同类型的心血管疾病，如冠心病、心律失常、心力衰竭、高血压等，需要针对性地选用适宜的药物进行干预。通过了解各类药物的作用机制、熟悉其使用原则以及掌握应对药物不良反应的方法，医护人员能够更科学、精准地为患者制订治疗方案，以达到改善症状、延缓疾病进展、提高患者生活质量，以及降低心血管不良事件发生风险等目的。本章将围绕心血管内科疾病药物治疗的常用药物类别、基本原则，以及药物不良反应的相关处理等方面展开详细阐述，旨在为临床实践提供可靠的理论参考。

第一节　心血管系统疾病概述

一、心血管系统概述

心血管系统是人体极为重要的循环系统，由心脏以及遍布全身的血管共同构成。心脏作为核心动力器官，内部被分为四个腔室，分别为左心房、左心室、右心房和右心室。左心房接收来自肺静脉的富含氧气的血液，然后将其输送至左心室，左心室通过强大的收缩力把血液泵入主动脉，进而向全身各组织器官供血；右心房则收纳来自全身的含氧量较低的静脉血，再将其转送至右心室，右心室把血液泵入肺动脉，送往肺部进行气体交换。

血管依据其结构和功能可分为动脉、静脉，以及毛细血管。动脉负责将心脏泵出的血液输送到全身各处，管壁较厚且富有弹性，能够承受较大的压力；静脉主要是把身体各部位回流的血液送回心脏，其管壁相对较薄，弹性也较小；毛细血管则是连接动脉和静脉的微小血管，其管壁极薄，仅由一层内皮细胞构成，便于血液和组织细胞之间进行物质交换，正是这些不同类型血管与心脏协同配合，保障了血液循环的顺畅进行。

从生理功能角度来看，心脏的泵血功能是维持血液循环的关键所在。通过有节律地收缩与舒张，心脏推动血液在体循环和肺循环这两大循环路径中不断流动。体循环起始于左心室，血液经主动脉及其各级分支到达全身的毛细血管网，在这里进行物质交换后，变成含氧量较低的静脉血，再通过各级静脉回流至右心房；肺循环则始于右心室，血液被泵入肺动脉，进入肺部毛细血管网，在肺泡处完成气体交换，摄取氧气、排出二氧化碳后，变为富含氧气的血液，经肺静脉回流至左心房。如此循环往复，持续为机体各组织器官输送氧气、营养物质，并带走代谢废物，维持内环境的稳定。

二、心血管内科疾病的范畴与分类

心血管内科疾病涵盖范围广泛且种类繁多，依据不同的病因可进行相应分类，这有助于临床上更精准地对疾病进行诊断、制定治疗方案以及评估预后。

按照病因分类，可大致分为先天性心血管疾病和后天获得性心血管疾病。先天性心血管疾病是由于胎儿在胚胎发育过程中心脏及大血管的发育出现异常所致，这类疾病在出生时病变就已经存在，往往与遗传因素、孕期母体受到感染、接触有害化学物质或者患有某些疾病等情况相关。常见的遗传因素包括特定基因缺陷孕期感染如风疹病毒感染等，可能增加胎儿患先天性心血管疾病的风险。后天获得性心血管疾病则是在出生后，因各种外界因素的影响而逐渐引发的，比如不良的生活方式（长期大量吸烟、酗酒、缺乏运动、高脂高盐饮食等）、各类心血管危险因素（高血压、高血脂、糖尿病等）、感染性因素（如感染性心内膜炎等）以及其他一些全身性疾病累及心血管系统等情况。

常见的心血管内科疾病分类列举包含冠心病、心律失常、心肌病、心脏瓣膜病、先天性心脏病以及心力衰竭等。冠心病主要是因冠状动脉粥样硬化，致使冠状动脉管腔狭窄或阻塞，进而引起心肌缺血、缺氧甚至坏死；心律失常指的是心脏的电活动出现异常，导致心跳的节律或速率发生改变，影响心脏正常的泵血功能；心肌病是一类心肌结构和功能出现异常的心肌疾病，病因较为复杂，可能涉及遗传、感染、中毒、内分泌及代谢紊乱等多种因素；心脏瓣膜病是由于心脏瓣膜的结构或功能发生改变，导致血流动力学出现异常，增加心脏负担，长期可引发心力衰竭；先天性心脏病是胎儿期心脏发育畸形所造成的疾病，不同的畸形类型对心脏功能的影响差异较大；心力衰竭则是各种心血管疾病发展到一定阶段后，心脏的泵血功能减退，无法满足机体代谢需求的一种终末期表现。常见的如冠心病、高血压性心脏病、心肌病等都可能发展为心力衰竭。

三、心血管内科疾病的特点

心血管内科疾病在症状表现以及病程发展方面都有其独特之处，了解这些特点对于早期识别疾病、准确判断病情，以及合理制订治疗和管理策略都至关重要。

在症状表现特点方面，心血管内科疾病常常会出现胸痛、心悸、呼吸困难等典型症状。胸痛的性质、部位、持续时间，以及诱发因素等因不同疾病而有所差别，如冠心病引发的心绞痛，多表现为胸骨后压榨性或闷痛，可向左肩部、左臂内侧等部位放射，一般持续数分钟，休息或含服硝酸甘油后可缓解；而心肌梗死导致的胸痛则更为剧烈，持续时间较长，且不易缓解。心悸主要是患者自觉心跳异常，可感觉心动过速、过慢或者不规则跳动，心律失常患者常有此类症状。除心悸外，严重的心律失常还可能导致黑素、晕厥甚至猝死等严重后果。呼吸困难也是较为常见的症状，病情较轻时可能仅在活动后出现气促，随着病情加重，在休息状态下也可能会感到呼吸费力，心力衰竭患者多伴有不同程度的呼吸困难表现。此外，部分患者还可能出现水肿（如双下肢水肿、肺水肿等）、头晕、黑蒙，甚至晕厥等症状，这些症状往往缺乏特异性，需要结合其他检查进行综合判断。

从病程发展特点来看，心血管内科疾病存在急性发作和慢性进展两种常见情况。一些疾病如急性心肌梗死、严重的心律失常（如室颤等）等会儿呈现急性发作的特点，发病突然，病情进展迅速，短时间内就可能对心脏功能造成严重损害，甚至危及生命，需要立即进行急救处理。而像高血压、冠心病、心肌病等疾病大多是慢性进展的过程，早期可能症状不明显，随着病情逐渐发展，心脏结构和功能会慢慢受到影响，若没有及时干预和治疗，最终可能发展为心力衰竭等严重后果。因此，对于这类慢性进展性疾病，早期发现、长期规范治疗，以及定期随访监测就显得尤为重要。

第二节 心血管疾病

一、冠心病

（一）病因

冠心病的发病原因是多方面的，其中冠状动脉粥样硬化是最为关键的病因。冠状动脉是为心脏心肌本身供血的血管，当冠状动脉内膜由于各种因素出现损伤后，血液中的脂质成分（主要是低密度脂蛋白胆固醇等）就容易沉积在损伤处，进而引发一系列炎症反应，单核细胞、平滑肌细胞等会迁移至此并增生，逐渐形成粥样硬化斑块。

诸多危险因素会促使冠状动脉粥样硬化的发生发展，常见的包括高血压，长期血压升高会对血管壁造成较大的压力，损伤血管内皮，为脂质沉积创造条件；高脂血症，尤其是血液中胆固醇、甘油三酯等脂质成分升高，会增加脂质在血管壁沉积的风险；糖尿病患者，由于体内糖代谢紊乱，往往伴随脂质代谢异常以及血管内皮功能受损等情况，也容易导致冠状动脉粥样硬化；另外，吸烟也是重要的危险因素之一，烟草中的尼古丁、焦油等有害物质可损伤血管内皮细胞，使血管收缩、痉挛，降低血液中高密度脂蛋白胆固醇（一种对血管有保护作用的脂蛋白）水平，促进粥样硬化斑块的形成。除此之外，肥胖、缺乏运动、长期精神紧张、遗传因素等也都与冠心病的发病密切相关。

（二）发病机制

冠状动脉粥样硬化斑块形成后，会使得冠状动脉管腔逐渐变窄，当狭窄程度达到一定程度时，心肌的血液供应就会受到影响，出现心肌缺血。在某些诱发因素（如体力劳动、情绪激动、饱餐、寒冷刺激等）作用下，心脏需氧量增加，而狭窄的冠状动脉无法提供足够的血液来满足心肌需求，就会引发心绞痛发作。

如果粥样硬化斑块发生破裂，斑块内的脂质成分等物质会暴露在血液中激活凝血因子Ⅻ等，启动内源性凝血途径，同时损伤的血管内皮细胞暴露组织因子，激活外源性凝血途径，进而促使血小板聚集、黏附，形成血栓，血栓会进一步阻塞冠状动脉，导致心肌急性缺血、坏死，这就是急性心肌梗死发生的机制。另外，长期的心肌缺血还可能引发心肌细胞功能改变、心肌纤维化等情况，导致心脏结构和功能出现异常，影响心脏的正常泵血功能。

（三）临床表现

冠心病的临床表现多样，主要取决于冠状动脉狭窄的程度、心肌缺血的范围，以及是否发生心肌梗死等情况。

心绞痛是冠心病较为常见的表现形式，典型的心绞痛多在体力活动或情绪激动等诱因下发作，疼痛部位常位于胸骨体中段或上段之后，可波及心前区，范围约手掌大小，界限不太清晰，疼痛性质多为压榨性、闷痛或紧缩感，也有部分患者描述为烧灼感。疼痛可向左肩部、左臂内侧、无名指和小指放射，甚至可放射至颈部、下颌部、上腹部等部位。一般每次发作持续时间在3～5min，很少超过15min，休息或含服硝酸甘油后，症状通常可在数分钟内缓解。

心肌梗死的临床表现则更为严重，疼痛性质与心绞痛类似，但程度更剧烈，持续时间较长，多超过30min，且含服硝酸甘油等药物不能有效缓解。患者常伴有烦躁不安、大汗淋漓、恐惧、濒死感等症状，还可能出现恶心、呕吐、上腹胀痛等胃肠道症状，部分患者可出现心律失常、低血压、休克以及心力衰竭等并发症相关的表现，如心悸、呼吸困难、头晕、乏力、水肿等。

此外，还有部分患者可能表现为无症状性心肌缺血，这类患者没有明显的胸痛等症状，但通过心电图等检查可发现心肌缺血的证据，同样需要引起重视，因为长期的无症状心肌缺血也可能逐渐导致心肌损伤、心脏功能下降。

（四）诊断要点

冠心病的诊断需要综合多方面因素进行判断。首先要详细询问患者的病史，了解是否存在上述提到的冠心病危险因素，如高血压、高血脂、糖尿病、吸烟等情况，同时关注患者胸痛等症状的发作特点，包括发作的诱因、部位、性质、持续时间以及缓解方式等。

体格检查方面，部分患者在发作时可能出现心率增快、血压升高或降低等体征，还可通过心脏听诊了解是否有心音改变、有无心脏杂音等情况，但体格检查往往缺乏特异性的诊断依据。

实验室检查中，心肌酶学指标很关键，例如肌酸激酶同工酶（CK–MB）、肌钙蛋白I（cTnI）、肌钙蛋白T（cTnT）等，在心肌梗死发生后，这些心肌酶会释放入血，在血液中的浓度会出现相应的升高变化，如肌钙蛋白（cTnI、cTnT）在心肌梗死后3～6h开始升高，10～24h达到峰值；肌酸激酶同工酶（CK–MB）在发病后3～8h开始升高，

9～30 h达到峰值。可辅助判断心肌梗死的发生及病情进展情况。另外，血脂、血糖等相关指标检测有助于评估患者的危险因素情况。

影像学检查在冠心病诊断中起着重要作用。心电图是最常用的检查方法之一，在心绞痛发作时，心电图可出现ST段压低、T波倒置等心肌缺血性改变，心肌梗死发生时则可见ST段抬高、病理性Q波形成等特征性改变，不过部分患者在未发作时心电图可能正常，所以需要结合动态心电图（Holter）等检查来捕捉发作时的心电图变化。冠状动脉造影是诊断冠心病的“金标准”，通过向冠状动脉内注入造影剂，可清晰地显示冠状动脉的形态、管腔狭窄程度，以及有无血栓等情况，能准确判断病变部位和范围，为后续的治疗方案制订提供重要依据。此外，心脏血管内超声、光学相干断层成像（OCT）等检查可进一步更精细地观察冠状动脉血管壁的结构以及斑块的性质等情况。

（五）药物治疗

冠心病的药物治疗是综合管理的重要环节，旨在缓解症状、改善心肌缺血、预防心肌梗死以及降低心血管不良事件的发生风险等。

抗血小板药物是基础用药之一，常用的有阿司匹林、氯吡格雷等。阿司匹林通过抑制血小板的环氧化酶，减少血栓素A_2的生成，从而抑制血小板聚集，一般建议长期小剂量服用；氯吡格雷则是通过选择性地不可逆地抑制血小板ADP受体，发挥抗血小板作用，常与阿司匹林联合用于急性冠脉综合征患者或者冠状动脉支架植入术后的患者，以增强抗血小板效果，预防血栓形成。阿司匹林常见不良反应有胃肠道不适、出血风险增加等；氯吡格雷也可能导致出血等不良反应。

他汀类药物也是不可或缺的，如阿托伐他汀、瑞舒伐他汀等，这类药物主要作用是降低血液中的低密度脂蛋白胆固醇水平，同时还具有抗炎、稳定粥样硬化斑块等多效性作用，可延缓冠状动脉粥样硬化的进展，降低心肌梗死等心血管事件的发生风险，需要长期规律服用，并定期监测血脂、肝功能、肌酸激酶等指标，以评估药物疗效及安全性。

硝酸酯类药物，如硝酸甘油、单硝酸异山梨酯等，可扩张冠状动脉，增加心肌供血，同时还能扩张外周血管，减轻心脏负荷，常用于缓解心绞痛症状。硝酸甘油一般在心绞痛发作时舌下含服，能迅速起效；单硝酸异山梨酯片多为长效制剂，可用于预防心绞痛发作，按照规定剂量每日规律服用。长期使用硝酸酯类药物可能产生耐受性，可通过调整给药方式或给予足够的无药间期等方法来减少耐受性的发生。

β受体阻滞剂，例如美托洛尔、比索洛尔等，通过减慢心率、降低心肌耗氧量、改善心肌重构等作用，对冠心病患者的病情控制有益，尤其适用于合并有心律失常、心力衰竭等情况的患者，但使用时要注意根据患者的心率、血压等情况调整剂量，避免出现心动过缓、低血压等不良反应。

另外，对于伴有高血压、糖尿病等并发症的患者，还需要积极使用相应的降压、降糖药物，将血压、血糖控制在合理范围内，以减少心血管不良事件的风险。对于急性心肌梗死患者，还可能会用到溶栓药物（如尿激酶、链激酶等，在发病时间窗内且符合适应证时使用）、抗凝药物（如肝素、低分子肝素等，用于预防血栓进一步扩大等）等进行急救处理，后续再根据病情进行血运重建治疗（如冠状动脉介入治疗或冠状动脉搭桥手术等）。

二、心律失常

（一）病因

心律失常的病因较为复杂，涉及多个方面。

心血管疾病是引发心律失常的常见原因之一，如冠心病，当心肌发生缺血、梗死时，会影响心肌细胞的电生理特性，导致心脏电活动紊乱，进而出现心律失常；心肌病患者由于心肌结构和功能异常，心肌细胞的自律性、传导性等发生改变，也容易引发各种心律失常；心脏瓣膜病可使心脏的血流动力学发生改变，心房、心室负荷加重，造成心肌肥厚、扩张等，进而影响心脏的电传导系统，产生心律失常。

电解质紊乱同样是重要的诱发因素，比如血钾浓度异常，当血钾过低时，心肌细胞的兴奋性、自律性会增高，传导性降低，容易出现室性早搏、室性心动过速等心律失常；血钾过高时，则会使心肌细胞兴奋性先升高后降低，自律性降低，传导性降低，可导致心脏传导阻滞等心律失常情况。

此外，某些药物的副作用也可能引发心律失常，像一些抗心律失常药物本身使用不当就可能导致新的心律失常发生（即致心律失常作用）；还有部分抗生素（如阿奇霉素等）、抗精神病药物等在使用过程中，也可能影响心脏的电生理活动，引起心律失常；另外，某些心血管药物如洋地黄类药物，在中毒时也容易引发心律失常。

另外，遗传因素在一些心律失常的发病中起着关键作用，比如某些遗传性心律失常综合征，像长QT间期综合征、Brugada综合征等，是由特定的基因突变导致心肌细胞离子通道功能异常，从而引起心脏电活动紊乱，出现反复发作的、有潜在致命危险的心律失常。长QT间期综合征心电图表现为QT间期延长，Brugada综合征心电图特征为V_1–V_3导联ST段抬高且形态多变等。

（二）发病机制

心律失常的发病机制主要与心脏的电生理活动异常有关，核心在于心肌细胞的自律性、兴奋性、传导性以及不应期等特性发生改变。

心肌细胞的自律性是指心肌细胞在没有外来刺激的情况下自动产生节律性兴奋的能力，正常情况下，心脏的窦房结细胞自律性最高，主导着心脏的正常节律，当窦房结功能异常或者其他心肌细胞（如心房肌、心室肌细胞等）的自律性异常增高，超过了窦房结的节律控制时，就会出现异位起搏点，引发心律失常，例如早搏、异位性心动过速等情况。

兴奋性方面，心肌细胞在受到刺激后产生兴奋的能力如果出现异常改变，比如在不应期受到刺激（正常情况下不应期心肌细胞对刺激不产生反应），或者细胞膜上的离子通道功能异常（如钠离子通道、钾离子通道等），导致心肌细胞的兴奋性过高或过低，都会影响心脏正常的电活动节律，进而产生心律失常。

传导性主要涉及心肌细胞之间电信号的传导，当心脏传导系统出现病变（如传导阻滞、折返形成等），电信号的传导就会受阻或发生异常折返，使得心脏不同部位的心肌细胞不能按照正常顺序依次兴奋，从而出现心律失常。折返是心律失常发生的重要机制之一，例如在心肌梗死区域周围，由于心肌组织损伤、纤维化等导致电生理特性不均匀，就容易形成折返环路，电信号在环路内反复传导，引发快速性心律失常，像室性心动过速等。

（三）临床表现

心律失常的临床表现差异较大，轻者可能无明显症状，仅在体检或进行心电图检查时偶然发现；重者则可出现明显的心悸、胸闷、头晕、黑蒙，甚至晕厥等症状，严重程度主要取决于心律失常的类型、发作频率、持续时间以及对心脏功能的影响等因素。

心悸是较为常见的症状，患者能够自觉心跳异常，感觉心动过速、过慢或者心跳不规律，这种感觉在安静状态下可能更为明显，有时会伴有心前区的不适，如心慌、心跳落空感等。

头晕症状多是由于心律失常导致心脏泵血功能下降，引起脑部供血不足所致，轻者可能只是短暂的头晕、头胀，重者可能出现视物模糊、站立不稳等情况。

黑蒙是指突然出现的眼前发黑，视野短暂缺失，一般持续数秒后可自行恢复，这是由于心脏泵血减少，导致视网膜短暂性缺血引起的。

晕厥则是更为严重的表现，是由于大脑供血严重不足，导致意识丧失，患者可突然倒地，一般数秒至数分钟后可逐渐恢复意识，部分患者在晕厥发作前可能会有头晕、心慌、眼前发黑等先兆症状。

另外，一些快速性心律失常长时间发作，或者严重的缓慢性心律失常持续存在，可能导致心力衰竭，患者会出现呼吸困难、乏力、水肿等心力衰竭相关的症状表现；而一些恶性心律失常，如室颤、室性心动过速等，若不能及时纠正，可迅速危及生命，导致心搏骤停、猝死。

（四）诊断要点

心律失常的准确诊断依赖于多方面的综合评估。

首先要详细询问患者的病史，包括症状发作的特点（如发作的频率、诱因、持续时间、缓解方式等）、既往有无心血管疾病、是否使用过可能影响心脏电活动的药物、家族中有无心律失常相关病史等情况，这些信息对于判断心律失常的病因及类型有重要提示作用。

体格检查时，重点关注患者的心率、心律情况，听诊心脏有无早搏、心音强弱不等、心率快慢不一等异常表现，同时检查患者的血压、脉搏等情况，了解是否存在因心律失常导致的血流动力学改变体征。

心电图检查是诊断心律失常最基本、最重要的方法，常规12导联心电图能够记录到检查当时心脏的电活动情况，可发现诸如早搏（房性早搏、室性早搏等）、心动过速（窦性心动过速、室上性心动过速、室性心动过速等）、心动过缓（窦性心动过缓、房室传导阻滞等）以及房颤、房扑等各种心律失常的特征性图形改变，像房性早搏会出现提前出现的异位P波，其P波形态与窦性P波不同；室性早搏可见宽大畸形的QRS波群时限通常＞0.12 s等。

然而，很多心律失常是间歇性发作的，常规心电图可能捕捉不到发作时的情况，这时就需要借助动态心电图（Holter）监测，它可以连续记录24 h甚至更长时间的心电图信息，大大提高了对心律失常发作的捕捉率，有助于分析发作的规律、频率以及与日常活动、症状之间的关联。

对于一些复杂的心律失常，心脏电生理检查则有着重要意义。通过经静脉插入电极导管到心脏内不同部位，能够诱发和记录心脏的电活动，精确地定位心律失常的起源部位、传导路径，以及折返机制等，为进一步的诊断和治疗（尤其是导管消融治疗）提供关键依据。

另外，心脏超声心动图检查可评估心脏的结构和功能，了解是否存在心肌病变、心脏瓣膜异常等基础疾病，因为这些因素往往与心律失常的发生密切相关；实验室检查方面，检测电解质（如血钾、血镁等）、甲状腺功能（甲状腺功能亢进或减退都可能引发心律失常）等指标，有助于排查可能的病因。

（五）药物治疗

心律失常的药物治疗需根据不同的心律失常类型、病因以及患者的具体情况来选择合适的药物，其主要目的是控制心律失常的发作、缓解症状、改善心脏功能以及预防严重心律失常导致的不良后果（如心搏骤停、猝死等）。

抗心律失常药物根据其作用机制主要分为以下几类。

Ⅰ类药物（钠通道阻滞剂）：又可细分为ⅠA、ⅠB、ⅠC三个亚类。ⅠA类药物如奎尼丁，可适度阻滞钠通道，降低心肌细胞的兴奋性、减慢传导速度、延长动作电位时程，常用于治疗房性早搏、室性早搏、心房颤动、心房扑动等心律失常，但因其不良反应较多，如可导致金鸡纳反应（耳鸣、听力减退、视力模糊、胃肠道反应等）以及诱发尖端扭转型室速等严重心律失常，目前使用相对受限；ⅠB类药物例如利多卡因，主要作用于心肌细胞的失活态钠通道，对正常心肌细胞的电生理活动影响较小，常用于急性心肌梗死等所致的室性心律失常的治疗，尤其是室性早搏、室性心动过速等，能迅速起效控制心律失常发作；大剂量使用可能引起神经系统不良反应，如嗜睡、眩晕、惊厥等，ⅠC类药物如普罗帕酮，可强力阻滞钠通道，减慢传导速度作用明显，常用于治疗无器质性心脏病的室上性心动过速、室性早搏等心律失常，但对于有器质性心脏病（如冠心病、心肌病等）的患者要慎用，因为可能增加心律失常恶化的风险。并可能导致恶心、呕吐、味觉障碍等胃肠道反应。

Ⅱ类药物（β受体阻滞剂）：像美托洛尔、比索洛尔等，主要通过阻断心脏的β受体，减慢心率、降低心肌细胞的自律性、抑制心肌的收缩力，从而减少心肌耗氧量，同时对心脏的电生理活动起到稳定作用，可用于治疗多种快速性心律失常，如窦性心动过速、房性早搏、室性早搏、房颤、房扑等，尤其适用于合并冠心病、心力衰竭等心血管疾病的患者，能降低心血管事件的风险，但使用时要密切关注患者的心率、血压、心功能等情况，避免出现心动过缓、低血压、心力衰竭加重等不良反应。

Ⅲ类药物（钾通道阻滞剂）：代表药物有胺碘酮，它可阻滞钾通道，延长心肌细胞的动作电位时程和有效不应期，对多种离子通道（如钠通道、钙通道等）也有一定的阻滞作用，具有广谱抗心律失常的特点，可用于治疗各种室上性和室性心律失常，特别是对于一些难治性心律失常、房颤转复及维持窦性心律等方面有较好疗效，但由于其长期使用可能会引起肺毒性（如肺间质纤维化）、甲状腺功能异常（甲状腺功能亢进或减退）、肝肾功能损害、角膜色素沉着等多种不良反应，所以在使用过程中需要定期监测相关指标，权衡利弊。另一种Ⅲ类药物索他洛尔，除了有钾通道阻滞作用外，还兼具β受体阻滞作用，可用于治疗室上性和室性心律失常，但要注意其致心律失常的风险以及对心率、血压的影响。

Ⅳ类药物（钙通道阻滞剂）：主要包括维拉帕米和地尔硫䓬，这类药物通过阻滞心肌细胞的钙通道，抑制心肌细胞的自律性、减慢传导速度、延长有效不应期，主要用于治疗室上性心律失常，如阵发性室上性心动过速、心房颤动、心房扑动时控制心室率等，但对于有心力衰竭、病态窦房结综合征、房室传导阻滞等情况的患者要慎用，以免加重病情。

在使用抗心律失常药物治疗过程中，需要密切监测患者的心电图变化（观察心律失常是否得到控制、有无新的心律失常出现等）、心率、血压以及有无药物相关的不良反应等情况，同时根据治疗效果和患者的反应适时调整药物剂量或更换药物。对于一些药物治疗效果不佳、反复发作的心律失常，尤其是有明确的异常电生理机制（如折返等）的患者，可考虑采用导管消融、心脏起搏器植入等非药物治疗方法。

三、心肌病

（一）病因

心肌病的病因较为复杂，涉及多个方面的因素。

遗传因素在多种心肌病的发病中起着关键作用，许多心肌病具有明显的遗传倾向，例如肥厚型心肌病，多数是由编码心肌肌节蛋白的基因突变所致，像β-肌球蛋白重链基因、肌钙蛋白T基因等突变，可引起心肌细胞结构和功能异常，导致心肌肥厚、排列紊乱等病理改变；扩张型心肌病也有部分与遗传相关，常涉及多种基因异常，可影响心肌细胞的能量代谢、细胞骨架结构、离子通道功能等，进而使心肌细胞出现损伤、凋亡，最终导致心肌广泛扩张、收缩功能减退。

感染因素同样不容忽视，病毒感染最为常见，像柯萨奇病毒、腺病毒、流感病毒等感染后，机体免疫系统在清除病毒的过程中可能会损伤心肌细胞，引发炎症反应，造成心肌细胞坏死、纤维化，长期发展可导致心肌病。此外，细菌、真菌、寄生虫等感染也偶有报道可累及心肌，引发心肌病相关改变。

中毒因素也可能诱发心肌病，例如长期大量饮酒，酒精及其代谢产物可对心肌细胞产生直接的毒性作用，干扰心肌细胞的代谢、破坏细胞膜结构等，使心肌细胞出现变性、坏死，逐渐发展为酒精性心肌病；某些药物（如抗肿瘤药物柔红霉素、多柔比星等）在使用过程中，由于其具有心肌毒性，可累积剂量依赖性地损伤心肌细胞，导致心肌功能异常，引发药物性心肌病；还有一些重金属（如铅、汞等）中毒，也可能影响心肌细胞的正常生理功能，促使心肌病发生。

内分泌与代谢紊乱也与心肌病密切相关，例如甲状腺功能亢进时，甲状腺激素分泌过多，可使心肌细胞代谢加快、耗氧量增加，长期处于高代谢状态会引起心肌肥厚、心律失常等，严重时可发展为甲亢性心肌病；甲状腺功能减退时，甲状腺激素缺乏，可导致心肌细胞黏液性水肿、心肌收缩力减弱、心功能减退等，出现甲减型心肌病；另外，糖尿病患者长期存在糖代谢紊乱，往往伴随脂质代谢异常、氧化应激增加等情况，可引起心肌细胞的微血管病变、心肌纤维化等，最终导致糖尿病型心肌病。

部分心肌病的病因目前尚不明确，归类为特发性心肌病，这类心肌病虽然病因不清，但同样会出现心肌结构和功能的异常改变，影响心脏的正常功能，需要通过详细的检查及排除其他已知病因来进行诊断。

（二）发病机制

心肌病的发病机制核心在于心肌细胞的损伤以及后续引发的心肌结构和功能改变。

在遗传因素导致的心肌病中，相关基因突变会使心肌细胞内的蛋白质结构或功能出现异常，比如肥厚型心肌病中，心肌肌节蛋白异常会改变心肌细胞的收缩机制，使心肌细胞异常肥大、排列紊乱，进而影响心脏的舒张功能，同时增加心肌的僵硬度，导致心室舒张受限，心排血量减少；而且这种异常的心肌结构还容易引发心肌电生理活动紊乱，出现心律失常等并发症。

对于感染、中毒等因素引发的心肌病，最初是外界因素对心肌细胞造成直接损伤，破坏了心肌细胞的细胞膜完整性、干扰细胞内的代谢过程（如线粒体功能受损，影响能量生成），使得心肌细胞出现坏死、凋亡。随后机体的免疫系统会被激活，炎症细胞浸润到心肌组织，释放各种炎症介质，进一步加重心肌损伤，促使纤维组织增生，以替代受损的心肌细胞，随着时间推移，心肌纤维化逐渐加重，心肌的弹性和收缩功能不断下降，心脏会出现不同程度的扩大、变形，心脏扩大后心室壁相对变薄，心肌收缩力减弱，最终导致心脏的泵血功能减退，引发心力衰竭等一系列临床表现。

在内分泌与代谢紊乱相关的心肌病中，以甲状腺功能异常为例，甲状腺激素水平的改变会直接影响心肌细胞的代谢、基因表达，以及离子通道功能等。甲亢时，过多的甲状腺激素可激活心肌细胞内的多种信号通路，促进心肌蛋白合成，使心肌细胞肥大，但同时也增加了心肌的耗氧量，加重了心肌细胞的氧化应激反应，容易引发心肌细胞损伤、心律失常；甲减时，甲状腺激素缺乏则使心肌细胞的代谢过程减缓，细胞内的一些酶活性降低，导致心肌收缩力减弱、心脏传导系统功能异常，进而出现心功能减退、心律失常等表现。

（三）临床表现

心肌病的临床表现因不同的类型，以及病情严重程度存在较大差异。

肥厚型心肌病患者，部分可能无明显症状，仅在体检或因其他原因进行心脏检查时偶然发现。有症状者常见的表现包括劳力性呼吸困难，这是由于心肌肥厚导致心室舒张功能受限，肺静脉回流受阻，肺淤血加重，在活动时就容易出现呼吸费力；胸痛也是较为常见的症状，多为劳力性胸痛，类似于心绞痛，是因为心肌肥厚、心肌需氧量增加，而冠状动脉供血相对不足所致；部分患者还可出现心悸，主要是由于心肌细胞排列紊乱，容易引发心律失常，患者可自觉心跳异常；严重的肥厚型心肌病患者可能出现晕厥，多在剧烈运动、突然站立等情况下发生，是因为流出道梗阻加重，心排血量急剧减少，导致脑部供血不足引起的。此外，部分肥厚型心肌病患者可能出现二尖瓣反流，这是由于心肌肥厚影响了二尖瓣的正常结构和功能所致。

扩张型心肌病起病较为隐匿，早期可能仅有轻微的乏力、活动耐力下降等表现，随着病情进展，会逐渐出现呼吸困难，起初可能是劳力性呼吸困难，之后在休息状态下也会感到呼吸费力，甚至出现端坐呼吸、夜间阵发性呼吸困难等，这是由于心脏扩大、心肌收缩力减弱，导致心功能逐渐衰竭，肺淤血不断加重；同时可伴有水肿，早期多表现为双下肢水肿，病情严重时可出现全身性水肿，这是因为心脏泵血功能减退，身体循环淤血所致；患者还常有心悸、心律失常等症状，严重的心律失常可进一步加重心功能恶化，甚至导致猝死。

限制型心肌病患者主要表现为以心室舒张受限为突出特点的心力衰竭症状，由于心肌纤维化、心内膜增厚等原因，心室的舒张功能严重受损，导致肺循环和体循环淤血，出现呼吸困难、水肿、乏力等症状，而且这类患者的症状往往进行性加重，对治疗的反应相对较差。

此外，不同类型的心肌病都可能并发各种心律失常，严重的心律失常不仅会加重患者的症状，还可能危及生命；部分患者还可能有血栓形成、栓塞等并发症，比如扩张型心肌病患者由于心腔扩大、血流缓慢，容易形成心房或心室附壁血栓，一旦血栓脱落，可随血流栓塞到身体其他部位，引发相应器官的缺血、梗死等严重后果。

（四）诊断要点

心肌病的诊断需要综合多方面的信息进行判断，力求准确诊断并明确心肌病的类型及病情严重程度。

病史采集至关重要，需详细询问患者的家族史，了解家族中是否有类似心肌病或不明原因猝死等情况，对于判断是否为遗传性心肌病有重要提示作用；关注患者既往有无病毒感染病史（如近期是否有感冒、发热等上呼吸道感染症状持续不愈等情况）、饮酒史、用药史（尤其是使用过具有心肌毒性药物的情况）以及是否存在内分泌代谢疾病（如甲状腺疾病、糖尿病等），这些信息有助于排查可能的病因。

体格检查方面，重点进行心脏查体，不同类型心肌病可有不同的体征表现。肥厚型心肌病患者可在胸骨左缘第3、4肋间闻及较粗糙的喷射性收缩期杂音，这是由于肥厚的心肌导致左心室流出道梗阻，血流通过狭窄处产生湍流而形成喷射性收缩期杂音，该杂音可因增加心肌收缩力（如运动、使用硝酸甘油等）或减轻心脏前负荷（如站立位、Valsalva动作等）而增强，反之则减弱；扩张型心肌病患者多可发现心界扩大，听诊可有心音减弱、心率增快以及各种心律失常的体征（如早搏、房颤等），有时可闻及第三心音或第四心音奔马律，提示心功能不全；限制型心肌病患者可出现颈静脉怒张、肝大、腹水、下肢水肿等体循环淤血的体征，同时听诊可发现心音低钝、心率增快等表现。

实验室检查中，检测心肌损伤标志物（如肌酸激酶同工酶、肌钙蛋白等），有助于了解心肌是否存在损伤情况，但一般在心肌病患者中这些指标大多正常或仅有轻度升高，除非合并有急性心肌损伤（如并发急性心肌梗死等情况）因为心肌病多为慢性的心肌结构和功能改变，心肌细胞并非短期内大量坏死，所以心肌损伤标志物通常升高不显著，不像急性心肌梗死时那样大量心肌细胞短时间内坏死导致指标明显升高。检测脑钠肽（BNP）或N末端脑钠肽前体（NT-proBNP）水平，对于评估心功能状态有重要意义，其数值升高往往提示心力衰竭；另外，针对可能的病因进行相关检查，如检测甲状腺功能（对于怀疑甲状腺疾病相关心肌病）、病毒学检测（排查病毒感染相关心肌病）、血药浓度监测（对于药物性心肌病）等也很关键。

影像学检查在心肌病诊断中起着不可或缺的作用。超声心动图是首选的检查方法，它可以清晰地观察心脏的结构和功能，测量各心腔大小、室壁厚度、心肌运动情况以及评估心脏的收缩和舒张功能等。对于肥厚型心肌病，可发现心肌非对称性肥厚，主要累及室间隔等部位，还能观察到心室流出道是否存在梗阻等情况；扩张型心肌病表现为全心扩大，以左心室扩大更为显著，室壁厚度相对变薄，心肌收缩力普遍减弱；限制型心肌病可见心室壁增厚、心内膜回声增强，心室腔缩小，舒张功能明显受限等特征性改变。

心脏磁共振成像（MRI）对于心肌病的诊断价值也很高，它不仅能够更准确地显示心肌的形态、结构，还能检测心肌组织的纤维化程度等，对于一些超声心动图诊断不明确或需进一步评估心肌病变情况的患者，有重要辅助诊断作用。

此外，对于部分遗传性心肌病，基因检测可明确是否存在相关基因突变，有助于确诊并进行遗传咨询、家族筛查等，但基因检测目前费用相对较高，且存在一定的假阳性和假阴性结果，需要综合考虑应用。

必要时还可进行心肌活检，通过经皮心内膜心肌活检或外科手术心肌活检获取心肌组织标本，进行病理学检查，观察心肌细胞的形态、结构、有无炎症细胞浸润、纤维化等情况，对于明确心肌病的病因（如区分感染性、自身免疫性等病因）及病理类型有重要意义，但心肌活检属于有创检查，存在一定风险，需要严格掌握适应证。

（五）药物治疗

心肌病的药物治疗主要是针对改善心肌重构、缓解症状、控制心律失常以及预防并发症等方面，不同类型的心肌病治疗重点和用药选择有所差异。

对于肥厚型心肌病，药物治疗旨在减轻左心室流出道梗阻、改善心肌舒张功能、预防心律失常和猝死等。常用的药物有β受体阻滞剂，如美托洛尔、比索洛尔等，通过减慢心率、降低心肌收缩力，可减轻流出道梗阻，改善心肌的舒张功能，同时能减少心肌耗氧量，预防心律失常发作；非二氢吡啶类钙通道阻滞剂（如维拉帕米、地尔硫䓬）也可用于部分患者，尤其是对β受体阻滞剂不耐受或效果不佳者，同样能起到减慢心率、减轻流出道梗阻的作用，但对于有严重的左心室流出道梗阻、低血压、心力衰竭等情况的患者要慎用。另外，对于存在室性心律失常等高危因素的患者，可考虑使用胺碘酮等抗心律失常药物预防心律失常发作；对于有猝死高危风险的患者（如有家族猝死史、不明原因晕厥、严重的左心室肥厚等情况），植入埋藏式心脏复律除颤器（ICD）是预防猝死的重要措施。

扩张型心肌病的药物治疗重点是改善心肌重构、增强心肌收缩力、控制心力衰竭和心律失常等。血管紧张素转换酶抑制剂（ACEI）或血管紧张素Ⅱ受体拮抗剂（ARB）是基础用药，如卡托普利、依那普利、缬沙坦、氯沙坦等，这类药物可以抑制肾素－血管紧张素－醛固酮系统（RAAS）的激活，减轻心肌重构，延缓病情进展；β受体阻滞剂同样不可或缺，在患者病情稳定、无明显液体潴留的情况下，从小剂量开始逐渐增加剂量，每次调整剂量的间隔时间建议不少于两周；该类药物可改善心肌功能、降低心律失常和猝死的发生风险；醛固酮受体拮抗剂（如螺内酯）可进一步抑制醛固酮的不良作用，减少心肌纤维化，改善心功能；对于有心力衰竭症状、心功能较差的患者，还需要使用利尿剂（如呋塞米、氢氯噻嗪等）减轻水肿、缓解肺淤血和体循环淤血症状，同时可应用正性肌力药物（如地高辛等）增强心肌收缩力，但要注意药物的剂量和不良反应，避免洋地黄中毒等情况发生。此外，对于并发的心律失常，要根据心律失常的类型选择合适的抗心律失常药物进行治疗，必要时可考虑植入心脏起搏器、ICD等器械治疗。

限制型心肌病的药物治疗相对较为棘手，主要是对症治疗，缓解心力衰竭症状。可使用利尿剂减轻水肿、改善肺淤血和体循环淤血情况，但要注意避免过度利尿导致低血压、电解质紊乱等并发症；对于房颤等心律失常，可选用合适的抗心律失常药物控制心率或转复心律；由于这类心肌病患者往往存在血栓形成的风险，需要根据具体情况评估后，长期应用抗凝药物（如华法林、利伐沙班等）预防血栓栓塞并发症。

部分病情严重、药物治疗效果不佳的心肌病患者，尤其是终末期心肌病患者，心脏移植可能是改善生存质量、延长生存期的有效方法。心脏移植术后，患者需要长期服用免疫抑制剂，如环孢素、他克莫司等，以防止身体对移植的心脏产生排斥反应，用药期间需定期监测药物浓度，根据结果调整用药剂量。同时，由于术后患者免疫力降低，容易发生感染，需使用抗生素预防和治疗感染，但应严格遵循药敏试验结果选择合适的抗生素。此外，还可能会使用一些改善心功能、控制血压和心率的药物，如血管紧张素转换酶抑制剂、β受体阻滞剂等。患者需定期进行复查，包括心脏超声、心电图、血液检查等，以便及时发现可能出现的并发症，如移植物血管病变、心律失常等。

除了心脏移植，对于一些不适合心脏移植或在等待心脏移植期间的患者，心室辅助装置的植入也是一种有效的治疗手段，如左心室辅助装置、全人工心脏等，可以部分或完全替代心脏的泵血功能，维持血液循环，为患者争取更多的治疗时间和生存机会。

另外，心肌病患者在治疗的同时，还需要注意生活方式的调整。饮食方面，应遵循低盐、低脂、低糖的原则，多吃蔬菜、水果、全谷类食物，少吃肉类和高脂肪食物，以控制血压和血糖，减轻心脏负担。同时，患者应戒烟限酒，避免吸烟和过量饮酒加重心脏负担，增加心衰风险。在身体状况允许的情况下，可适当进行运动，如散步、慢跑、游泳等，但应避免剧烈运动和过度劳累，以改善心肺功能，降低心脏病发作的风险。此外，患者还应学会调整心态，保持良好的心理状态，避免长期的精神压力导致心血管疾病的进一步发展。

总之，心肌病的治疗需要综合考虑患者的具体病情、类型、心功能状态等因素，制定个性化的治疗方案，并且患者需要长期坚持治疗和随访，以提高生活质量，延缓病情进展，降低并发症的发生风险。

四、心脏瓣膜病

（一）病因

心脏瓣膜病的病因多样，主要包括以下几类：

风湿热：这是引起心脏瓣膜病最为常见的病因之一，多由咽喉部感染A组乙型溶血性链球菌后，机体产生异常免疫反应所致。反复的风湿热发作，会致使心脏瓣膜出现纤维化、钙化，进而造成瓣膜狭窄或关闭不全，其中二尖瓣和主动脉瓣最易受累。

老年退行性钙化：伴随年龄增长，心脏瓣膜组织逐渐发生退行性改变，钙盐在瓣膜上沉积，导致瓣膜变硬、变厚，弹性降低，引发瓣膜功能障碍，常见于主动脉瓣及二尖瓣环。

先天性瓣膜畸形：在胚胎发育期间，因遗传因素或外界不良因素干扰，心脏瓣膜发育异常，如主动脉瓣二叶畸形，出生时便存在瓣膜结构缺陷，影响心脏正常血流动力学。

感染性心内膜炎：细菌、真菌等微生物侵袭心内膜，并累及心脏瓣膜，造成瓣膜损伤、穿孔，甚至赘形成生物，破坏瓣膜的正常结构与功能，以主动脉瓣和二尖瓣受累居多。

其他因素：诸如系统性红斑狼疮、类风湿关节炎等自身免疫性疾病，可能累及心脏瓣膜；某些药物、外伤、心肌梗死并发症等也可能导致瓣膜病变。

（二）发病机制

发病机制涉及多个复杂环节。

自身免疫反应：风湿热引发的免疫反应中，机体产生的抗体与瓣膜组织抗原交叉反应，激活补体系统，促使炎性细胞浸润，造成瓣膜组织损伤，长期反复作用下，瓣膜结构逐渐改变。

瓣膜结构改变：无论是退行性钙化、先天性畸形还是感染等因素，都会直接破坏瓣膜的正常解剖结构。瓣膜增厚、硬化、挛缩或粘连，致使瓣膜开放受限而形成狭窄，或关闭时无法紧密贴合，出现关闭不全，进而干扰心脏正常的血液单向流动。

血流动力学改变：瓣膜病变后，心脏内血流方向、速度及压力分布发生异常。狭窄的瓣膜使上游心腔压力负荷增加，心肌代偿性肥厚；关闭不全的瓣膜导致血液反流，使下游心腔容量负荷加重，长期可引发心肌扩张、心功能减退，最终导致心力衰竭。

心律失常发生：瓣膜病变引起心房、心室扩大，心肌电生理特性改变，易诱发心律失常。心房扩大常引发房颤，不仅影响心脏泵血功能，还增加血栓形成风险，栓子脱落可造成脑栓塞等严重并发症。

（三）临床表现

临床表现取决于瓣膜病变的类型、严重程度及病程进展：

1.症状

呼吸困难：是最常见症状，早期多在劳累时出现，随病情加重，可发展为夜间阵发性呼吸困难、端坐呼吸，这是由于肺循环淤血，肺顺应性降低所致。二尖瓣狭窄或左心功能不全的患者尤为明显。

胸痛：部分患者可出现，如主动脉瓣狭窄患者，因心肌缺血，典型表现为劳力性心绞痛，可放射至心前区、颈部或上肢。

心悸：常因心律失常，尤其是房颤发作引起，患者自觉心跳不规则、心慌，运动或情绪激动时更易诱发。

水肿：右心衰竭时，体循环淤血，出现下肢凹陷性水肿，逐渐向上蔓延，严重时可伴腹水、胸腔积液，导致腹胀、呼吸困难加重。

晕厥：多见于严重主动脉瓣狭窄患者，由于心排血量骤减，脑供血不足引发，常在劳累、运动后突然发生。

2.体征

二尖瓣狭窄：可见二尖瓣面容（颧赤唇绀），心尖区可触及舒张期震颤，听诊闻及舒张中晚期低频隆隆样杂音，呈递增型，局限不传导，左侧卧位、呼气末更清晰；肺动脉瓣区第二心音亢进、分裂，有时可闻及Graham–Steell杂音（由肺动脉瓣相对关闭不全所产生的舒张早期高调吹风样杂音）。

二尖瓣关闭不全：心尖区闻及全收缩期粗糙吹风样杂音，强度常在3/6级以上，向左腋下、左肩胛下区传导，腱索断裂时杂音可呈音乐性或海鸥鸣样；心界向左下扩大，可伴有第三心音。

主动脉瓣狭窄：主动脉瓣区可闻及响亮、粗糙的收缩期喷射样杂音，向颈部、心尖部传导，常伴收缩期震颤；主动脉瓣第二心音减弱，脉细弱，脉压减小，严重者可触及迟脉。此时动脉搏动什支延迟，波峄变低、变圆钝。

主动脉瓣关闭不全：主动脉瓣区及胸骨左缘第3～4肋间闻及舒张期高调递减型叹气样杂音，前倾坐位、呼气未听得最清楚；心尖区可闻及Austin–Flint杂音（舒张中期柔和低调的隆隆样杂音，为主动脉反流血液冲击二尖瓣前叶所致）；周围血管征阳性，如水冲脉、枪击音、毛细血管搏动征、Duroziez征，脉压增大，心浊音界向左下扩大呈靴形。且主动脉根部常增宽，什主动脉可有扩张表现。

（四）诊断要点

明确诊断需综合多方面信息。

病史采集：重点询问既往有无风湿热病史、感染性疾病史、心脏杂音发现时间及变化情况、是否存在劳力性呼吸困难、胸痛、晕厥等症状，以及家族中有无心脏瓣膜病或其他心血管疾病患者。

体格检查：全面细致的心脏听诊是关键，依据不同瓣膜病变的特征性杂音进行初步判断；同时留意患者面容、颈静脉充盈、肝脾肿大、水肿等体征，评估心功能状态。

心电图检查：可显示心房、心室肥大，心律失常（如房颤、传导阻滞等），对判断心肌肥厚、心电异常有辅助作用，但特异性有限。二尖瓣狭窄患者常见“二尖瓣型P波”，即P波增宽有切凹；主动脉瓣病变多伴有左心室肥厚劳损图形改变，部分患者还可能出现ST-T段改变，反映心肌缺血情况。

心脏超声检查：这是诊断心脏瓣膜病的核心检查手段，能够清晰直观地显示瓣膜形态、结构、活动度，准确测量瓣膜口面积、反流程度，评估心室大小、室壁厚度及心功能，为病情判断、治疗决策提供关键依据。例如，可明确二尖瓣狭窄时瓣口面积缩小程度，主动脉瓣关闭不全的反流束宽度、面积等。

胸部X线检查：可呈现心脏外形改变，二尖瓣狭窄呈梨形心，主动脉瓣关闭不全呈靴形心；还能显示肺淤血、肺水肿等肺部改变，间接反映心脏功能状况。

其他检查：对于复杂病例或诊断存疑时，心脏磁共振成像（MRI）可进一步补充瓣膜、心肌及大血管的详细信息；心导管检查可精确测定心腔内压力、跨瓣压差，评估血流动力学，但因其有创性，一般不作为首选。

（五）药物治疗

药物治疗旨在缓解症状、预防并发症、延缓病情进展。

利尿剂：适用于有心力衰竭表现、存在水钠潴留的患者，通过促进尿液排出，减轻心脏前负荷，缓解呼吸困难、水肿等症状。常用药物如呋塞米、氢氯噻嗪等，但长期使用需警惕电解质紊乱，尤其是低钾血症，应定期监测血电解质，必要时补钾。若患者正在服用保钾利尿剂（如螺内酯），则需同时关注高钾血症风险。

血管扩张剂：硝酸甘油、硝酸异山梨酯等可扩张外周血管，降低心脏前后负荷，改善心肌供血，常用于控制心绞痛发作、减轻心力衰竭症状，也可辅助控制房颤患者的心室率。用药过程中需监测血压，避免低血压发生。

抗凝药：对于合并房颤、心脏扩大或有血栓栓塞病史的患者，为预防血栓形成、减少栓塞风险，需长期抗凝治疗。华法林是传统常用抗凝药，使用时需密切监测国际标准化比值（INR），使其维持在治疗目标范围；新型口服抗凝药如达比加群酯、利伐沙班等，无须常规监测INR，但存在特定的适应证与禁忌证，药物相互作用也需关注。

β-受体阻滞剂：适用于合并快速房颤、心肌缺血或心力衰竭的患者，可减慢心率、降低心肌耗氧量，抑制交感神经活性，长期应用有助于延缓疾病进展、改善患者预后。常用美托洛尔、比索洛尔等，但存在严重心动过缓、二度Ⅱ型及以上房室传导阻滞、窦房结功能障碍及支气管哮喘等禁忌证的患者禁用。

洋地黄类药物：如地高辛，可增强心肌收缩力，改善心功能，常用于控制房颤心室率、伴有心力衰竭的瓣膜病患者。但治疗窗窄，易发生中毒，需监测血药浓度，注意胃肠道、神经系统及心脏毒性反应，如恶心、呕吐、黄绿视、心律失常等。在使用洋地黄类药物时，若患者同时存在低血钾情况，更易发生洋地黄中毒。

抗生素预防：对于既往有风湿热病史，尤其是明确风湿性心脏瓣膜病的患者，为预防风湿热复发，需长期甚至终身使用苄星青霉素等抗生素，定期预防性注射，降低心脏瓣膜进一步损害风险。

药物治疗应个体化，依据患者瓣膜病变类型、心功能状态、并发症等综合考量，同时密切观察药物疗效与不良反应，及时调整治疗方案。多数心脏瓣膜病患者发展到一定阶段，药物治疗无法根治，需结合外科手术或介入治疗，以改善瓣膜功能、提高生活质量、延长生存期。

五、先天性心脏病

（一）病因

先天性心脏病（先心病）病因复杂，是遗传因素与环境因素相互作用的结果。

1.遗传因素

8%～10%的先心病由染色体异常、单基因缺陷或多基因遗传所致。某些染色体病，如21－三体综合征（唐氏综合征），患者常伴有先天性心脏病，其中以房室间隔缺损较为常见；多种单基因病，如Holt–Oram综合征（与TBX5基因突变有关）可致房间隔缺损、心律失常等心脏畸形；家族中有先心病患者，其亲属发病风险增加，提示多基因遗传倾向。

2.孕期环境因素

感染：孕早期孕妇感染风疹病毒、巨细胞病毒、弓形虫等，这些病毒等病原体可透过胎盘侵袭胎儿心脏，干扰心脏发育，引发室间隔缺损、动脉导管未闭等畸形。如风疹病毒感染，胎儿患先天性心脏病风险大幅升高，尤其在孕1～2个月感染时危害更大。

药物与化学物质：孕妇孕期服用抗癫痫药（如苯妥英钠）、锂剂、维A酸等药物，或接触农药、有机溶剂、重金属（如汞、铅）等有害化学物质，可能影响胎儿心脏发育，增加先心病发病概率。

辐射：孕早期接受过量X线、γ射线等电离辐射，可破坏胎儿心脏发育关键基因，导致心脏结构异常，如法洛四联症、房间隔缺损等。

母体疾病：孕妇患糖尿病、苯丙酮尿症、系统性红斑狼疮等疾病，未有效控制病情时，体内代谢紊乱、自身免疫异常等因素可影响胎儿心脏正常发育。例如，糖尿病孕妇胎儿患先天性心脏病风险较正常孕妇高2～5倍，以室间隔缺损、大动脉转位常见。

多基因遗传与环境交互作用：多数先心病属于多基因遗传病，多个微小基因累加，并与环境因素共同作用，增加发病风险。即使家族无先心病史，孕期不良环境暴露也可能触发遗传易感个体发病。

（二）发病机制

在胚胎发育第2～8周，心脏及大血管处于快速形成、分化阶段，这是心脏发育的关键时期，易受各种因素干扰。

心脏胚胎发育异常：若遗传因素或环境致畸因素影响心脏发育相关基因表达、信号传导通路，可导致心脏各部分结构形成障碍。如心脏神经嵴细胞迁移异常，会引起主动脉弓、肺动脉发育畸形，进而出现法洛四联症、动脉导管未闭等；原始心管发育过程中，室间隔形成受阻，引发室间隔缺损。

血流动力学改变对心脏发育的影响：心脏结构畸形一旦形成，早期即引发心腔内血流动力学改变，异常的血流压力和流速反过来影响心脏进一步发育，促使心脏形态、结构产生适应性或病理性改变。如左向右分流的室间隔缺损，肺循环血流量增多，随着时间推移，长期可致肺动脉高压，右心室压力负荷增加，心肌肥厚；右向左分流的法洛四联症，因肺动脉狭窄、室间隔缺损等，右心室血液部分分流至左心室、主动脉，导致机体缺氧发绀，心脏为维持输出量，会出现心肌代偿性肥厚、心室扩大的情况。

（三）临床表现

临床表现因先心病类型、严重程度而异。

1.症状

生长发育迟缓：复杂先心病或严重心功能不全的患儿，由于心脏泵血不足，机体供氧、营养物质运输受限，常表现为身高、体重增长缓慢，较同龄人瘦小，喂养困难，吃奶费力、易吐奶，活动耐力明显低于正常儿童。

反复呼吸道感染：左向右分流型先心病，肺循环血流量增多，肺淤血，易滋生细菌、病毒感染，患儿频繁感冒、咳嗽、发热，且感染后不易痊愈，病情迁延，进一步加重心脏负担。

发绀：多见于右向左分流的发绀型先心病，如法洛四联症，因静脉血未经氧合即混入动脉血，患儿口唇、指甲床、鼻尖等部位呈现发绀，哭闹、活动后发绀加重，严重时可有呼吸困难、昏厥发作。

心悸、胸闷：年长患儿可自诉心悸、胸闷，尤其在活动后或心律失常发作时明显，与心脏结构异常致心肌缺血、心电不稳定有关。部分患儿可能因运动耐量差，自觉体力不如同龄人，不愿参加体育活动。

多汗：婴幼儿患者常多汗，与交感神经兴奋性增高、新陈代谢旺盛有关，即便安静状态下，也可见头部、颈部等部位多汗，睡眠时汗湿枕头。

2.体征

心脏杂音：这是先心病最常见体征，不同类型病变杂音特点各异。室间隔缺损在胸骨左缘第3～4肋间可闻及响亮、粗糙的全收缩期杂音，向四周广泛传导；房间隔缺损杂音多位于胸骨左缘第2～3肋间，呈收缩期喷射样杂音，较柔和，一般不伴震颤；动脉导管未闭在胸骨左缘第2肋间可闻及连续性机器样杂音，占据收缩期与舒张期，杂音最响处可触及震颤。需注意的是，部分轻型先心病患者可能杂音不典型或较轻微，易被忽视。

心前区隆起：某些先心病长期心脏负荷重，致右心室或左心室肥厚、扩大，可出现心前区局部隆起，胸廓变形，多见于法洛四联症、大型室间隔缺损等。

杵状指（趾）：发绀型先心病患者，因长期慢性缺氧，手指、脚趾末端软组织增生、肥厚，呈杵状膨大，以拇指、食指最为明显，严重程度与缺氧时间、程度相关。

脉搏异常：动脉导管未闭时，由于主动脉血流分流至肺动脉，周围动脉舒张压降低，脉压增大，可出现水冲脉、毛细血管搏动征，触诊脉搏洪大有力、跳突感明显。

（四）诊断要点

早期、准确诊断对先心病治疗及预后至关重要：

病史采集：详细询问患儿母亲孕期健康状况，包括有无感染、用药、接触有害物质、疾病史等；了解患儿出生后生长发育情况、喂养困难与否、有无反复呼吸道感染、发绀发作及首次出现时间、程度，运动耐力表现等。家族中先心病及其他遗传性疾病发病情况也需重点关注。

体格检查：全面细致的体格检查，尤其是心脏听诊至关重要，依据特征性心脏杂音初步判断先心病类型；同时观察患儿生长发育指标、面容、口唇颜色、杵状指（趾）、胸廓外形等体征，辅助诊断。

心电图检查：可反映心房、心室肥大，心电传导异常等情况。如房间隔缺损多显示右心房、右心室肥大伴不完全性右束支传导阻滞图形；室间隔缺损依缺损大小、分流方向，可出现左心室肥厚、右心室肥厚或双心室肥厚表现；法洛四联症常见右心室肥厚电轴右偏。但心电图正常不能排除先心病，需结合其他检查综合判断。

心脏超声检查：这是诊断先心病的首选无创检查方法，能清晰显示心脏各结构形态、大小、瓣膜活动、血流方向及分流情况，精确诊断各类先天性心脏畸形，如房室间隔缺损的部位、大小，动脉导管未闭的管径、分流速度，瓣膜发育异常等，并可评估心功能。对胎儿先心病筛查、婴幼儿及儿童患者诊断、病情随访意义重大。

胸部X线检查：可观察心脏外形、大小及肺部血管纹理变化。如房间隔缺损呈“二尖瓣型”心，肺动脉段突出，肺血增多；法洛四联症心影呈“靴形”，肺动脉段凹陷，肺血减少；室间隔缺损依病情轻重，心脏可不同程度增大，肺血增多。X线检查有助于初步判断先心病类型，但对细微病变分辨力有限。

心脏磁共振成像（MRI）：对于复杂先心病，如大血管转位、永存动脉干等，MRI可提供更详细的心脏大血管三维解剖结构信息，准确显示心脏与大血管连接关系、血管走行，在手术方案制定前评估中起重要作用，但检查时间较长，对患儿配合度要求高，一般不作为一线筛查手段。

心导管检查与心血管造影：这是有创检查，目前主要用于复杂先心病诊断、疑难病例鉴别诊断及术前精准评估。心导管可直接测量心腔内压力、血氧饱和度，明确分流部位、计算分流量；心血管造影能动态显示心脏、血管形态及血流情况，直观呈现畸形细节，但因其有创、操作复杂、有一定风险，需严格把握适应证。

（五）药物治疗

先天性心脏病（CHD）是一类出生时就存在的心脏结构异常疾病，由于心脏结构和功能的改变，往往需要药物治疗来缓解症状、改善心功能、为手术或介入治疗创造更好条件，同时对一些无法进行根治性治疗的患者进行长期的病情控制。药物治疗在先天性心脏病综合管理中起着至关重要的作用，并且随着医学研究的不断进展，药物的种类、使用方法及治疗靶点等方面也在持续更新优化。

常用药物类型及作用机制。

1.强心苷类药物

代表药物：地高辛。

作用机制：地高辛能够抑制心肌细胞膜上的Na^+–K^+–ATP酶，使细胞内Na^+浓度升高，进而通过Na^+–Ca^{2+}交换机制，促使细胞外Ca^{2+}内流增加，最终增强心肌收缩力，提高心排血量。同时，它还可减慢心率、抑制心脏传导系统，对于伴有心房颤动等心律失常的先天性心脏病患者，有助于控制心率，改善心脏功能和血液循环状态。

2.利尿剂

分类及代表药物。

袢利尿剂：如呋塞米，作用于髓袢升支粗段，抑制Na^+、Cl^-的重吸收，产生强大的利尿作用，能迅速减轻心脏前负荷，缓解水肿症状，尤其适用于存在充血性心力衰竭、伴有明显水肿的先天性心脏病患者。长期使用可能导致低钾血症、低钠血症等电解质紊乱。

噻嗪类利尿剂：氢氯噻嗪是常用药物，主要作用于远曲小管近端，抑制Na^+–Cl^-共同转运体，减少Na^+、Cl^-重吸收，发挥中等强度的利尿作用，常与其他利尿剂联合使用或用于病情相对较轻的水肿情况。使用过程中也需关注电解质水平，可能引起低钾血症等。

保钾利尿剂：螺内酯通过竞争性抑制醛固酮受体，减少Na^+的重吸收，同时减少K^+的排泄，起到保钾利尿的作用，常与袢利尿剂或噻嗪类利尿剂联用，预防低钾血症等电解质紊乱情况的发生。但单独使用时，高钾血症的风险增加，尤其在肾功能不全患者中需谨慎使用。

总体作用：通过促进体内多余水分和钠盐的排出，降低血容量，减轻心脏的前负荷，从而改善心脏功能，缓解因心脏功能不全导致的水肿、呼吸困难等症状。

血管紧张素转换酶抑制剂（ACEI）及血管紧张素Ⅱ受体拮抗剂（ARB）

ACEI代表药物：卡托普利、依那普利等。这类药物抑制血管紧张素转换酶，减少血管紧张素Ⅰ向血管紧张素Ⅱ的转化，进而舒张血管，降低外周阻力，减轻心脏后负荷；同时，还可抑制醛固酮分泌，减少水钠潴留，对改善心室重塑、延缓心脏功能恶化有着积极意义，常用于存在心室功能不全、心肌肥厚等情况的先天性心脏病患者。

ARB代表药物：缬沙坦、氯沙坦等。其作用机制是直接阻断血管紧张素Ⅱ与其受体的结合，发挥与ACEI类似的降压、改善心室重塑等作用，适用于那些对ACEI不耐受（如出现干咳等不良反应）的患者，同样在先天性心脏病合并心力衰竭、高血压等情况的治疗中有着重要地位。

3.β受体阻滞剂

代表药物：普萘洛尔、美托洛尔等。

作用机制：这类药物可以阻断心脏β_1受体，减慢心率，降低心肌耗氧量，改善心肌缺血情况；同时，它还能抑制交感神经活性，减轻儿茶酚胺对心脏的不良刺激，对于一些存在心律失常（如室上性心动过速等）、心肌肥厚以及心力衰竭的先天性心脏病患者，有助于稳定病情、改善心功能和预防心脏事件的发生。

4.抗心律失常药物

分类及作用机制。

Ⅰ类抗心律失常药物（钠通道阻滞剂）：如利多卡因等，主要通过抑制心肌细胞膜快钠通道，减慢动作电位0相上升速率，从而减慢传导速度，起到消除折返激动、抑制异位节律点自律性等作用，常用于治疗先天性心脏病合并室性心律失常等情况。

Ⅱ类抗心律失常药物（β受体阻滞剂，前文已提及部分作用）：除了对心脏功能的调节外，还能通过降低交感神经活性，对一些因交感神经兴奋引发的心律失常进行有效控制，像先天性心脏病患者在术前后出现的快速性心律失常等情况可应用。

Ⅲ类抗心律失常药物（钾通道阻滞剂）：胺碘酮是代表性药物，它可延长心肌细胞动作电位时程和有效不应期，抑制多种离子通道，对于多种心律失常包括心房颤动、室性心动过速等都有较好的治疗效果，尤其适用于那些病情复杂、对其他抗心律失常药物效果不佳的先天性心脏病患者。

Ⅳ类抗心律失常药物（钙通道阻滞剂）：维拉帕米、地尔硫䓬等，主要抑制心肌细胞慢钙通道，减慢窦房结和房室结的传导，降低自律性，常用于治疗先天性心脏病合并室上性心律失常等情况，特别是对房室结折返性心动过速等有较好疗效。

第三节　心血管内科疾病药物治疗

一、常用药物类别

（一）抗心绞痛药物种类及作用机制

抗心绞痛药物主要通过降低心肌耗氧量、增加心肌供血等机制来缓解心绞痛症状，包括硝酸酯类、β受体阻滞剂、钙通道阻滞剂等。

硝酸酯类：如硝酸甘油、硝酸异山梨酯等。这类药物能舒张血管，降低心脏前后负荷，减少心肌耗氧量，同时扩张冠状动脉，增加心肌供血。硝酸酯类药物进入体内后，在血管平滑肌细胞内代谢产生一氧化氮（NO），NO激活鸟苷酸环化酶，使细胞内环磷酸鸟苷（cGMP）水平升高，进而导致血管平滑肌舒张。

β受体阻滞剂：如美托洛尔、阿替洛尔等。这类药物通过减慢心率、降低心肌收缩力，减少心肌耗氧量，同时改善心肌缺血区的供血。其作用机制是阻断β-肾上腺素受体，减少儿茶酚胺（包括肾上腺素、去甲肾上腺素等）对心脏的刺激。降低心脏兴奋性，从而控制耗氧量。

钙通道阻滞剂：如硝苯地平、氨氯地平、地尔硫卓等。这类药物主要通过阻滞钙离子内流，降低心肌收缩力，减少心肌耗氧量，同时扩张冠状动脉，增加心肌供血，还可以扩张外周血管，降低外周阻力，减轻心脏负荷。

不同类型的心绞痛，药物选择有所侧重。稳定型心绞痛可选用硝酸酯类、β受体阻滞剂、钙通道阻滞剂；变异型心绞痛首选钙通道阻滞剂；不稳定型心绞痛则常需联合用药，如硝酸酯类与β受体阻滞剂或钙通道阻滞剂联用。

（二）抗心律失常药物介绍

抗心律失常药物根据其作用机制可分为四大类。

Ⅰ类：阻断快速钠通道药物

ⅠA类：主要是通过延长动作电位时长来达到抗心律失常的作用，代表药物是奎尼丁、普鲁卡因胺，适用于房性与室性期前收缩、心房扑动与颤动、房室结内折返性心动过速、预激综合征、室性心动过速等，可预防上述心律失常复发，但不良反应较多，如金鸡纳反应（耳鸣、听力减退、视力模糊、胃肠不适等）、心脏毒性（尖端扭转型室速等）。

ⅠB类：主要是通过缩短动作电位时长来达到抗心律失常的作用，代表药物是美西律（美西律）、利多卡因，适用于治疗各种急慢性室性心律失常，尤其是急性心肌梗死后室性早搏和室性心动过速，亦可用于洋地黄类中毒、心脏外科手术及心导管引起的室性心律失常。不良反应有恶心、呕吐、运动失调、震颤、步态障碍、皮疹，心脏方面可出现低血压（发生在静脉注射时）、心动过缓。

Ⅰ C类：是通过减慢传导和轻微延长动作电位时长来达到抗心律失常的作用，代表药物是普罗帕酮（心律平），用于治疗室上性心律失常（对室性心律失常也有一定作用），如各种类型室上性心动过速、室性期前收缩、难治性及致命性室速。但对于缺血性心脏病（包括心肌梗死病史）或左室射血分数（LVEF）≤40%、左室显著肥厚、QRS增宽超过基线25%、左束支传导阻滞或任何其他传导阻滞＞120ms、严重的肝肾功能不全（CrCl＜35mL/min）等患者禁用，不良反应包括眩晕、味觉障碍、视物模糊、胃肠道不适，可能加重支气管痉挛，心脏方面有窦房结抑制、房室阻滞、加重心力衰竭。

Ⅱ类：阻断β肾上腺素受体药物，代表药物是美托洛尔和比索洛尔，主要用于治疗需要控制的窦性心动过速、室性期前收缩和室上性期前收缩，是目前已明确的可以改善病人长期预后的抗心律失常药物，还可用于控制心房扑动/心房颤动心室率、预防上述心律失常再发、降低冠心病及心力衰竭病人猝死及总死亡率。禁忌证有心源性休克、病态窦房结综合征、Ⅱ或Ⅲ度房室传导阻滞、不稳定的失代偿性心力衰竭患者、持续地或间歇地接受β受体激动剂正变力性治疗的患者、有症状的心动过缓或低血压、心率＜45次/min、P–Q间期＞0.24秒或收缩压＜100mmHg的怀疑急性心肌梗死的患者、伴有坏疽危险的严重外周血管疾病患者、对本品中任何成分或其他β受体阻滞剂过敏者。不良反应有加剧哮喘与慢性阻塞性肺疾病（COPD）、间歇性跛行、雷诺现象、精神抑郁，糖尿病病人可能引起低血糖、乏力，心脏方面有低血压、心动过缓、充血性心力衰竭、心绞痛病人突然撤药引起症状加重、心律失常、急性心肌梗死。

Ⅲ类：阻断钾通道与延长复极药物：代表药物是胺碘酮，治疗各种室上性、室性的快速性心律失常，适用于危及生命的阵发室室性心动过速及室颤的预防，也可用于其他药物无效的阵发性室上性心动过速、阵发心房扑动、心房颤动，包括合并预激综合征者及持续心房颤动、心房扑动电转复后的维持治疗，尤其适用于器质性心脏病、心肌梗死后伴心功能不全的心律失常。但严重窦房结功能异常者、Ⅱ或Ⅲ度房室传导阻滞者、心动过缓引起晕厥者、对本品过敏者禁用。不良反应有转氨酶升高、光过敏、角膜色素沉着、胃肠道反应、甲亢或甲减，心脏方面有心动过缓，导致心律失常很少发生，偶尔发生尖端扭转型室性心动过速。

Ⅳ类：阻断慢钙通道药物：代表药物是维拉帕米和地尔硫䓬，维拉帕米主要用于治疗各种室上性心动过速，包括预激综合征，房颤、房扑时可减慢心室率；地尔硫䓬临床上主要用于变异型心绞痛患者，也可用于室上性心律失常。不良反应有低血压、心动过缓、房室传导阻滞等。

（三）改善心肌重构的药物概述

心肌重构是心力衰竭发生发展的重要病理生理过程，改善心肌重构对于延缓心衰进展、改善预后具有关键意义，常用药物包括：

β受体阻断剂：如卡维地洛、美托洛尔缓释片等。交感神经系统的活化促使心肌细胞产生诸多细胞因子，诱导心肌重构。β受体阻断剂可阻断交感神经系统的过度活化，消除儿茶酚胺对外周血管的损害作用，上调心肌β受体，减慢心率、减少心肌耗氧量、抗心律失常尤其是降低心源性猝死的危险，还能通过抑制肾素释放以及血管紧张素和醛固酮生成，进而改善心肌重构。在缺血性左室功能不全、轻症心衰、特发性扩张型心肌病、稳定型心衰、慢性充血性心衰等类型的心功能不全治疗中，均有良好疗效。

血管紧张素转换酶抑制剂（ACEI）：如依那普利、贝那普利等。ACEI可抑制体循环及局部组织中血管紧张素Ⅰ向血管紧张素Ⅱ的转化，使血液及组织中血管紧张素Ⅱ含量降低，减弱其收缩血管作用，还能抑制缓激肽的降解，使血中缓激肽含量增加，缓激肽可促进一氧化氮（NO）和前列环素（PGI_2）生成，发挥扩血管、降低心脏后负荷作用，从而改善心肌重构，是治疗心力衰竭的基石药物之一，适用于心力衰竭、心肌梗死后等多种心血管疾病。不良反应有干咳、低血压、高血钾、肾功能损害等，血管性水肿较为罕见但严重。

血管紧张素Ⅱ受体拮抗剂（ARB）：如氯沙坦、缬沙坦等。当患者不能耐受ACEI干咳等不良反应时可选用ARB，其作用机制是阻滞血管紧张素Ⅱ受体，更充分有效地阻断血管紧张素Ⅱ的血管收缩、水钠潴留与重构作用，在心力衰竭、高血压、糖尿病肾病等疾病中有应用，不良反应相对ACEI较少，但高血钾、肾功能损害仍需关注。

醛固酮拮抗药：如螺内酯，血中醛固酮浓度增高可引起心房、心室、大血管的重构，加速心衰恶化，还可诱发冠状动脉痉挛和心律失常，增加心衰时室性心律失常和猝死的可能性。临床研究证明，在常规治疗基础上加用螺内酯，可明显降低心力衰竭病死率，防止左室肥厚时心肌间质纤维化，改善血流动力学和临床症状，与ACEI合用效果更佳。高钾血症是其主要不良反应，肾功能不全、血钾偏高患者慎用。

（四）降压药物基础原理

高血压是常见的心血管疾病危险因素，降压药物种类多样，作用原理各异。

利尿剂：主要通过排钠，减少细胞外容量，降低外周血管阻力从而起到降压作用。噻嗪类利尿剂如氢氯噻嗪应用广泛，适用于大多数高血压患者，尤其是老年单纯收缩期高血压、盐敏感性高血压；袢利尿剂如呋塞米，利尿作用强，常用于肾功能不全、充血性心力衰竭等伴有水钠潴留的高血压患者；保钾利尿剂如螺内酯，常与其他利尿剂联合应用，预防低钾血症，但高钾血症患者禁用。不良反应有低钾血症、低钠血症、高尿酸血症、血糖血脂代谢异常等。

钙通道阻滞剂（CCB）：分为二氢吡啶类（如硝苯地平、氨氯地平）和非二氢吡啶类（如维拉帕米、地尔硫䓬）。降压作用主要通过阻滞电压依赖L型钙通道，减少细胞外钙离子进入血管平滑肌细胞内，减弱兴奋–收缩偶联，降低阻力血管的收缩反应，还能扩张冠状动脉，改善心肌供血。二氢吡啶类CCB适用于大多数类型高血压，尤其老年高血压、单纯收缩期高血压、稳定型心绞痛、颈动脉粥样硬化等；非二氢吡啶类CCB除降压外，还可用于心律失常、心绞痛等，维拉帕米、地尔硫䓬可减慢心率，对于窦房结功能低下、房室传导阻滞患者禁用。不良反应有面部潮红、头痛、下肢水肿、牙龈增生等，非二氢吡啶类还可能引起心动过缓、房室传导阻滞。

β受体阻滞剂：通过抑制中枢和周围的肾素–血管紧张素系统以及血流动力学自动调节机制发挥降压作用，可减慢心率、降低心肌收缩力，减少心肌耗氧量。适用于高血压合并冠心病、慢性心功能不全、快速性心律失常、血压波动大伴交感神经活性增加的患者，但心源性休克、病态窦房结综合征、Ⅱ或Ⅲ度房室传导阻滞、不稳定的失代偿性心力衰竭等患者禁用。不良反应见前文所述。

血管紧张素转换酶抑制剂（ACEI）和血管紧张素Ⅱ受体拮抗剂（ARB）：ACEI降压作用主要通过抑制循环系统和组织的血管紧张素转换酶，使血管紧张素Ⅱ生成减少；ARB是通过阻滞组织的血管紧张素Ⅱ受体亚型，从而更有效地阻断血管紧张素Ⅱ的水钠潴留、血管收缩与重构作用。两者在高血压合并心力衰竭、心肌梗死、糖尿病肾病、左心室肥厚等患者中具有优势，可降低心血管事件风险，不良反应前文已提及。

高血压药物治疗的目标是将血压控制在合理范围，一般高血压患者血压应降至＜140/90mmHg；合并糖尿病、慢性肾脏病、心力衰竭或病情稳定的冠心病患者，血压目标值＜130/80mmHg；老年收缩期高血压患者，收缩压一般应降至150mmHg以下，如能耐受可进一步降低。

（五）抗凝、抗血小板药物机制

1.抗凝药物

肝素及低分子量肝素：通过增强抗凝血酶Ⅲ（ATⅢ）的活性，抑制凝血因子Ⅱa（凝血酶）、Ⅹa等凝血因子，阻止纤维蛋白原转化为纤维蛋白，从而发挥抗凝作用。肝素起效迅速，常用于急性冠脉综合征、静脉血栓栓塞症等的抗凝治疗，尤其在急性心肌梗死溶栓治疗时，与溶栓药物联用可提高血管再通率，减少再梗死发生率。但需静脉注射或皮下注射，且出血风险相对较高，使用过程中需监测活化部分凝血活酶时间（APTT）。低分子肝素是肝素经化学或酶解聚后生成的小分子片段，与肝素相比，抗Ⅹa/Ⅱa活性比值更高，生物利用度高，半衰期长，皮下注射给药方便，出血风险相对较低，无须常规监测APTT，在临床应用日益广泛，如用于预防和治疗深静脉血栓、肺栓塞、不稳定型心绞痛及非ST段抬高型心肌梗死等。肝素使用过程中可能出现肝素诱导的血小板减少症（HIT），需监测血小板计数；低分子量肝素引起HIT的风险相对较低，但仍需关注。

华法林：是一种口服抗凝药，通过抑制维生素K依赖性凝血因子（Ⅱ、Ⅶ、Ⅸ、Ⅹ）的合成和活性，发挥抗凝作用。适用于预防和治疗血栓栓塞性疾病，如心房颤动、心脏瓣膜置换术后、深静脉血栓形成等。但华法林治疗窗窄，个体差异大，受食物、药物等多种因素影响，需定期监测国际标准化比值（INR），调整剂量，以维持INR在合适范围（一般房颤患者INR控制在2.0～3.0），否则易出现出血或抗凝不足导致血栓形成风险增加。

新型口服抗凝药：如达比加群酯、利伐沙班等，达比加群酯直接抑制凝血酶活性，利伐沙班抑制凝血因子Ⅹa，这些药物抗凝效果确切，与食物、药物相互作用相对较少，无须常规监测凝血指标，使用方便，但部分药物价格相对较高，在肾功能不全患者中需调整剂量。

2.抗血小板药物

阿司匹林：通过抑制血小板内环氧化酶-1（COX-1）的活性，减少血栓素A_2（TXA_2）的生成，从而抑制血小板聚集，预防血栓形成。阿司匹林是心血管疾病一级预防和二级预防的基石药物，广泛用于冠心病、脑卒中等高危人群。小剂量阿司匹林（一般75～150mg/d）即可发挥抗血小板作用，长期应用时需关注胃肠道不良反应，如恶心、呕吐、胃溃疡、出血等，对于有活动性消化性溃疡、出血性疾病患者禁用。与其他非甾体抗炎药合用时，出血风险可能增加。

氯吡格雷：是一种噻吩吡啶类抗血小板药物，通过选择性不可逆地抑制血小板ADP受体，阻断ADP介导的血小板活化和聚集。常与阿司匹林联合用于急性冠脉综合征、经皮冠状动脉介入治疗（PCI）术后患者，以降低支架内血栓形成风险，对于阿司匹林不耐受患者，也可单用氯吡格雷替代。不良反应相对阿司匹林胃肠道反应较轻，但可能出现皮疹、腹泻、中性粒细胞减少等，少数患者存在氯吡格雷抵抗现象。一般性冠脉综合征患者，氯吡格雷首剂负荷量为300～600mg，维持量为75mg/d。

替格瑞洛：为新型环戊基三唑嘧啶类抗血小板药物，无须经肝脏代谢激活，直接可逆性地抑制血小板$P2Y_{12}$受体，起效迅速，作用强，与氯吡格雷相比，能更快速、强效地抑制血小板聚集。主要用于急性冠脉综合征患者，尤其是行PCI术的患者，可降低心血管事件风险，但出血风险相对较高，部分患者可出现呼吸困难、心动过缓等不良反应。替格瑞洛的常用剂量为90mg，每日2次。

二、药物治疗基本原则

（一）个体化用药原则

心血管疾病患者个体差异大，在选择药物时需综合考虑多方面因素。年龄方面，老年人肝肾功能减退，药物代谢、排泄能力下降，用药剂量通常需适当减少；儿童用药则需根据体重、体表面积精准计算剂量，且部分药物在儿童中的安全性和有效性数据有限，需谨慎选用。性别差异也可能影响药物反应，如女性在经期、孕期、哺乳期对药物的耐受性和需求不同，某些药物在孕期可能致畸，需避免使用。病情严重程度是关键考量因素，急性心肌梗死、急性心力衰竭等急重症患者，初始治疗药物选择应迅速、强效，以稳定病情；而慢性稳定型心血管疾病，治疗更注重长期疗效、安全性及依从性。患者合并的其他疾病也不容忽视，如高血压合并糖尿病患者，宜选用对血糖代谢影响小的降压药，如ACEI、ARB；合并支气管哮喘患者，应慎用β受体阻滞剂，以免诱发哮喘发作；合并肾功能不全患者，需根据肾功能调整药物剂量，避免使用肾毒性药物。药物过敏史同样重要，对某种药物过敏的患者，严禁使用该类药物及其同类药物，以防严重过敏反应危及生命。

（二）联合用药原则

单一药物治疗往往难以使心血管疾病患者血压、血脂、血糖等指标全面达标，或无法有效控制复杂的心律失常、心力衰竭等病情，联合用药成为常用策略。联合用药的优势在于可发挥协同作用，增强疗效，同时减少单一药物剂量，降低不良反应发生率。例如，在高血压治疗中，钙通道阻滞剂与ACEI或ARB联合，既能扩张血管降低外周阻力，又能抑制肾素-血管紧张素系统，协同降压，还可减少钙通道阻滞剂引起的下肢水肿不良反应；在抗心绞痛治疗方面，硝酸酯类与β受体阻滞剂联用，硝酸酯类扩张冠状动脉增加心肌供血，β受体阻滞剂减慢心率、降低心肌耗氧量，两者协同作用，有效缓解心绞痛发作。对于心律失常合并心力衰竭患者，可考虑胺碘酮联合β受体阻滞剂，但需注意监测心率、QT间期等指标，避免严重不良反应。联合用药方案需依据患者具体情况制订，应遵循机制互补、不良反应不叠加的原则，避免盲目联用多种同类药物，增加不必要的风险。

（三）剂量调整与疗程把控原则

药物剂量调整应依据治疗效果、不良反应及患者耐受性等综合判断。治疗初期，一般从小剂量起始，逐渐增加剂量，直至达到治疗目标。如降压药物治疗，若初始剂量未能有效控制血压，在患者耐受的前提下，可每1～2周调整一次剂量，直至血压达标。同时密切监测不良反应，一旦出现低血压、心动过缓、肝肾功能损害等不良反应，应及时减量或停药，并给予相应处理。疗程把控因疾病而异，对于高血压、冠心病等慢性疾病，通常需长期甚至终身服药，以维持病情稳定，预防心血管事件发生；急性心肌梗死患者，在急性期需强化药物治疗，度过急性期后，仍需持续服用抗血小板、他汀类、β受体阻滞剂等药物进行二级预防，一般心肌梗死患者出院后阿司匹林需长期服用，他汀类药物至少服用2～3年，β受体阻滞剂若无禁忌须长期取用；疗程依病情恢复及并发症情况而定；心律失常患者，若药物治疗有效，需维持一定疗程，以巩固疗效，对于药物疗效不佳或不能耐受药物不良反应者，可考虑非药物治疗方法，如导管消融术等。总之，剂量调整与疗程确定需要医生根据患者个体情况，权衡利弊，精准决策，确保药物治疗安全、有效。

第四章　神经内科疾病诊断与药物治疗

神经内科疾病涵盖了众多复杂且多样的病症，对人类神经系统的正常功能产生了不同程度的影响，严重影响患者的生活质量乃至生命安全。神经系统作为人体极为重要且精密的系统，其结构与功能的复杂性决定了神经内科疾病在病因、发病机制、临床表现等方面都各具特点。从中枢神经系统到周围神经系统，一旦出现病变，可引发诸如脑血管意外、癫痫发作、神经退行性疾病等各类状况。准确的诊断是实施有效治疗的前提，而药物治疗在神经内科疾病的干预中扮演着核心角色。不同类型的神经内科疾病需要依据其特定的病理生理过程，选用针对性的药物进行治疗。随着医学研究的不断进展，神经内科疾病药物治疗领域也在持续更新，新的药物、更优化的治疗方案不断涌现。本章围绕神经内科疾病的常见类型，详细阐述其诊断要点以及对应的药物治疗相关内容，包括常用药物类别、治疗基本原则以及不良反应应对等，旨在为临床实践中神经内科疾病的药物治疗提供科学且系统的参考依据。

第一节　脑血管病

一、脑梗死

（一）病因

脑梗死的病因较为复杂，主要包括以下几方面。一是大动脉粥样硬化，这是最常见的病因之一，长期的高血压、高血脂、高血糖等危险因素可导致脑内大动脉如颈内动脉、大脑中动脉等血管内膜受损，脂质沉积形成粥样斑块，斑块逐渐增大可使管腔狭窄，当斑块破裂后还会形成血栓，堵塞血管，引起相应供血区域的脑组织缺血性坏死。二是心源性栓塞，比如心房颤动时心房内易形成附壁血栓，栓子脱落后随血流进入脑动脉，堵塞血管导致脑梗死；还有心脏瓣膜病、心肌梗死等心脏疾病也可能产生栓子引发脑栓塞。三是小动脉闭塞，常见于高血压所致的脑部小动脉硬化，使小动脉管壁增厚、管腔狭窄，最终闭塞，影响局部脑组织的血液供应，多见于脑深部的白质、脑干等部位。此外，还有一些少见的病因，如动脉炎使血管壁发生炎症改变，导致血管狭窄或闭塞；血液系统疾病导致血液高凝状态，易形成血栓等情况也可引发脑梗死。

（二）发病机制

其发病机制核心在于脑部血管的供血中断，导致脑组织缺血缺氧。当血管堵塞后，局部脑组织的血液灌注急剧减少，脑组织内的能量代谢出现障碍，细胞内的ATP生成不足，依赖ATP的离子泵功能失调，导致细胞内钠离子、钙离子等大量积聚，引起细胞水肿、细胞膜损伤。同时，缺血缺氧还会引发一系列的神经生化反应，比如兴奋性氨基酸如谷氨酸释放增加，过度激活其受体，进一步加重细胞内钙离子超载，引发细胞的凋亡和坏死。另外，缺血半暗带的形成也是脑梗死发病机制中的重要环节，在梗死灶周围存在一部分脑组织，其血流灌注减少但尚未完全坏死，处于一种可恢复或不可逆损伤的临界状态，如果能及时恢复血流灌注，这部分脑组织功能有望恢复，但若缺血时间过长，也会进展为梗死灶，扩大脑梗死的范围。此外，近年来研究发现，神经炎症在脑梗死的病理过程中也起着关键作用，缺血缺氧可激活小胶质细胞等免疫细胞，释放多种炎症因子，加重脑组织损伤。

（三）临床表现

脑梗死的临床表现因梗死部位、范围大小等因素而有差异。常见的症状有偏瘫，即一侧肢体的肌力减退甚至完全丧失，可表现为上肢不能抬举、下肢不能行走等，多是由于大脑皮质运动区或皮质脊髓束等运动传导通路受损所致；言语障碍也较为常见，包括运动性失语（能理解他人话语，但自己表达困难，说话费力、不流利）、感觉性失语（能流利讲话，但听不懂别人说的话）、命名性失语（能说出事物的用途等，但叫不出名称）等，分别与大脑额叶的语言运动中枢、颞叶的语言感觉中枢等受损有关。此外，还可能出现偏身感觉障碍，感觉一侧肢体的触觉、痛觉、温度觉减退；视野缺损，如一侧眼睛或双眼的部分视野看不到东西；共济失调，表现为肢体活动不协调、步态不稳等，这和小脑、脑干等部位的梗死有关；严重时还会出现意识障碍，如大面积脑梗死影响到脑干网状结构等维持意识清醒的重要结构时，患者可陷入昏迷状态。

（四）诊断要点

诊断脑梗死时，首先要结合患者的病史，询问是否存在高血压、高血脂、糖尿病、心脏病等脑血管病的危险因素，以及发病时的具体情况，比如是在安静状态下还是活动中发病等。临床表现上，出现上述的偏瘫、言语障碍、感觉障碍等典型神经功能缺损症状是重要依据。辅助检查方面，头颅CT在发病早期（一般24h内）多无明显改变，但有助于排除脑出血等其他疾病，在发病24h后可逐渐显示出低密度的梗死灶；头颅MRI尤其是弥散加权成像（DWI）能在发病数小时内就发现早期的梗死灶，对诊断有重要价值。另外，还可进行脑血管造影（DSA）、CT血管成像（CTA）、磁共振血管成像（MRA）等检查，了解脑血管的情况，判断是否存在血管狭窄、闭塞以及栓子来源等，有助于明确病因，辅助诊断。同时，要进行血液检查，如血常规、凝血功能、血糖、血脂等，评估患者的整体身体状况以及寻找可能的病因线索。

（五）药物治疗

药物治疗是脑梗死综合治疗的重要环节。在超早期（发病4.5～6h内），符合条件的患者可进行溶栓治疗，常用的溶栓药物有重组组织型纤溶酶原激活剂（rt–PA），其通过激活纤溶酶原使其转化为纤溶酶，溶解血栓，恢复脑血流灌注，但要严格把握适应证和禁忌证，避免出血等并发症。而对于不能溶栓或错过溶栓时间窗的患者，可采用抗血小板聚集药物治疗，如阿司匹林、氯吡格雷等，抑制血小板的聚集，预防血栓进一步形成和扩大，阿司匹林一般长期小剂量口服，氯吡格雷可单用或与阿司匹林联合应用，尤其是对于高危患者或者有阿司匹林抵抗的情况。此外，还需使用他汀类药物，如阿托伐他汀、瑞舒伐他汀等，这类药物不仅能降低血脂，还具有稳定动脉粥样硬化斑块、抗炎等多方面作用，有助于改善患者的预后。同时，根据患者的具体情况，可给予改善脑循环的药物，如丁苯酞，能促进侧支循环建立，改善脑缺血区的血液供应；还可应用神经保护剂，如依达拉奉等，减轻自由基对神经细胞的损伤，保护脑组织。对于存在高血压、高血糖等危险因素的患者，要积极控制血压、血糖，使其维持在合理范围，减少再次发生脑梗死的风险，常用的降压药物根据患者血压情况及个体差异选择，降糖药物则要根据血糖水平及糖尿病类型等选用合适的药物进行规范治疗。

二、脑出血

（一）病因

脑出血最常见的病因是高血压合并小动脉硬化，长期高血压使得脑内小动脉管壁发生玻璃样变、纤维素样坏死等病理改变，血管壁弹性减弱、脆性增加，当血压突然升高时，如情绪激动、剧烈活动、用力排便等情况下，容易导致血管破裂出血。此外，脑血管畸形也是引发脑出血的重要原因之一，包括脑动静脉畸形、海绵状血管瘤等，畸形血管的血管壁结构异常，薄弱处容易破裂出血。另外，颅内动脉瘤同样是危险因素，动脉瘤壁本身就较薄，在血流冲击等因素作用下，可发生破裂导致蛛网膜下腔出血，若出血量大且破入脑实质，也会造成脑出血。还有一些其他少见病因，如脑淀粉样血管病多见于老年人，淀粉样物质沉积在脑内小血管壁，使血管壁变脆弱，容易破裂出血；血液系统疾病导致凝血功能障碍，如血小板减少性紫癜、血友病等，也会增加脑出血的发生风险；另外，某些药物（如抗凝药、抗血小板药使用不当）、肿瘤侵袭血管等情况也可能引起脑出血。

（二）发病机制

其发病机制主要是脑血管破裂后，血液溢出血管进入脑组织内，形成血肿，血肿的占位效应会引起周围脑组织受压、移位，导致颅内压升高。随着出血量的增加，颅内压不断升高，进一步压迫周围脑组织、血管和神经，可造成脑疝形成，严重威胁患者生命。同时，血肿还会引发一系列的病理生理变化，比如血肿周围脑组织会出现水肿，这是由于血肿内的凝血酶、血红蛋白等成分释放，刺激周围组织，引起血–脑屏障破坏、炎症反应等，导致脑组织水分增多、肿胀，加重了颅内压增高以及脑缺血缺氧情况，使脑功能进一步受损。而且，出血还可能破入脑室系统、蛛网膜下腔等，引发相应的继发性病理改变，如脑室积血可导致脑室梗阻、脑积水，蛛网膜下腔出血可引起脑血管痉挛等并发症，进一步影响患者的预后。

（三）临床表现

脑出血的临床表现往往起病急骤，多在活动中或情绪激动时发病。患者常突然出现剧烈头痛，疼痛程度较为严重，多为胀痛或炸裂样痛，可伴有恶心、呕吐，呕吐多呈喷射性，这是因为颅内压增高刺激了呕吐中枢。同时，会出现不同程度的肢体瘫痪，取决于出血部位，比如基底节区出血常导致对侧肢体偏瘫，脑叶出血可引起单瘫或偏身感觉、运动障碍等；还可能出现言语不清、失语等语言功能障碍，有的患者会有偏盲，即一侧视野缺损。如果出血量较大，影响到脑干等重要结构，可迅速出现意识障碍，从嗜睡、昏睡发展到昏迷状态，严重时可出现瞳孔不等大、对光反射消失等脑疝表现，危及生命。另外，根据出血部位不同，还可能有一些特殊表现，如小脑出血可出现眩晕、共济失调、步态不稳等表现，脑干出血则可能出现交叉性瘫痪（一侧面部和对侧肢体瘫痪）、针尖样瞳孔等典型症状。

（四）诊断要点

诊断脑出血时，首先要详细询问病史，了解患者是否有高血压等基础疾病以及发病时的具体诱因等情况。临床表现上出现上述的突发头痛、呕吐、肢体瘫痪、意识障碍等典型症状是重要提示。辅助检查方面，头颅CT是首选的检查方法，能快速、准确地显示脑内的高密度血肿，可明确出血部位、出血量大小以及是否破入脑室等情况，一般在发病后即可发现异常改变。头颅MRI对于脑出血的诊断也有一定帮助，尤其在亚急性期（出血后3～14天），其信号变化有一定特征，可协助判断出血的时期等，但在急性期不如CT直观。另外，脑血管造影（DSA）等检查可用于排查是否存在脑血管畸形、动脉瘤等血管病变，对于明确病因有重要意义。此外，需要进行血液检查，如血常规、凝血功能、血糖等，了解患者的整体身体状况以及评估是否同时，需要进行血液检查，如血常规、凝血功能、血糖等，了解患者的整体身体状况以及评估是否存在凝血异常等可能诱发脑出血的因素。腰椎穿刺检查在部分情况下也会应用，比如怀疑有蛛网膜下腔出血时，可通过检测脑脊液中是否有红细胞等情况来辅助诊断，但要谨慎操作，避免因颅内压过高引发脑疝等严重并发症。

（五）药物治疗

脑出血药物治疗，首先要积极控制颅内压，常用的脱水降颅压药物有甘露醇，其通过提高血浆渗透压，促使脑组织内水分进入血管，进而减轻脑水肿，降低颅内压。一般按一定剂量快速静脉滴注，但要注意监测肾功能等指标，避免出现肾损害等不良反应；甘油果糖也是常用药物之一，其降颅压作用相对较缓和且持久，更适用于肾功能不全等不宜大量使用甘露醇的患者。另外，还可应用呋塞米等利尿剂，通过利尿作用减少体内的液体量，辅助降低颅内压，同时也有助于减轻脑水肿。

对于存在高血压的患者，要合理控制血压，避免血压过高加重出血或过低影响脑灌注，一般在脑出血急性期，如果收缩压＞200 mmHg或平均动脉压＞150 mmHg，可考虑平稳降压，可选用拉贝洛尔、尼卡地平等静脉降压药物，根据血压情况缓慢调整剂量，使血压维持在一个相对合理且安全的范围；如果收缩压在180～200 mmHg之间，可先密切观察，暂不用急于降压，后续再根据病情及血压变化进行处理。

止血药物的应用需要谨慎评估，对于因凝血功能障碍等原因导致的脑出血或者有继续出血倾向的患者，可适当使用止血药物，如氨甲环酸等，但对于大多数高血压脑出血患者，由于其出血机制主要是血管破裂而非凝血异常，常规使用止血药物并不能带来明显益处，反而可能增加血栓形成等风险，所以要严格把握适应证。

同时，要注意预防并发症，可给予质子泵抑制剂如奥美拉唑等，预防应激性溃疡导致的消化道出血；对于有癫痫发作风险的患者，可预防性应用抗癫痫药物，如苯妥英钠等，但不建议常规预防性使用，要根据具体情况判断；还要注意维持患者的水电解质平衡、营养支持等，保证机体正常的生理功能，促进患者的恢复。

三、短暂性脑缺血发作

（一）病因

短暂性脑缺血发作（TIA）的病因主要与动脉粥样硬化有关，脑内大动脉或其分支的粥样硬化斑块形成，导致血管狭窄，当血流动力学发生改变时，比如血压突然降低、心排血量减少等情况，狭窄部位远端的脑组织就会出现短暂性的供血不足。另外，微栓子形成也是重要原因之一，心脏来源的栓子（如心房颤动时产生的附壁血栓脱落）、大动脉粥样硬化斑块表面的微栓子脱落，随血流进入脑内小动脉，堵塞血管，引起短暂的脑缺血发作，但这些微栓子往往又能很快自溶或被血流冲走，所以症状是短暂性的。还有一些少见病因，例如血液成分异常，其中红细胞增多症使血液黏稠度增加、血小板增多症导致血小板聚集性增强等，都容易形成血栓，引发短暂性脑缺血发作；此外，血管痉挛、颈部血管受压等情况也可能造成局部脑组织短暂性缺血。

（二）发病机制

其发病机制的关键在于脑组织的短暂性血液供应中断。当微栓子堵塞脑内小动脉时，该血管供血区域的脑组织瞬间缺血缺氧，神经功能出现短暂缺损，但随着栓子的溶解或移走，血流恢复灌注，脑组织功能又能较快恢复正常。而在血流动力学改变导致的TIA中，由于血管本身存在狭窄，当血压等因素变化使脑灌注压降低到一定程度时，无法满足脑组织的正常代谢需求，就会出现缺血症状，一旦灌注压恢复，症状也随之缓解。另外，脑血管痉挛时，血管管径突然变窄，减少了脑血流量，同样会引发短暂性缺血，待痉挛解除后，脑血流恢复，症状消失。

（三）临床表现

TIA的临床表现取决于受累的脑血管以及缺血的部位，症状往往是突然出现，持续时间短暂，一般多在数分钟到数十分钟，最长不超过24h，且能自行完全恢复，不留任何神经功能缺损后遗症。常见的症状有一侧肢体的短暂性无力或麻木，比如突然感觉一侧上肢或下肢没力气，拿不住东西或者走路拖地，但很快又恢复正常；短暂性的单眼失明，即患者会突然感觉一只眼睛看不见东西了，持续一会儿后视力又恢复，这常与颈内动脉系统的短暂缺血有关。还有短暂性的言语障碍，可能表现为突然说话不清楚、表达困难，但一会儿就好了；以及眩晕、平衡失调、复视等症状，这些多是椎-基底动脉系统短暂缺血所致，患者可能会突然觉得头晕、走路不稳或者看东西有重影等情况，不过短时间内症状就会自行缓解。

（四）诊断要点

诊断TIA时，病史采集非常重要，要详细询问患者发作时的症状特点，包括症状的具体表现、发作的频率、持续时间以及是否能完全恢复等，同时了解患者是否存在高血压、高血脂、糖尿病、心脏病等脑血管病危险因素。临床表现上符合上述的短暂性、可逆性神经功能缺损症状是关键依据。辅助检查方面，头颅CT或MRI在发作期间一般无明显异常发现，但有助于排除其他脑部疾病，如脑梗死、脑出血等；而在发作期，如果能及时进行检查，部分患者可能发现相应供血区域有微小的缺血改变，但其阳性率相对较低。脑血管造影（DSA）、CT血管成像（CTA）、磁共振血管成像（MRA）等检查可用于评估脑血管的情况，查看是否存在血管狭窄、畸形等病变，对明确病因有重要意义。另外，还可进行血液检查，如血常规、凝血功能、血糖、血脂等，排查可能导致血液成分异常或影响血流动力学的因素，辅助诊断。

（五）药物治疗

药物治疗的目的主要是预防再次发作以及降低发展为脑梗死的风险。抗血小板聚集药物是常用的治疗药物，对于非心源性TIA患者，可首选阿司匹林，其能抑制血小板的环氧化酶活性，减少血小板聚集，一般小剂量长期口服；也可选用氯吡格雷，其抗血小板作用机制与阿司匹林不同，对于有阿司匹林不耐受或服用阿司匹林后仍频繁发作的患者可考虑使用，有时还可采用阿司匹林和氯吡格雷联合应用的双抗血小板治疗方案，但要注意出血风险，需严格把握适应证和疗程。对于心源性TIA，比如心房颤动导致的，往往需要使用抗凝药物，如华法林、利伐沙班等，华法林需要定期监测国际标准化比值（INR）来调整剂量，使其维持在合适范围，一般目标INR在2.0～3.0；利伐沙班等新型口服抗凝药则相对使用更方便，不需要频繁监测凝血指标，但要根据患者的具体情况，如年龄、肾功能等选择合适的抗凝药物及剂量。

同时，要积极控制脑血管病的危险因素，对于有高血压的患者，选用合适的降压药物将血压控制在合理水平，如常用的钙通道阻滞剂、血管紧张素转换酶抑制剂等；存在高血脂的，应用他汀类药物调脂治疗，在降低血脂的同时稳定动脉粥样硬化斑块；有糖尿病的患者，要通过饮食控制、运动锻炼以及降糖药物（如二甲双胍、胰岛素等）将血糖控制达标，以减少TIA的复发风险。另外，还可根据患者具体情况，适当应用改善脑循环的药物，如银杏叶提取物等，促进脑部血液循环，改善脑缺血状态。

第二节　中枢神经系统感染

一、病毒性脑炎

（一）病因

病毒性脑炎的病因主要是各种病毒感染，常见的病毒包括单纯疱疹病毒、带状疱疹病毒、肠道病毒、虫媒病毒等。单纯疱疹病毒是引起病毒性脑炎最常见的病原体之一，尤其是单纯疱疹病毒Ⅰ型，多通过口腔、呼吸道等途径进入人体，在人体免疫力低下时，病毒可沿神经逆行，潜伏在三叉神经节等部位，当机体受到某些诱因刺激，如劳累、感冒等，病毒被激活，沿着神经轴突侵入脑实质，引发脑炎。肠道病毒则主要通过粪-口途径传播，在肠道内繁殖后，可经血行或神经途径进入中枢神经系统，导致脑炎发生。虫媒病毒通常由蚊虫等节肢动物叮咬传播，在流行季节，蚊虫叮咬携带病毒的宿主后再叮咬人体，就可能将病毒传播给人类，进而侵犯中枢神经系统。

（二）发病机制

病毒进入中枢神经系统后，首先会在神经细胞内大量复制，直接破坏神经细胞，使细胞功能受损甚至死亡，同时病毒的感染还会激活机体的免疫反应，一方面，免疫细胞如淋巴细胞、巨噬细胞等会儿向感染部位聚集，试图清除病毒，但在这个过程中，免疫细胞释放的一些炎症介质如细胞因子、趋化因子等，可能会对周围正常的神经组织造成损伤，加重炎症反应和脑实质的破坏。另一方面，免疫反应还可能导致血-脑屏障破坏，使得血液中的一些成分更容易进入脑组织，进一步加重脑组织的水肿和炎症，影响脑的正常代谢和功能，导致患者出现一系列的临床症状。

（三）临床表现

病毒性脑炎的临床表现多样且轻重不一。多数患者起病较急，常有前驱症状，如发热、头痛、全身不适、乏力等，类似感冒症状，随后可逐渐出现神经系统症状，比如精神症状，表现为烦躁不安、谵妄、幻觉、妄想等，有的患者会出现意识障碍，从嗜睡、昏睡发展到昏迷状态，程度不一。还可伴有癫痫发作，发作形式多样，可为全身性强直-阵挛发作，也可能是局灶性发作。运动障碍方面，有的患者会出现肢体的震颤、舞蹈样动作、肌阵挛等不自主运动，或者出现肢体无力、偏瘫等情况。感觉障碍也可能出现，如感觉减退、感觉过敏等。另外，部分患者会有脑膜刺激征，表现为颈项强直、克氏征阳性、布氏征阳性等，提示脑膜也受到了炎症侵犯。严重的病毒性脑炎还可能影响到脑干等重要结构，出现呼吸、心跳等生命体征改变，危及生命。

（四）诊断要点

诊断病毒性脑炎时，首先要结合患者的病史，了解是否有近期的病毒感染史、接触史以及是否存在劳累、免疫力低下等诱因。临床表现上出现上述的发热、头痛等前驱症状以及神经系统症状是重要依据。辅助检查方面，脑脊液检查至关重要，病毒性脑炎患者的脑脊液一般压力正常或轻度升高，外观清亮，白细胞数可轻度增多，以淋巴细胞为主，蛋白含量可轻度升高，糖和氯化物含量大多正常，通过脑脊液的病毒核酸检测、病毒特异性抗体检测等方法有助于明确病毒类型。头颅CT或MRI检查可发现脑实质内有不同程度的病变，如脑实质的水肿、低密度或异常信号改变等，但早期可能无明显异常，随着病情进展会逐渐显现。脑电图检查常显示弥漫性或局灶性的异常慢波，对诊断也有一定提示作用。此外，还可进行血液检查，查看血常规中白细胞等指标变化，以及检测病毒特异性抗体等，辅助诊断。

（五）药物治疗

药物治疗主要是抗病毒治疗，针对不同的病毒选用相应的抗病毒药物。对于单纯疱疹病毒脑炎，常用的抗病毒药物是阿昔洛韦，它能抑制病毒的DNA聚合酶，阻止病毒的复制，一般按体重一次5～10mg/kg，每8小时1次，静脉滴注，疗程10～14天。要足量、足疗程使用，根据患者的病情严重程度及体重等情况确定具体的用药剂量和疗程，以确保彻底清除病毒。对于其他病毒感染所致的脑炎，如带状疱疹病毒脑炎也可使用阿昔洛韦，肠道病毒脑炎可选用更昔洛韦等抗病毒药物，但疗效相对有限，目前还缺乏特效的抗病毒药，主要以对症支持治疗为主。

对症治疗方面，对于发热患者，可根据体温情况采用物理降温（如温水擦浴、冰袋降温等）或应用退热药物（如对乙酰氨基酚等）进行降温处理；存在癫痫发作的患者，要选用合适的抗癫痫药物进行控制，如苯巴比妥、丙戊酸钠等；对于有颅内压增高表现的患者，要使用脱水降颅压药物，如甘露醇、甘油果糖等降低颅内压，减轻脑水肿；同时，要注意维持患者的水电解质平衡、营养支持等，保证患者的机体代谢需求，促进病情恢复，对于病情较重、出现呼吸功能障碍等情况的患者，还可能需要进行气管插管、机械通气等生命支持措施。

二、细菌性脑膜炎

（一）病因

细菌性脑膜炎的病因主要是细菌感染，常见的致病菌有脑膜炎双球菌、肺炎链球菌、流感嗜血杆菌等。脑膜炎双球菌常通过呼吸道飞沫传播，在人体抵抗力下降时，细菌可侵入上呼吸道黏膜，进而通过血行播散，突破血-脑屏障，进入脑脊液及脑膜，引发炎症。肺炎链球菌多存在于人体的上呼吸道，当发生肺炎等呼吸道感染时，细菌可趁机侵入血流，随着血液循环到达脑膜，引起脑膜炎。流感嗜血杆菌也是常见的致病菌之一，尤其是在儿童中，它可以通过呼吸道传播，在机体免疫力低下、患有某些基础疾病等情况下，容易引起细菌性脑膜炎。

（二）发病机制

细菌进入中枢神经系统后，首先在脑脊液中大量繁殖，释放出内毒素、外毒素等毒性物质，这些毒素可直接损伤脑膜、脑血管以及神经细胞等，导致脑膜的炎症反应，引起脑膜充血、水肿，同时刺激脑血管，使其通透性增加，血液中的成分如蛋白质、白细胞等大量渗出到脑脊液中，使得脑脊液的成分发生改变，压力升高，进而压迫周围的脑组织和神经，影响脑的正常功能。此外，炎症反应还会激活机体的免疫应答，免疫细胞向炎症部位聚集，释放炎症介质，进一步加重组织损伤和炎症程度，形成恶性循环，若不及时控制，病情会逐渐加重，可导致脑疝等严重并发症，危及生命。

（三）临床表现

细菌性脑膜炎起病一般较急，患者常突然出现高热，体温可高达39℃甚至更高，同时伴有剧烈头痛，头痛性质多为胀痛或搏动性痛，且随着病情进展会越来越严重，还会有频繁的呕吐，呕吐呈喷射性，这是因为颅内压增高刺激了呕吐中枢。脑膜刺激征往往很明显，表现为颈项强直（患者仰卧位时，颈部僵硬，被动屈颈时有抵抗感）、克氏征阳性（患者仰卧位，一侧下肢髋、膝关节屈曲成直角，将小腿抬高伸膝时，膝关节不能伸直，出现抵抗及疼痛）、布氏征阳性（患者仰卧位，下肢伸直，检查者一手托起患者枕部，另一手按于其胸前，当头部前屈时，双下肢同时屈曲）等。此外，患者还可出现精神症状，如烦躁、谵妄、嗜睡等意识障碍表现，有的患者会有惊厥、癫痫发作，严重时可影响到脑实质，出现肢体瘫痪、感觉障碍等神经功能缺损症状，若病情进一步发展，可因脑疝形成导致呼吸、心搏骤停等危及生命的情况。

（四）诊断要点

诊断细菌性脑膜炎，病史询问很关键，要了解患者近期是否有呼吸道感染、中耳炎等感染病史，以及是否接触过类似患者等情况。临床表现上出现高热、头痛、呕吐、脑膜刺激征等典型症状是重要提示。辅助检查方面，脑脊液检查是诊断的重要依据，细菌性脑膜炎患者的脑脊液压力明显升高，外观常呈浑浊或脓性，白细胞数显著增多，以中性粒细胞为主，蛋白含量明显升高，糖和氯化物含量降低，通过脑脊液的涂片革兰染色查找细菌以及细菌培养等方法，可明确致病菌种类，有助于针对性地选择抗菌药物进行治疗。头颅CT或MRI检查可发现脑膜增厚、脑实质水肿等改变，有助于了解病情的严重程度及排除其他脑部疾病。血液检查可查看白细胞计数、中性粒细胞比例等炎症指标升高情况，以及进行血培养，看是否能检测到致病菌，辅助诊断。

（五）药物治疗

药物治疗的关键是早期、足量、足疗程应用抗菌药物，要根据脑脊液培养及药敏试验结果选择敏感的抗菌药物，在结果未出来之前，可根据患者年龄、基础疾病、当地病原菌流行特点等因素经验性用药。对于常见的脑膜炎双球菌所致的脑膜炎，首选青霉素类药物，如大剂量的青霉素G静脉滴注，若患者对青霉素过敏，则可选用头孢曲松钠第三代头孢菌素。对于肺炎链球菌脑膜炎，常用的药物有头孢噻肟、头孢曲松钠第三代头孢菌素，必要时可联合万古霉素等，以增强抗菌效果，尤其是对于耐药菌株感染的情况。流感嗜血杆菌脑膜炎，可选用头孢呋辛、头孢曲松等头孢菌素类药物进行治疗。

在抗菌治疗的同时，要积极控制颅内压，应用甘露醇、甘油果糖等脱水降颅压药物，减轻脑水肿，缓解颅内压增高带来的症状；对于有癫痫发作的患者，选用合适的抗癫痫药物，如苯巴比妥、地西泮等进行控制；还要注意预防并发症，如应用质子泵抑制剂预防应激性溃疡，维持水电解质平衡，保证营养支持等，促进患者病情的恢复，对于病情严重、出现呼吸功能障碍等情况的患者，需要及时进行气管插管、机械通气等生命支持措施。

三、结核性脑膜炎

（一）病因

结核性脑膜炎主要是由结核分枝杆菌感染引起的，结核分枝杆菌多通过血行播散侵犯中枢神经系统，常见于初次感染且机体免疫力低下时，此时结核分枝杆菌可在体内形成菌血症，随着血液循环到达脑膜、脑实质、脑室等部位，潜伏下来，当受到某些诱因，如劳累、营养不良、长期使用免疫抑制剂等，结核分枝杆菌就会大量繁殖，引发结核性脑膜炎。另外，也有部分患者是由脑内或身体其他部位的结核病灶（如肺结核、脊柱结核等）中的结核分枝杆菌直接蔓延至脑膜所致，这种情况相对较少见，但同样可导致严重的中枢神经系统感染。

（二）发病机制

结核分枝杆菌进入中枢神经系统后，会在脑膜、脑实质等部位形成结核结节，结核结节逐渐增大、融合，中心可发生干酪样坏死，破坏周围的组织。同时，结核分枝杆菌及其菌体成分可激活机体的免疫反应，免疫细胞聚集到病变部位，释放多种炎症介质，进而导致脑膜的慢性炎症，引起脑膜增厚、粘连，影响脑脊液的循环和吸收，使得脑脊液在脑室内积聚，形成脑积水，进一步加重颅内压增高情况。而且，炎症还会侵犯脑实质、脑血管等结构，导致脑实质出现缺血、软化灶，严重时脑血管也可发生炎性改变，出现血管狭窄、闭塞等情况，影响脑的血液供应，进而引发一系列神经功能障碍，使得患者出现相应的临床症状。

（三）临床表现

结核性脑膜炎大多起病隐匿，病程相对较长。早期症状常不典型，可能仅有低热、盗汗、乏力、食欲减退、精神萎靡等结核中毒症状，容易被忽视。儿童患者早期还可能出现性格改变，如烦躁、好哭、淡漠等。随着病情进展，会逐渐出现头痛，起初可为间歇性，之后逐渐变为持续性，疼痛程度也会加重，多伴有呕吐，呕吐呈喷射性，与颅内压增高有关。同时，患者可出现脑膜刺激征，如颈项强直、克氏征阳性、布氏征阳性等。

精神症状也较为常见，可表现为烦躁、淡漠、谵妄、嗜睡等不同程度的意识障碍，部分患者还会有癫痫发作。如果病情进一步发展，影响到脑实质及脑神经，可出现肢体瘫痪、感觉障碍、视力减退、听力下降、面瘫等神经功能缺损表现，严重时可因颅内压持续增高导致脑疝形成，出现瞳孔不等大、对光反射消失等危急情况，危及生命。

（四）诊断要点

诊断结核性脑膜炎需要综合多方面因素。病史方面，要重点询问患者是否有结核病史，比如既往是否患过肺结核、淋巴结核等，或者是否接触过结核患者，以及近期有无导致免疫力下降的因素等情况。

临床表现上出现上述的结核中毒症状结合逐渐加重的头痛、呕吐、脑膜刺激征，以及神经功能缺损等表现，可提示该病。

辅助检查中，脑脊液检查意义重大，结核性脑膜炎患者的脑脊液压力通常升高，外观多呈毛玻璃样混浊，白细胞数可增多，以淋巴细胞为主，蛋白含量增高，糖和氯化物含量明显降低，这是其较为典型的脑脊液改变特点。脑脊液抗酸染色涂片查找结核分枝杆菌，虽阳性率相对较低，但若发现该菌则对诊断具有确诊价值，另外，脑脊液结核分枝杆菌培养也是确诊的重要方法，但耗时较长。

头颅CT或MRI检查可发现脑基底池、脑膜增厚、强化，脑实质内可有结核瘤、脑积水等影像学表现，有助于辅助诊断。同时，还可进行胸部X线、CT等检查，查看是否存在肺部等其他部位的结核病灶，为诊断提供参考依据。另外，结核菌素试验（PPD试验）、γ-干扰素释放试验等检查可帮助判断患者是否存在结核感染，但对于结核性脑膜炎的确诊特异性并非绝对，需要结合其他检查综合判断。

（五）药物治疗

药物治疗的核心是抗结核治疗，遵循早期、联合、适量、规律、全程的原则。常用的抗结核药物包括异烟肼、利福平、吡嗪酰胺、乙胺丁醇、链霉素等，一般采用四联用药方案，如异烟肼+利福平+吡嗪酰胺+乙胺丁醇，强化治疗阶段通常持续2～3个月，之后进入巩固治疗阶段，巩固治疗时间较长，一般需要9～12个月甚至更久，具体疗程要根据患者的病情、治疗反应等情况个体化调整。

在使用抗结核药物过程中，需要密切监测药物的不良反应，比如异烟肼可能导致周围神经炎、肝损害等，可同时给予维生素B6预防周围神经炎；利福平可能引起肝功能损害、胃肠道反应、过敏反应等，用药期间要定期监测肝功能；吡嗪酰胺可致高尿酸血症、肝损害等；乙胺丁醇可能引起视神经炎，进而影响视力，建议定期进行视力和视野检查，以观察患者的视力变化情况。

同时，对于颅内压增高的情况，要应用脱水降颅压药物，如甘露醇、甘油果糖等进行治疗，必要时可考虑行脑室穿刺引流等措施，减轻脑积水，缓解颅内压。对于有癫痫发作的患者，需选用合适的抗癫痫药物，如苯妥英钠、卡马西平、丙戊酸钠等进行控制。另外，要加强营养支持，保证患者摄入足够的热量、蛋白质等营养物质，提高机体的抵抗力，促进病情恢复，还需注意预防和处理其他可能出现的并发症，如肺部感染、深静脉血栓等。

第三节　癫痫

一、病因

（一）原发性癫痫病因探讨

原发性癫痫又称特发性癫痫，其病因目前尚未完全明确，多认为与遗传因素密切相关。研究发现，在部分原发性癫痫患者的家族中，存在癫痫的遗传易感性，可能是某些基因的突变或多基因的异常组合，导致了大脑神经元的兴奋性和抑制性平衡失调，使得大脑神经元容易出现异常放电现象，进而引发癫痫发作，但具体的致病基因及遗传机制仍在不断深入研究之中。此外，大脑皮质发育异常等先天性因素也可能在原发性癫痫的发病中起到一定作用，比如神经元异位、皮质发育不良等情况，影响了大脑正常的神经环路形成和神经电活动，增加了癫痫发作的风险。

（二）继发性癫痫病因分析

继发性癫痫是由各种明确的脑部病变或全身性疾病引起的。在脑部病变方面，脑血管疾病如脑梗死、脑出血等，在病变恢复过程中，局部脑组织形成瘢痕、软化灶等，这些病变可干扰周围神经元的正常电活动，进而引发癫痫发作；脑肿瘤可直接压迫、侵犯周围脑组织，破坏脑的正常结构和神经传导通路，导致神经元异常放电；中枢神经系统感染，如病毒性脑炎、细菌性脑膜炎等，炎症损伤脑实质后，遗留的脑损伤灶易成为癫痫发作的病灶；还有颅脑外伤，无论是开放型还是闭合型颅脑外伤，脑实质受损后，随着时间推移，有可能出现癫痫发作的后遗症。

全身性疾病方面，代谢性疾病如低血糖、低血钙、尿毒症等，可影响神经细胞的代谢和兴奋性，使神经元膜电位不稳定，诱发癫痫；内分泌紊乱，例如甲状腺功能亢进等，可通过影响神经系统的功能状态，诱发癫痫发作；中毒性疾病，如酒精中毒、药物中毒（某些抗精神病药、抗菌药等使用不当）等，也可能对大脑神经元产生不良影响，导致癫痫发作。

二、发病机制

（一）神经元异常放电原理

癫痫发作的根本机制在于大脑神经元的异常放电。正常情况下，大脑神经元通过突触传递神经冲动，其细胞膜上存在多种离子通道，如钠离子通道、钾离子通道、钙离子通道等，维持着细胞膜内外的离子浓度梯度和电位差，保证神经元处于相对稳定的静息电位状态。当某些因素打破这种平衡时，比如离子通道功能异常、神经递质失衡、神经元结构受损等，就会导致神经元膜电位发生改变，使其兴奋性异常增高，当达到一定阈值时，神经元就会产生动作电位，出现异常放电。

一旦某个神经元开始异常放电，该异常电活动便会借助突触联系，迅速传播到周围的神经元，形成异常的神经电活动网络，当这种异常放电在大脑内广泛传播且达到一定强度和范围时，就会干扰大脑正常的神经功能，引发癫痫发作时的各种临床表现，如意识丧失、肢体抽搐、感觉异常等。而且，大脑额叶、颞叶等不同区域的神经元异常放电，会导致不同类型的癫痫发作表现，例如额叶癫痫发作常表现为短暂的、突然的动作停止、凝视、简单的自动症等；颞叶癫痫发作多伴有复杂的精神症状、幻觉、错觉以及自动症等。

（二）同步化放电机制

除了神经元的异常放电，这些异常放电的神经元之间还存在同步化放电的现象，这也是癫痫发作的重要机制之一。大脑内众多神经元原本各自进行着相对独立的电活动，但在某些病理情况下，通过神经元之间的缝隙连接、突触可塑性改变等机制，使得多个神经元的放电时间和频率趋于一致，形成同步化的放电活动，这种同步化放电能够增强异常电活动的强度和传播范围，使得癫痫发作更容易被诱发且持续时间可能更长，加重了对大脑功能的影响。

（三）临床表现

癫痫的临床表现复杂多样，主要取决于癫痫发作的类型、起源部位以及传播范围等因素。常见的发作类型有全身性强直–阵挛发作，俗称“大发作”，发作时患者突然意识丧失，全身骨骼肌强直性收缩，表现为双眼上翻、牙关紧闭、四肢伸直，随后进入阵挛期，肌肉有节律地抽动，常伴有口吐白沫、大小便失禁等情况，发作持续数分钟后可自行停止，患者进入昏睡状态，醒后常感觉头痛、全身酸痛、乏力等。

部分性发作也是较为常见的类型，可分为单纯部分性发作和复杂部分性发作。单纯部分性发作时，患者意识清楚，可出现局部肢体的抽搐、感觉异常（如针刺感、麻木感等）、自主神经症状（如面色潮红、出汗等）等表现，发作时间较短，一般不超过1 min；复杂部分性发作则多伴有意识障碍，患者可出现一些看似有目的但实际无意义的动作，如咂嘴、咀嚼、摸索等自动症，发作持续时间相对较长，结束后患者往往不能回忆发作过程。

此外，失神发作多见于儿童，表现为短暂的意识丧失，突然停止正在进行的活动，双眼凝视，呼之不应，持续数秒到数十秒后可自行恢复，发作频繁，每日可达多次，但发作后能立即恢复正常活动，无明显发作后不适。还有肌阵挛发作，表现为快速、短暂、触电样的肌肉收缩，可累及全身肌肉或局限于某一肌群，可单个出现，也可连续发作。

（四）诊断要点

诊断癫痫需要综合多方面的信息。首先是详细准确的病史采集，要询问患者发作的具体情况，包括发作的频率、诱发因素、发作前有无先兆、发作时的具体表现（如是否有意识丧失、肢体抽搐的形式等）、发作后状态等，还需了解患者既往的疾病史、家族史等情况，家族中是否有癫痫患者对于判断病因有一定参考价值。

临床表现上，出现上述典型的癫痫发作症状是重要依据，但仅凭一次发作不能确诊癫痫，需要观察到反复多次发作的情况。

辅助检查方面，脑电图（EEG）是诊断癫痫最重要的检查方法之一，癫痫患者在发作期间脑电图常显示棘波、尖波、棘–慢波综合、尖–慢波综合等异常放电波形，在发作期更易捕捉到典型癫痫样放电，对确定发作类型、起源部位等意义重大。不过，部分患者脑电图可能在多次检查后才出现异常，所以必要时需进行长程脑电图监测，如24 h动态脑电图或视频脑电图等。

头颅CT或MRI等影像学检查有助于排查是否存在脑部结构性病变，如脑肿瘤、脑血管畸形、脑外伤后遗症等，这些病变可能是继发性癫痫的病因，对于明确癫痫的病因、制订治疗方案有重要辅助作用。另外，还可进行血液生化检查，查看血糖、血钙、肝肾功能等指标，排查是否存在代谢性疾病等全身性因素诱发癫痫的可能。

（五）药物治疗

药物治疗是癫痫目前最主要的治疗手段，目的是控制癫痫发作，提高患者的生活质量，尽量减少药物的不良反应。

在药物选择方面，要根据癫痫发作的类型进行个体化选药。对于全身性强直–阵挛发作，常用的一线药物有丙戊酸钠、苯妥英钠、卡马西平、拉莫三嗪等，这些药物可通过调节神经元的兴奋性，抑制异常放电的产生和传播来控制发作；失神发作首选乙琥胺、丙戊酸钠等药物，乙琥胺对失神发作疗效较好，不良反应相对较小，丙戊酸钠适用范围较广，对多种类型的癫痫发作都可能有一定控制作用；部分性发作可选用卡马西平、奥卡西平、左乙拉西坦等药物，它们能作用于大脑局部异常放电区域，减少发作次数。

用药原则上，一般遵循单药治疗优先的原则，从小剂量开始，逐渐增加剂量，直至达到有效控制发作且无明显不良反应的合适剂量。如果单药治疗效果不佳，可考虑联合用药，但联合用药时要注意药物之间的相互作用，避免不良反应增加。同时，患者需要规律服药，不能自行停药、换药或减量，否则容易导致癫痫复发，甚至出现癫痫持续状态等严重情况。

在治疗过程中，要密切监测药物的不良反应，不同的抗癫痫药物有不同的不良反应特点。例如丙戊酸钠可能导致肝功能损害、体重增加、脱发等，用药期间需定期监测肝功能；苯妥英钠可能引起牙龈增生、多毛、共济失调等不良反应，要注意观察患者的口腔、毛发及肢体协调情况；卡马西平可能出现皮疹、白细胞减少、肝肾功能损害等不良反应，一旦出现异常情况要及时调整药物剂量或更换药物。

此外，对于药物治疗效果差、药物不良反应难以耐受或者存在明确的可手术切除的脑部病灶等情况的患者，可考虑进行手术治疗，如癫痫病灶切除术、胼胝体切开术等，但手术治疗有一定的适应证和风险，需要严格评估后谨慎选择。

第四节 神经内科疾病药物治疗

一、常用药物类别

（一）改善脑循环药物种类及作用机制

改善脑循环药物依据成分与作用途径，主要分为中药制剂和西药制剂。中药制剂常以活血化瘀、通络止痛为治则组方，其作用机制多涉及扩张脑血管、降低血液黏稠度、抑制血小板聚集等多靶点协同作用。如川芎清脑颗粒，主要含川芎、当归、防风等多味中药，川芎作为君药，具有显著的改善脑循环功效，能降低血黏稠度，增加脑血流量，可有效缓解脑动脉粥样硬化症引发的偏头痛。其作用机制与川芎所含的川芎嗪等活性成分相关，川芎嗪可舒张血管平滑肌，促进血管舒张，进而改善脑部供血。

西药制剂涵盖钙通道阻滞剂、血管扩张剂等类别。钙通道阻滞剂如尼莫地平，能选择性作用于脑血管平滑肌细胞的钙离子通道，阻滞钙离子内流，使血管舒张，增加脑血流量，尤其适用于脑血管痉挛所致的缺血性脑损伤，在蛛网膜下腔出血后的脑血管痉挛预防与治疗中应用广泛。血管扩张剂硝酸甘油，可释放一氧化氮，激活鸟苷酸环化酶，促使环磷酸鸟苷生成增加，引起血管平滑肌舒张，改善脑部微循环，常用于急性缺血性脑卒中早期，辅助恢复脑灌注。但使用血管扩张剂需谨慎评估血压等因素，以防血压过度下降加重脑缺血。

（二）抗癫痫药物介绍

抗癫痫药物选用紧密关联癫痫发作类型。针对部分性发作，一线药物有卡马西平、奥卡西平，其作用机制主要是通过阻断神经元电压依赖性钠离子通道，稳定细胞膜，抑制神经元异常高频放电的产生与扩散。卡马西平对复杂部分性发作疗效确切，能有效控制发作症状，但部分患者用药初期可能出现头晕、皮疹等不良反应，长期使用需监测血常规、肝肾功能。奥卡西平为卡马西平的衍生物，在保留抗癫痫活性的同时，不良反应相对较少，尤其对卡马西平不耐受患者是替代佳选。

全面性强直-阵挛发作可选用丙戊酸钠，它是一种广谱抗癫痫药，作用涉及增强γ-氨基丁酸（GABA）介导的抑制作用、调节钠离子通道等多环节，对多种癫痫发作类型均有效果，不过可能引发肝功能损害、体重增加等问题，用药期间需规律监测肝功能。拉莫三嗪也是常用药物，起始剂量一般为25mg，每周可增加25～50mg，可抑制兴奋性氨基酸谷氨酸的释放，调节神经递质平衡，适用于多种癫痫综合征，对认知功能影响小，但加量过快易诱发皮疹，且与丙戊酸钠合用时，拉莫三嗪的剂量应适当减少。

二线抗癫痫药物如托吡酯，通过多重作用机制抗癫痫，包括阻断钠离子通道、增强GABA活性、拮抗谷氨酸受体等，对难治性癫痫部分性发作、Lennox-Gastaut综合征有一定疗效，不过可能导致认知功能障碍、肾结石风险增加，用药时需充分权衡利弊，并嘱咐患者多饮水。

（三）抗帕金森药物概述

抗帕金森药物主要包含多巴胺替代药物、多巴胺受体激动剂、单胺氧化酶B抑制剂、儿茶酚氧位甲基转移酶（COMT）抑制剂及抗胆碱能药物等。

多巴胺替代药物以左旋多巴为代表，作为帕金森病治疗的基石，能透过血脑屏障，在脑内被多巴脱羧酶转化为多巴胺，补充纹状体中多巴胺的不足，显著改善运动迟缓、震颤、肌强直等症状，对老年患者或伴智能减退者常作为首选。但其长期使用存在运动并发症风险，如剂末现象、异动症等。为延缓其在外周脱羧，常联合苄丝肼或卡比多巴制成复方制剂，如多巴丝肼片、卡左双多巴缓释片。

多巴胺受体激动剂如普拉克索，可直接激动纹状体多巴胺受体，模拟多巴胺作用，既能单独用于早期帕金森病，延缓运动并发症出现，又可与左旋多巴联合用于中晚期患者，减轻症状波动。其优势在于对非运动症状如抑郁、焦虑也有一定改善作用，不过部分患者起始用药可能出现恶心、嗜睡等不适，需从小剂量起始，缓慢加量。

单胺氧化酶B抑制剂如司来吉兰、雷沙吉兰，通过抑制脑内单胺氧化酶B活性，减少多巴胺降解，维持多巴胺浓度稳定，发挥抗帕金森作用，常作为疾病早期单药治疗或与其他药物联合应用，延缓疾病进展，但要注意与某些食物、药物存在相互作用，可能引发高血压危象等严重后果。

COMT抑制剂如恩他卡朋，可抑制左旋多巴在外周的代谢，增加其生物利用度，使更多左旋多巴进入脑内转化为多巴胺，增强疗效，多与左旋多巴制剂联用，辅助改善中晚期患者运动症状，用药时需关注腹泻等不良反应，监测肝功能。

抗胆碱能药物苯海索，主要用于改善帕金森病的静止性震颤，通过阻断胆碱能神经通路，纠正纹状体递质失衡，但鉴于其可能导致认知功能下降、尿潴留等不良反

（四）抗痴呆药物基础原理

抗痴呆药物针对阿尔茨海默病等痴呆类型，主要包括胆碱酯酶抑制剂、谷氨酸受体拮抗剂、脑代谢激活剂等。

胆碱酯酶抑制剂是治疗轻、中度阿尔茨海默病的一线用药，像多奈哌齐、卡巴拉汀、加兰他敏等。这类药物能透过血脑屏障，抑制脑内乙酰胆碱酯酶活性，减少乙酰胆碱水解，提升突触间隙乙酰胆碱含量，增强胆碱能系统功能，进而改善患者认知功能、记忆力、注意力等。多奈哌齐选择性高，作用持久，每日一次用药方便，但可能引起胃肠道不适，如恶心、呕吐等，通常在用药一段时间后可逐渐耐受。卡巴拉汀不仅抑制乙酰胆碱酯酶，还对丁酰胆碱酯酶有作用，能更全面维持胆碱能递质水平，适用于伴有精神行为症状的患者，使用时一般从低剂量每日1.5mg开始，根据患者耐受情况逐渐增加剂量，第2～4周逐渐增加剂量1.5mg，最大剂量可达第日6mg，需密切关注不良反应。

谷氨酸受体拮抗剂美金刚，为治疗中重度阿尔茨海默病的关键药物，它可非竞争性阻断N–甲基–D–天冬氨酸（NMDA）受体，调节谷氨酸介导的兴奋性毒性，防止神经元过度兴奋损伤，稳定神经细胞功能，对患者认知、精神行为异常均有改善，且不良反应相对温和，耐受性良好，与胆碱酯酶抑制剂联合使用能协同增效，为中重度患者带来更多获益。

脑代谢激活剂如茴拉西坦、奥拉西坦等，可促进脑细胞对葡萄糖、氨基酸的摄取利用，增强脑代谢，改善脑功能，对痴呆患者认知障碍、记忆力减退有辅助改善作用，常作为综合治疗的一部分，与其他抗痴呆药物或康复治疗联用，以延缓病情进展。

（五）抗感染药物在中枢神经系统应用机制

中枢神经系统感染常见细菌、病毒、真菌等病原体感染类型，抗感染药物依次分为抗菌药物、抗病毒药物、抗真菌药物等，这种分类主要依据病原体的类型和药物的作用靶点。

抗菌药物因血脑屏障存在，穿透性是用药关键考量。部分药物如磺胺类、硝基咪唑类、喹诺酮类、氯霉素及利福平，无论脑膜是否有炎症均易透过血脑屏障，凭借其高脂溶性，能快速在脑脊液、脑组织达到有效抑菌浓度。以磺胺嘧啶为例，其化学结构利于穿透屏障，可竞争性抑制细菌二氢叶酸合成酶，阻碍细菌叶酸合成，进而抑制细菌生长繁殖，常用于治疗流行性脑脊髓膜炎。

而多数青霉素类、头孢呋辛、第三,四代头孢菌素类、单环β-内酰胺类、碳青霉烯类及糖肽类抗菌药物，在脑膜炎症时，血脑屏障通透性显著增加，能有效抵达感染部位发挥抗菌作用。如头孢曲松，属第三代头孢菌素，对革兰阴性菌、阳性菌均有较强抗菌活性，可透过炎症状态下血-脑屏障，通过抑制细菌细胞壁合成杀菌，是细菌性脑膜炎经验治疗的常用药物，但使用时要依据药敏试验结果精准调整，以防耐药。

抗病毒药物如阿昔洛韦，针对单纯疱疹病毒感染引发的脑炎，它能在病毒感染细胞内，经病毒胸苷激酶磷酸化后，转化为三磷酸阿昔洛韦，竞争性抑制病毒DNA聚合酶，阻断病毒DNA合成，发挥抗病毒功效。由于病毒感染具有隐匿性、变异性，用药时机、剂量及疗程需严格把控，且常联合免疫调节治疗，如使用干扰素等药物，调节机体免疫细胞活性，提升机体抗病毒能力。

抗真菌药物如两性霉素B，用于中枢神经系统真菌感染，如隐球菌脑膜炎。它与真菌细胞膜上麦角固醇结合，形成微孔，改变膜通透性，致细胞内物质外漏，真菌死亡。但因其毒性较大，尤其肾毒性突出，临床应用时常需严密监测肾功能，联合使用其他辅助药物减轻不良反应，确保治疗安全有效。

二、药物治疗基本原则

（一）个体化用药原则

个体化用药是神经内科疾病药物治疗的核心准则。不同个体对药物的反应差异显著，受多种因素交织影响。年龄方面，老年人肝肾功能生理性减退，药物代谢、排泄速率放缓，如给予老年帕金森病患者常规剂量左旋多巴，血药浓度易偏高，运动并发症风险骤升，故初始剂量通常需酌减，加量宜缓；而儿童处于生长发育阶段，药物分布容积、代谢酶活性与成人殊异，抗癫痫药剂量常按体重或体表面积精细换算，且用药过程需紧密监测生长发育指标，以防药物不良干扰。

性别差异同样不容忽视，部分女性经期、孕期、哺乳期生理状态波动剧烈，影响药物疗效与安全性。如孕期癫痫发作频率改变，抗癫痫药选择与剂量调整须兼顾母体病情控制及胎儿发育保障，拉莫三嗪相对丙戊酸钠在孕早期致畸风险较低，可能成为优选；经期女性偏头痛发作或与雌激素波动关联，预防性用药时机与剂量应契合生理期特点动态优化。

肝肾功能状况更是左右药物剂量的关键，肝损患者经肝代谢药物（如部分抗癫痫药、抗抑郁药）清除受阻，需依肝功能分级相应减量或更换药物；肾功能不全者，经肾排泄药物（如氨基糖苷类抗生素、部分改善脑循环药）易蓄积中毒，应参照肌酐清除率精准调整剂量、延长给药间隔，必要时换用肾毒性小的同类药物。

病情严重程度及进展阶段各异，用药策略大相径庭。急性重症脑血管意外早期，为挽救濒死脑组织，改善脑循环、脱水降颅压药物剂量常偏大，力求迅速改善脑灌注、减轻脑水肿；而恢复期康复阶段，则侧重功能恢复辅助用药，剂量适中，注重长期疗效与安全性平衡。

基因多态性近年来备受瞩目，部分药物代谢酶基因（如细胞色素P450酶系）、药物作用靶点基因多态性，可致药物代谢速率、药效反应天差地别。如某些患者携带特定CYP2C19基因亚型，服用氯吡格雷抗血小板聚集效果欠佳，需换用其他抗栓药物或调整剂量，在条件允许时，用药前行基因检测，可为精准个体化用药提供有力支撑，大幅提升治疗效果、降低不良反应风险。

（二）联合用药原则

联合用药旨在集多种药物优势，协同增效、弥补短板，全方位应对复杂病情。如癫痫治疗中，部分难治性癫痫单药控制不佳，卡马西平主要通过阻断神经元电压依赖性钠离子通道发挥作用，丙戊酸钠则可增强γ-氨基丁酸介导的抑制作用等调节神经递质，二者联合，可分别从钠离子通道阻断、神经递质调节不同靶点发力，增强癫痫发作抑制效果；帕金森病中晚期，左旋多巴联合多巴胺受体激动剂普拉克索，既能保障运动症状缓解，又可延缓左旋多巴诱发的运动并发症，改善非运动症状，提升患者生活质量。

但联合用药绝非随意堆砌，需严格遵循指南、循证医学证据。如抗痴呆治疗，多奈哌齐与美金刚联合用于中重度阿尔茨海默病，两者作用机制互补，分别针对胆碱能系统与谷氨酸兴奋型毒性，协同改善认知、精神行为症状，临床研究充分验证其有效性与安全性；而无充分依据的多种抗癫痫药联用，不仅增加不良反应风险，还可能因药物相互作用诱发癫痫持续状态，危及生命。

用药全过程需严密监测不良反应，药物相互作用常引发新问题。如抗菌药物联合时，头孢菌素与氨基糖苷类联用虽可扩大抗菌谱、增强杀菌力，但增加肾毒性风险，一般情况下，联合使用时肾毒性风险较单药使用可升高约20%～30%，具体因药物种类、剂量及患者个体差异有所不同。必须密切监测肾功能指标（血肌酐、尿素氮等），依据变化及时调整剂量、停药或换药；抗癫痫药联合易致头晕、共济失调等神经系统不良反应，应叮嘱患者留意身体变化，定期复诊评估，一旦异常，迅速甄别归因，调整治疗方案。

（三）剂量调整与疗程把控原则

剂量调整依据疗效、不良反应、疾病进展动态权衡。初始用药多从小剂量起步，渐至有效剂量，兼顾安全与耐受。如抗抑郁药治疗神经内科伴发抑郁焦虑患者，初始小剂量旨在减轻初期不良反应，避免患者因不适而拒药，随后依抑郁症状缓解程度、情绪改善状况，每1～2周适度增量，直至症状显著缓解或达足量疗程。若增量过程不良反应凸显（如恶心、失眠加剧），先予对症处理，必要时暂缓增量，待耐受后再调整。

治疗期间不良反应警示剂量调整，以抗帕金森药为例，左旋多巴所致异动症，若轻微不影响生活，可尝试减少单次剂量、增加给药频次，维持血药浓度相对平稳；若严重影响活动，需大幅减量甚至停药，换用其他抗帕金森策略。肝肾功能指标异常波动，更是药物剂量调整强指征，如使用两性霉素B抗真菌，肌酐升高提示肾毒性，依升高幅度相应减量、延长给药间隔或停药，并行护肾治疗。

疾病进展是关键导向，缺血性脑卒中急性期改善脑循环、抗血小板聚集药物足量冲剂，力求迅速开通血管、挽救半暗带组织；恢复期则视神经功能恢复、血管再通状况，逐步过渡至维持剂量，强化二级预防，防止复发。癫痫患者发作控制稳定达2～3年，脑电图显著改善后，抗癫痫药物可谨慎减量，过程持续数月至一年，密切监测有无发作征兆,一旦复发，即刻恢复原剂量。

疗程因疾病而异，感染性疾病依病原体、感染部位、严重程度精准设定。细菌性脑膜炎，静脉用头孢曲松钠抗菌药，待体温正常、脑脊液指标好转后，仍需巩固治疗1～2周，确保病菌彻底清除，以防复发；病毒性脑炎阿昔洛韦疗程依病毒种类、免疫状态约10～21天不等，疗程不足易致病毒潜伏再燃。慢性非感染疾病如帕金森病、阿尔茨海默病，多需长期甚至终身服药，以延缓疾病病情进展，改善患者生存质量，其间规律复诊，依病情细微变化适时优化方案，守护患者神经系统功能。

三、药物治疗不良反应及应对

（一）常见不良反应类型

1. 神经系统相关不良反应

神经内科药物引发的神经系统不良反应涵盖诸多症状，从轻度头晕、嗜睡至严重震颤加重、共济失调等。以抗癫痫药物为例，如苯妥英钠，其稳定神经元细胞膜、抑制异常放电的机制，在部分患者身上可能因血药浓度波动，过度抑制正常神经传导，引发头晕目眩，仿若置身舟船之上，步态不稳，影响日常活动；卡马西平用药初期，10%～20%的患者会出现嗜睡乏力，精神萎靡不振，干扰工作学习效率，此为药物对中枢神经系统抑制作用过强，干扰觉醒调节机制所导致。

帕金森病治疗中，左旋多巴长期使用致运动并发症，剂末现象恰似能量将尽的机器，临近下次服药时段，肢体震颤、动作迟缓卷土重来，严重影响患者精细动作，穿衣系扣、持筷进食艰难无比；异动症则似不受控的舞蹈，面部、肢体不自主扭动，给患者带来极大身心困扰，源于纹状体多巴胺受体长期受药物刺激，敏感性失衡，引发异常信号传导。

抗精神病药氯丙嗪，阻断多巴胺等多种神经递质受体，部分患者用药后出现急性肌张力障碍，颈部肌肉强直，头部被迫扭转，痛苦不堪，或是静坐不能，双腿如同按了弹簧，难以安静就座，均因药物扰乱基底节神经递质平衡，干扰运动调节环路。这些神经系统不良反应轻重有别，轻者影响生活质量，重者致残致畸，临床用药需依患者耐受、病情权衡，严密监测，及时干预。

2. 胃肠道不良反应

胃肠道不良反应是口服药物常见副作用，主要表现为恶心、呕吐、腹痛、腹泻、便秘等。抗生素如阿奇霉素，服药后常出现恶心感，刺激胃肠蠕动紊乱，胃内压升高，引发呕吐反射；部分抗癫痫药（如丙戊酸钠）、抗帕金森药（如左旋多巴），也易诱发恶心呕吐，与药物刺激胃肠道传入神经，激活呕吐中枢相关，或是改变胃肠道激素分泌，扰乱消化节奏。

某些药物导致胃肠动力异常改变，引发便秘或腹泻反应。抗胆碱能药物苯海索，为控制帕金森震颤而抑制胃肠胆碱能神经，导致胃肠蠕动减缓，粪便干结滞留，患者排便费力、频次锐减；而部分泻药类、促胃肠动力药，若剂量失当、用药指征不符，会影响肠道蠕动，腹泻不止，水电解质紊乱风险骤升。长期药物刺激下，胃肠黏膜屏障功能受损，炎症、溃疡悄然滋生，为后续消化吸收埋下隐患，用药时合理选择剂型（如肠溶制剂）、服药时机（餐后等）、并辅以护胃药物，可防患未然。

3.肝肾功能损害表现

多数药物经肝肾代谢排泄，易致肝损伤。肝损伤时，肝细胞内转氨酶增高，血清谷丙转氨酶（ALT）、谷草转氨酶（AST）水平升高提示肝细胞炎症、细胞膜通透性改变；胆红素代谢受阻，血清胆红素升高，患者巩膜、皮肤黄染，尿液如浓茶色，是为黄疸信号，药物或其代谢物直接攻击肝细胞结构、干扰代谢酶系，或是引发免疫介导肝损伤，如抗结核药异烟肼，代谢产物诱发过敏反应，累及肝脏。

肾损伤初期隐匿，血肌酐、尿素氮水平悄然上升，肾小球滤过功能下降，随病情进展，尿量、尿色改变，出现蛋白尿、血尿，肾小管重吸收、排泄功能失调，药物结晶沉积堵塞肾小管（如磺胺类）、缺血缺氧损伤（如部分抗生素致肾内血流异常）、免疫炎症损伤（如某些中药成分引发间质性肾炎）。尤其老年人、肝肾功能不全、联合用药复杂患者，长期用药时肝肾检测必不可少，定期复查生化指标，依据结果调整方案，保障用药安全。

（二）不良反应监测方法

1.实验室指标监测

实验室指标可以监测药物不良反应。肝肾功能指标首当其冲，服药前基线肝功能（ALT、AST、胆红素、白蛋白、球蛋白等）、肾功能（血肌酐、尿素氮、胱抑素C、肾小球滤过率估算值等）测定，供后续对比；用药期间定期（初始1～2周、稳定后1～3月）复查，动态捕捉指标波动。若ALT短期内升高超正常上限3倍，或血肌酐渐进攀升，警示药物肝、肾毒性来袭，需排查原因，调整用药方案。

血常规监测同样关键，通过白细胞、红细胞、血小板计数等指标可了解血液系统是否受到干扰。抗癫痫药卡马西平可致粒细胞减少，白细胞数量锐减，感染风险大增；化疗药、免疫抑制剂常引发全血细胞减少，患者面色苍白、头晕乏力、鼻出血、牙龈出血，多源于骨髓造血受抑制，此时依血细胞变化，或减量、停药，或予升细胞药物“支援”。此外，凝血功能、电解质、血糖、血脂等指标按需监测，多维度评估药物代谢、内分泌影响，综合判断不良反应“全貌”，精准施措。

2.临床症状观察要点

医护人员应仔细观察临床症状是否属于不良反应。查房时细察患者神态、面容、动作，有无萎靡嗜睡、震颤、步态不稳，询问睡眠、情绪、认知变化，捕捉神经系统细微异常；进餐时段留意患者食欲、进食量，有无恶心干呕、腹痛腹胀、腹泻便秘，及时甄别胃肠道反应；查看皮肤色泽、有无黄染、瘀斑瘀点，巩膜颜色，辅助判断肝肾功能失常的蛛丝马迹。

患者自我监测同样重要，用药前医护给予详尽指导，告知常见不良反应表现，发放症状记录卡，患者依此记录每日不适，如头晕发作频率、程度，恶心持续时间，皮疹出现部位、形态，复诊时精准反馈，为医护调整方案提供一手“情报”。医患携手，构建严密不良反应监测网，将隐患扼杀于萌芽。

（三）不良反应的处理措施

1.药物剂量调整策略

药物剂量调整依据不良反应程度及药物特性进行。轻度不良反应，如抗高血压药初期轻微头晕、乏力，如不影响生活，可暂维持剂量，密切观察，多数患者随用药适应，症状渐消；若头晕伴血压过低、黑蒙晕厥风险，或抗癫痫药轻微嗜睡致学习工作差错频出，则需适度减量，以10%～20%幅度递减，再兼顾疗效与耐受。

药物特性主导调整节奏，如左旋多巴治疗帕金森病，异动症轻度，减少单次剂量10%～15%，增加日服药次数，平缓血药浓度波动，以缓解异动；降压药硝苯地平控释片，若降压过猛，换用平片并减量，依血压波动精细调量。肝肾功能受损时，依指标升高幅度、肌酐清除率，对经肝肾代谢排泄药物（如抗生素、降糖药）按公式精准减量，或延长给药间隔，确保药效同时，规避毒性“累积”，全程依患者反应、复查指标动态优化，实现个性化用药“平衡”。

2.更换药物的考量与实施

换药时机审慎抉择，当不良反应严重（如药物致肝衰竭、剥脱性皮炎、危及生命的心律失常等）、经剂量调整无效，或出现新禁忌证（如药物过敏）时，即刻启动换药流程。如抗癫痫药丙戊酸钠引发严重肝损伤，紧急停用，换用拉莫三嗪等肝毒性较小的药物；抗精神病药致严重锥体外系反应，切换至新型不良反应少药物。

换药步骤循序渐进，避免切换致病情反跳。以降压药为例，旧药渐减量同时，新药从低剂量起始，两者重叠1～2周，平稳过渡，其间严密监测血压、心率等；抗癫痫换药更需谨小慎微，依据发作类型、频率，脑电图变化等情况，数月内缓慢替换，以防癫痫持续状态“乘虚而入”。新药选择兼顾疗效、安全、经济，参考同类药物不良反应谱、循证证据、患者个体差异（年龄、共病等），多学科会诊确定最优方案，换药全程守护患者健康。

3.辅助治疗手段应用

对症治疗缓解不适，抗恶心呕吐药物（如昂丹司琼、甲氧氯普胺）可缓解化疗、部分抗生素引发的胃肠反应，快速止吐；通便药（如乳果糖、开塞露）可帮助服用抗胆碱能药后便秘的患者通便；镇静催眠药（如佐匹克隆）可改善抗精神药物所致的失眠症状，提升睡眠质量。

肝肾功能损伤时，补充优质蛋白（鸡蛋、牛奶等），限盐限磷，维持机体代谢需求，减轻肝肾负担；维生素、微量元素（如B族维生素、锌）补给，修复受损黏膜、神经组织，助力康复。中医药辅助独具特色，保肝益肾中药方剂（如六味地黄丸加减护肾、护肝片疏肝）、穴位按摩（足三里、内关调节胃肠），辨证施治，协同西药增效减毒，从整体出发，为患者驱散不良反应“阴霾”，全方位保障神经内科药物治疗安全有效推进。

综上所述，神经内科疾病的药物治疗是一项兼具专业性与复杂性的工作。我们详细探讨了多种常见神经内科疾病，如脑血管病、中枢神经系统感染、癫痫、帕金森病以及阿尔茨海默病等各自的病因、发病机制、临床表现、诊断要点及相应的药物治疗策略。在药物治疗方面，了解常用药物类别及其作用机制，遵循个体化、联合用药以及剂量调整与疗程把控等基本原则，有助于提升治疗的精准性与有效性。同时，要高度重视药物治疗可能产生的不良反应，通过实验室指标监测、临床症状观察等方法及时察觉，并依据药物剂量调整、更换药物或采用辅助治疗手段等合理措施妥善应对。

第五章　呼吸内科疾病诊断与药物治疗

呼吸内科疾病种类繁多且复杂，涵盖了从常见的感染性疾病到各类慢性气道疾病，再到肺部肿瘤、间质性疾病等，严重影响着患者的生活质量乃至生命健康。准确的诊断以及合理有效的药物治疗在呼吸内科疾病的管理中起着至关重要的作用。诊断是制定治疗方案的基础，只有通过对病史的细致收集、体格检查的严谨实施以及各类实验室和影像学检查的综合运用，才能精准判断疾病的类型、严重程度等关键信息。而药物治疗则是改善患者症状、控制病情进展、提高生活质量乃至延长生存期的核心手段。不同类别的药物，如抗感染药物针对病原体、支气管扩张剂改善气道通气、糖皮质激素调节免疫与抗炎等，各有其独特的作用机制与适用范围。在实际临床应用中，还需遵循个体化、联合用药、合理把控剂量与疗程等基本原则，以确保药物治疗的安全性与有效性。

第一节　呼吸内科疾病诊断方法

一、病史采集

（一）一般信息收集

详细了解患者的职业、生活环境及吸烟史等信息，这对呼吸内科疾病的诊断至关重要。不同职业接触的物质各异，如矿工、石棉工人长期暴露于粉尘、石棉纤维中，患尘肺病、间质性肺疾病的风险显著增加；而化工从业者频繁接触有毒化学气体，易引发气道损伤、肺部炎症。生活环境因素亦不容忽视，居住在空气污染严重地区，如靠近工厂、交通要道的人群，长期吸入二氧化硫、氮氧化物、颗粒物等污染物，可导致呼吸道黏膜受损，诱发或加重呼吸系统疾病；室内通风不良、潮湿环境利于真菌滋生，可能引发过敏性肺炎。吸烟作为诸多呼吸疾病的关键危险因素，与肺癌、慢性阻塞性肺疾病（COPD）等紧密相连，吸烟量、烟龄与患病风险呈正相关，戒烟时长对病情进展也有重要影响，故而准确掌握吸烟史，包括开始吸烟年龄、每日吸烟量、戒烟时间等，可为诊断提供关键线索。

（二）症状相关询问重点

针对咳嗽这一常见症状，需重点询问咳嗽的性质、发作频率、持续时间、诱发或加重因素以及是否伴有咳痰等情况。干性咳嗽常见于急性咽喉炎、咳嗽变异性哮喘、肺癌早期等，多无痰或少痰，其发作可能与过敏原刺激、气道高反应性或肿瘤刺激有关；湿性咳嗽多见于肺炎、支气管扩张、慢性支气管炎等，常伴有咳痰，痰液性状可为白色黏液痰、黄色脓性痰、粉红色泡沫样痰等，不同性状提示不同病因，其中黄色脓性痰多提示细菌感染，粉红色泡沫样痰则是急性左心衰竭肺水肿的典型表现。

咳痰方面，要关注痰液的量、颜色、气味及黏稠度。大量脓痰常见于肺脓肿、支气管扩张等疾病，每日痰量可达数百毫升，且痰液分层，上层为泡沫，中层为黏液，下层为坏死组织沉淀物；铁锈色痰是大叶性肺炎的特征之一，系肺泡内红细胞渗出被破坏后，血红蛋白中的铁与渗出物中的蛋白质结合形成；恶臭味痰多源于厌氧菌感染导致的肺部疾病，如肺脓肿。

呼吸困难是各类呼吸疾病的重要警示信号，需询问呼吸困难的程度、发作急缓、与活动的关系以及是否伴有胸痛、喘息等伴随症状。劳力性呼吸困难多见于COPD、心力衰竭等慢性疾病，患者在活动量增加时出现气短，休息后可缓解；突发性呼吸困难伴胸痛，可能是气胸、肺栓塞等急症，需立即评估病情；夜间阵发性呼吸困难是左心衰竭的典型表现，患者入睡后突然憋醒，被迫端坐呼吸，可伴有哮鸣音，缓解后可再次入睡。

（三）既往病史及家族史询问要点

全面了解患者既往的呼吸系统疾病史，如是否患过肺炎、肺结核、哮喘、COPD等，以及治疗经过、病情控制情况，对当前疾病的诊断与鉴别诊断意义重大。既往肺结核病史患者，肺部遗留的纤维条索、钙化灶可能影响肺功能，且有结核复发风险；哮喘病史者，在接触过敏原、感染等诱因下，哮喘易急性发作。家族史同样不容忽视，某些呼吸系统疾病具有遗传倾向，如囊性纤维化、α1－抗胰蛋白酶缺乏症等遗传性疾病，若家族中有此类患者，提示遗传因素在当前疾病发展中可能起作用；此外，哮喘、过敏体质也有一定家族聚集性，家族成员患过敏性鼻炎、哮喘等疾病，可为诊断提供参考，有助于判断患者是否存在过敏因素介导的呼吸疾病。

二、体格检查

（一）全身一般状况检查

营养状态是反映患者整体健康状况及疾病慢性程度的重要指标。营养不良多见于慢性消耗性呼吸系统疾病，如晚期肺癌、严重COPD、肺纤维化患者，由于长期食欲减退、能量消耗增加，致使患者体重下降、皮下脂肪减少、肌肉萎缩，抵抗力随之降低，更易并发感染，影响疾病预后；肥胖患者，尤其是颈部、腹部脂肪堆积过多，可能增加睡眠呼吸暂停低通气综合征的发病风险，因肥胖导致气道狭窄，睡眠时舌根后坠，阻碍气流通过，引发夜间打鼾、呼吸暂停，长期可致心肺功能受损。

呼吸频率与节律的改变能直观反映呼吸功能异常。呼吸过速常见于发热、肺炎、心力衰竭等疾病，机体为满足代谢需求，代偿性加快呼吸频率；而呼吸过缓则可能与麻醉药物过量、颅内压增高等因素有关，抑制呼吸中枢，导致呼吸减慢。呼吸节律方面，潮式呼吸（陈–施呼吸）多见于严重心力衰竭、颅内病变患者，呼吸由浅慢逐渐变为深快，再由深快转为浅慢，周而复始，如同潮水涨落，提示呼吸中枢兴奋性降低；间停呼吸（毕奥呼吸）较潮式呼吸更为严重，表现为有规律地呼吸几次后，突然停止一段时间，又开始呼吸，一般常为临终前表现。

发绀是机体缺氧的典型体征，需观察口唇、指甲、耳垂等末梢部位。中心性发绀系心肺疾病导致动脉血氧饱和度降低引起，如先天性心脏病、肺心病等，患者全身皮肤黏膜均可出现发绀，且发绀程度较重；周围性发绀多因外周循环障碍，血液流经末梢血管时速度减慢、氧耗增加所致，常见于寒冷环境、休克、血栓闭塞性脉管炎等，发绀常局限于肢体末梢，温暖环境下或按摩后可减轻。

（二）胸部专科查体要点

胸廓形态异常可为诊断提供重要线索。桶状胸常见于COPD患者，因长期肺气肿，肺过度充气，胸廓前后径增大，几乎与左右径相等，肋骨呈水平位，肋间隙增宽，形似水桶；鸡胸多为佝偻病后遗症，胸廓前后径略长于左右径，胸骨下段及其相邻的肋软骨向前突起，形似鸡胸；漏斗胸则表现为胸骨剑突处显著凹陷，形似漏斗，可压迫心脏、肺脏，影响心肺功能，部分患者可伴有呼吸困难、胸痛等症状。

呼吸音听诊是胸部查体的关键环节。正常呼吸音有支气管呼吸音、肺泡呼吸音和支气管肺泡呼吸音共三种，分布于不同部位。呼吸音减弱或消失，可能是由于气胸、胸腔积液等原因，气体或液体占据胸腔，阻碍声音传导，致患侧肺部呼吸音明显减弱甚至听不到；肺部实变时，如大叶性肺炎实变期，可闻及支气管呼吸音，这是因为实变的肺组织传导声音增强，使支气管呼吸音经实变区传至体表，同时语音共振增强，可闻及病理性支气管呼吸音（管状呼吸音）；哮鸣音多见于哮喘、COPD急性发作等气道痉挛性疾病，其特点为高调、持续时间较长、带音乐性的呼吸附加音，呼气时明显，系气流通过狭窄气道产生湍流所致；湿啰音则提示肺部存在炎症、渗出等病变，按音响强度分为粗湿啰音、中湿啰音和细湿啰音，粗湿啰音多见于支气管扩张、肺水肿，细湿啰音常见于肺炎早期、肺淤血等。

三、实验室检查

（一）血常规及炎性指标

血常规中的白细胞计数及分类对判断感染类型至关重要。白细胞总数升高，中性粒细胞比例增高，常提示细菌感染，如肺炎链球菌肺炎，白细胞计数可显著升高，中性粒细胞核左移，表明机体免疫系统正积极调动中性粒细胞抵御细菌入侵；淋巴细胞比例升高，白细胞总数正常或稍低，多见于病毒感染，如病毒性感冒、流行性腮腺炎累及肺部时，淋巴细胞参与免疫反应，对抗病毒。

血沉（ESR）即红细胞沉降率，是反映炎症活动度的非特异性指标。在结核、风湿性疾病累及肺部、肺炎等炎症性疾病中，血沉常加快，这是由于炎症因子刺激，致使血浆中纤维蛋白原、球蛋白等成分增加，改变红细胞表面电荷，使其聚集沉降加快。不过，血沉受多种因素影响，如贫血、妊娠、高龄等，解读结果时需综合考量。

C反应蛋白（CRP）由肝脏合成，在炎症、感染、创伤等应激状态下迅速升高，且与炎症程度呈正相关。肺部细菌感染时，CRP水平可在数小时内显著上升，对早期诊断、病情监测及疗效评估颇具价值，治疗有效时，CRP水平随之下降，若持续不降或再次升高，提示感染未控制或复发。

（二）痰液检查

痰液细胞学检查是肺癌诊断的重要筛查手段，尤其适用于中央型肺癌。通过痰液涂片，显微镜下观察脱落细胞形态，若发现癌细胞，如鳞状细胞癌的癌细胞呈多形性，胞质丰富，有角化倾向；腺癌癌细胞多呈圆形或椭圆形，胞质内含有黏液空泡，可为肺癌确诊提供关键依据，且该方法简便、无创，可反复取材。

痰液病原学检查对明确呼吸道感染病原体意义重大。细菌培养可确定致病菌种类，并通过药敏试验指导抗生素精准选择，如痰培养出肺炎克雷伯菌，药敏结果显示对头孢他啶敏感，临床即可选用该药抗感染；真菌涂片及培养有助于诊断肺部真菌感染，对于长期使用抗生素、糖皮质激素，免疫功能低下患者，及时发现真菌病原体，调整治疗方案，避免病情恶化；病毒核酸检测，如流感病毒、新冠病毒核酸检测，可快速诊断病毒感染，以便采取隔离、抗病毒等针对性措施。

（三）血气分析

血气分析主要检测动脉血氧分压（PaO_2）、二氧化碳分压（$PaCO_2$）、pH值等指标，能精准反映肺通气与换气功能、酸碱平衡状态。PaO_2降低提示缺氧，见于肺部疾病如肺炎、ARDS（急性呼吸窘迫综合征）、COPD急性加重等，是由于肺部实变、通气与血流比例失调，导致氧气交换受阻；$PaCO_2$升高表示二氧化碳潴留，常见于COPD、呼吸抑制等情况，因为通气功能障碍，二氧化碳排出不畅，引发呼吸性酸中毒，血气分析表现为pH值降低，此时机体常通过肾脏代偿，使碳酸氢根离子升高，以维持酸碱平衡。

在呼吸衰竭诊断与分型中，血气分析是“金标准”。Ⅰ型呼吸衰竭即低氧性呼吸衰竭，$PaO_2 < 60$ mmHg，$PaCO_2$正常或降低，多因肺部换气功能障碍，如ARDS、重症肺炎等；Ⅱ型呼吸衰竭为高碳酸血症型呼吸衰竭，$PaO_2 < 60$ mmHg，$PaCO_2 > 50$ mmHg，主要是源于通气不足，常见于COPD、呼吸抑制药物过量等情况，酸碱失衡以呼吸性酸中毒为主，治疗时需兼顾改善通气与氧合。

（四）肿瘤标志物检测

肺癌相关肿瘤标志物检测在肺癌筛查、诊断、疗效监测与预后判断中发挥重要辅助作用。癌胚抗原（CEA）在肺癌、胃肠道肿瘤等多种恶性肿瘤中均可升高，其水平与肺癌分期、肿瘤负荷相关，治疗后CEA下降提示病情好转，复发时可再度升高；神经元特异性烯醇化酶（NSE）是小细胞肺癌的特异性标志物，对小细胞肺癌诊断敏感度较高，病情进展时NSE明显升高，化疗有效时其浓度迅速降低，动态监测有助于评估治疗反应；细胞角蛋白19片段（CYFRA 21-1）对非小细胞肺癌，尤其是鳞状细胞癌诊断价值较大，鳞癌患者CYFRA 21-1常显著升高，可作为病情监测指标；鳞状细胞癌抗原（SCC）主要用于鳞状细胞癌诊断与随访，在肺鳞癌、食管鳞癌等疾病中有较高特异性，与肿瘤大小、分期相关，手术切除肿瘤后，SCC水平多明显下降。不过，肿瘤标志物单项检测存在一定局限性，多采用联合检测模式，提高诊断准确性，但确诊仍需结合影像学、病理活检等综合判断，因其特异性并非100%，部分良性疾病也可能导致标志物轻度升高。

（五）自身抗体检测

自身抗体检测在间质性肺疾病诊断与鉴别诊断中占据关键地位，尤其是结缔组织病相关性间质性肺疾病（CTD–ILD）。抗核抗体（ANA）是结缔组织病的筛查抗体，在系统性红斑狼疮（SLE）、类风湿关节炎（RA）、系统性硬化症（SSc）等疾病累及肺部时，ANA常呈阳性，阳性滴度高低可为疾病诊断、病情评估提供线索；抗双链DNA抗体对SLE特异性较高，SLE患者合并间质性肺炎时，该抗体阳性有助于明确病因；类风湿因子（RF）在RA相关间质性肺疾病中阳性率较高，可辅助诊断；抗合成酶抗体，如抗Jo–1抗体，多见于多发性肌炎/皮肌炎（PM/DM）并发间质性肺疾病，此类患者常表现为肺间质纤维化、技工手、皮疹等，检测该抗体有助于早期识别、精准诊断，指导治疗方案制订，因不同CTD–ILD治疗用药存在差异，及时明确病因对改善预后至关重要。

四、影像学检查

（一）胸部X线的常规应用与解读

胸部X线作为肺部疾病初步筛查的常用手段，具有便捷、辐射剂量相对较低、费用低廉等优势，能快速提供肺部大致形态、结构信息。在体检筛查中，可发现肺部明显病变，如肺部肿块、结节、实变、胸腔积液等，对于无症状人群早期发现肺部异常意义重大；在肺炎诊断方面，可显示肺部实变阴影，大叶性肺炎表现为大片均匀致密影，边界清晰，按肺叶分布，如典型的右上叶肺炎，X线可见右上肺大片实变影，伴支气管充气征，即透亮的含气支气管影在实变肺组织内清晰可见，此为肺炎实变期特征；对于胸腔积液，少量时，立位胸部X线可呈现肋膈角变钝；中等立时，积液上缘呈外高内低的弧形；大量积液时患侧胸腔呈致密影，纵隔向健侧移位，为胸腔穿刺引流提供定位信息；气胸时，可见患侧胸腔透亮度增加，无肺纹理，肺组织被压缩向肺门，呈外凸弧形的细线条影，即气胸线，可判断气胸严重程度，指导治疗决策。但胸部X线分辨率有限，对微小病灶（＜1cm）、隐蔽部位病变（如心影旁、脊柱旁）易漏诊，此时需进一步行胸部CT检查。

（二）胸部CT

高分辨率CT（HRCT）是肺部疾病诊断的“利器”，能清晰呈现肺部细微结构，精准发现早期、微小病变。对于弥漫性肺疾病，如特发性肺纤维化，HRCT可见双肺外周、胸膜下分布为主的网格状阴影、蜂窝状改变，伴或不伴牵拉性支气管扩张，磨玻璃样阴影反映肺泡炎症、渗出早期阶段，这些特征性影像有助于早期诊断、病情评估，判断疾病进展程度；在肺小结节鉴别诊断中，HRCT可详细观察结节大小、形态、边缘、密度等特征，其中实性结节、磨玻璃结节、混合磨玻璃结节各具特点，结节边缘毛刺征、分叶征、胸膜凹陷征等提示恶性可能，为后续是否采取穿刺活检、手术切除等决策提供关键依据。

增强CT主要通过静脉注射造影剂，观察病灶强化特征，进一步判断病变性质。肺部肿瘤性病变，如肺癌，多表现为明显强化，这是由于肿瘤内部血管丰富，造影剂进入肿瘤组织，使其密度增高，且强化方式、程度因肿瘤类型而异，鳞癌强化相对均匀，腺癌可呈不均匀强化，有助于鉴别诊断两者；炎性病变强化程度不一，多呈片状、斑片状强化，与周围正常组织分界欠清，通过增强扫描可区分肿瘤与炎性假瘤、结核病等，避免误诊误治，为临床治疗方案制定提供精准影像信息。

（三）磁共振成像（MRI）

MRI在肺部疾病诊断中的应用相对局限，但其软组织分辨率高、多参数成像、无辐射等特点，使其在特定肺部疾病诊断中有独特优势。在纵隔、肺门病变诊断中，MRI可清晰分辨肿大淋巴结、肿瘤与周围血管、神经的关系，对于判断肿瘤是否侵犯纵隔大血管、神经，决定手术切除可行性至关重要，如肺癌患者术前评估，MRI能显示肿瘤与主动脉、上腔静脉等大血管的毗邻关系，指导手术方案设计，降低手术风险；在鉴别肺部肿块良恶性方面，MRI依据不同组织成分信号特点，如囊性、实性、脂肪性成分在T1WI、T2WI上呈现各异信号，辅助判断肿块性质，为穿刺活检或手术提供参考；对于肺部疾病合并胸壁、脊柱病变，如肿瘤侵犯胸壁、结核累及脊柱，MRI能同时清晰显示肺部病灶及相邻结构受累情况，提供全面诊断信息，助力制定综合治疗方案。

（四）支气管镜检查及影像学引导下的介入诊断技术

支气管镜检查是肺部疾病诊断与治疗的重要手段，尤其对中央型肺部病变意义重大。通过支气管镜直接窥视气管、支气管内病变，可发现黏膜充血、水肿、新生物、溃疡等异常，对于支气管内膜结核，镜下可见支气管黏膜充血、糜烂，有干酪样坏死物附着，管壁增厚，管腔狭窄；在肺癌诊断中，支气管镜可直视肿瘤形态、位置，并能精准获取组织标本进行病理活检，明确肿瘤类型、分化程度，为后续放化疗、靶向治疗提供依据。此外，支气管镜还可进行肺泡灌洗，获取肺泡灌洗液，用于细胞学、病原学检查，诊断肺部感染、肺泡蛋白沉积症等疾病，其中如肺泡蛋白沉积症患者，肺泡灌洗液呈乳白色，镜下可见大量脂质样物质，具有诊断特异性。

影像学引导下的介入诊断技术，如CT引导下经皮肺穿刺活检，适用于周围型肺部结节、肿块的诊断。在CT精准定位下，将穿刺针经皮刺入肺部病灶，获取组织或细胞样本，病理检查确定病变性质，该方法对于早期肺癌、肺部转移瘤等诊断准确率较高，为制定治疗策略提供关键依据。但该技术为有创操作，存在气胸、出血等并发症风险，术前需严格评估患者心肺功能、凝血状态，术中精细操作，术后密切观察，确保安全有效获取诊断样本，提升肺部疑难疾病诊断水平，实现精准医疗。

第二节　肺部感染性疾病

一、肺炎

（一）病因

肺炎是终末气道、肺泡和肺间质的炎症，可由多种因素引发。其病因主要涵盖病原微生物感染、理化因素刺激、免疫损伤、过敏反应以及药物副作用等，其中病原微生物感染最为常见。细菌感染是细菌性肺炎的主因，像肺炎链球菌、金黄色葡萄球菌、肺炎克雷伯杆菌等，肺炎链球菌肺炎常于冬季、初春发病，患者多为青壮年，起病急骤；病毒感染所致的病毒性肺炎，如流感病毒、腺病毒引发的肺炎，在冬春季节高发，具有一定的流行性；支原体肺炎由肺炎支原体引发，好发于儿童与青少年，起病相对隐匿，病程相对较长，症状以咳嗽较为突出，多为刺激性干咳；真菌性肺炎多发生于免疫力低下人群，例如长期使用免疫抑制剂、患有艾滋病等，常见真菌有白念珠菌、曲真菌等。此外，理化因素如吸入有害气体、放射性物质损伤，免疫损伤如系统性红斑狼疮累及肺部，过敏反应如过敏性肺炎，以及某些药物不良反应，均可诱发肺炎。

（二）发病机制

肺炎的发病机制较为复杂。正常情况下，呼吸道的免疫防御机制可确保气管隆凸以下的呼吸道处于无菌状态。当病原体抵达下呼吸道，且机体防御功能下降时，病原体便会滋生繁殖。一方面，病原体本身的毒力因子，如细菌的荚膜、毒素，病毒的侵袭蛋白等，可直接损伤气道黏膜与肺泡上皮细胞；另一方面，机体免疫系统被激活，中性粒细胞、巨噬细胞等炎性细胞向感染部位聚集，释放炎性介质，引发肺泡毛细血管充血、水肿，肺泡内纤维蛋白渗出及细胞浸润，进而导致肺部实变、通气与血流比例失调，最终引发咳嗽、咳痰、呼吸困难等临床症状。

（三）临床表现

肺炎的临床表现多样。症状方面，多数患者起病急，常见咳嗽，初期可为刺激性干咳，随后咳出白色黏液痰或带血丝痰，随着病情进展，可咳脓性痰；发热也是常见症状，体温高低因病原体不同而异，如肺炎链球菌肺炎多呈高热，体温可达39～40℃，而支原体肺炎发热多在38℃左右，呈中等热度，且热程较长；患者还常伴有全身酸痛、乏力、食欲缺乏等全身症状，婴幼儿及老年人症状可能更为隐匿，部分婴幼儿起病前仅有轻微上呼吸道感染症状，随后迅速进展为肺炎，出现呼吸急促、鼻翼扇动、发绀等。体征上，早期肺部体征可不明显，随着病情发展，可闻及肺部湿啰音，实变期可有典型的肺实变体征，如叩诊呈浊音，触觉语颤增强，可闻及支气管呼吸音等。此外，一些特殊类型肺炎可能还有其他独特表现，如军团菌肺炎可伴有相对缓脉、消化道症状等。

（四）诊断要点

肺炎的诊断要点包含多个方面。详细询问病史至关重要，了解患者近期有无上呼吸道感染史、接触史、旅行史、基础疾病以及免疫状态等，例如近期去过流感流行地区，或接触过流感患者，出现发热、咳嗽等症状，需高度怀疑病毒性肺炎；对于长期卧床、有误吸风险的患者，吸入性肺炎的可能性较大。症状与体征是重要线索，咳嗽、咳痰、发热、呼吸困难等典型症状结合肺部湿啰音、实变体征等，可为诊断提供方向。辅助检查不可或缺，血常规检查中，细菌性肺炎白细胞计数常升高，中性粒细胞比例增高，核左移，而病毒性肺炎白细胞计数多正常或偏低；C反应蛋白（CRP）、降钙素原（PCT）等炎性指标在细菌感染时通常升高；胸部X线或CT检查可直观呈现肺部炎症浸润影、实变影、空洞等病变，不同类型肺炎影像学表现各具特征，如大叶性肺炎典型表现为大片实变影，小叶性肺炎呈散在斑片状阴影；病原学检查是确诊关键，通过痰涂片、痰培养、血培养、核酸检测（如PCR检测病毒核酸）、血清学检测（检测特异性抗体）等方法，明确病原体种类，为精准治疗提供依据。

（五）药物治疗

肺炎的药物治疗依病原体不同而异。对于细菌性肺炎，一经确诊，应尽早依据病原菌选用敏感抗生素。肺炎链球菌肺炎首选青霉素，若患者对青霉素过敏或耐药，可选用头孢菌素类（如头孢曲松、头孢噻肟）、喹诺酮类（如左氧氟沙星、莫西沙星）等；金黄色葡萄球菌肺炎，若为甲氧西林敏感菌株（MSSA），可选用苯唑西林、氯唑西林等，若为甲氧西林耐药菌株（MRSA），则选用万古霉素、利奈唑胺等；支原体肺炎首选大环内酯类抗生素（如红霉素、阿奇霉素），也可选用四环素类、喹诺酮类。抗病毒治疗方面，针对流感病毒肺炎，常用奥司他韦、扎那米韦等神经氨酸酶抑制剂，发病24～48 h内用药疗效更佳；巨细胞病毒肺炎可选用更昔洛韦、缬更昔洛韦等。此外，还需对症治疗，高热患者给予退热药物（如对乙酰氨基酚），咳嗽咳痰者使用止咳祛痰药物（如氨溴索、乙酰半胱氨酸），呼吸困难者给予吸氧，必要时进行机械通气支持，以改善患者呼吸功能，促进康复。

二、肺脓肿

（一）病因

肺脓肿是肺组织坏死形成的脓腔，多由细菌感染引发。其病因主要分为以下几类：吸入性肺脓肿最为常见，多在患者意识障碍（如醉酒、麻醉、脑血管意外等）、全身或气道局部防御功能下降（如受寒、极度疲劳、免疫抑制等）时，口咽部定植菌（如厌氧菌、需氧菌等混合菌群）或外界病原体经呼吸道吸入肺部，导致肺部感染，进而形成脓肿，此类脓肿单发居多，好发于右肺上叶后段及下叶背段，因这些部位支气管引流不畅，且患者仰卧位时，此处位置较低，易积聚吸入物；血源性肺脓肿常继发于身体其他部位感染灶，如皮肤疖痈、骨髓炎、静脉导管感染等，病原体（多为金黄色葡萄球菌）经血液循环播散至肺部，引发多发性小脓肿，好发于两肺边缘部；继发性肺脓肿多在肺部原有疾病基础上发生，如支气管扩张、肺结核空洞、支气管肺癌阻塞支气管等，致使肺部继发感染，组织坏死液化形成脓肿，其部位与原发病变相关，致病菌取决于原发病及继发感染情况。

（二）发病机制

肺脓肿的发病机制主要是细菌感染肺部后，在局部大量繁殖，释放毒素，引发炎症反应。初期表现为细支气管阻塞，小血管炎性栓塞，导致肺组织缺血、缺氧，进而发生发炎、化脓、坏死，形成脓肿。随着病情发展，脓肿破溃至支气管内，咳出大量脓痰，若引流不畅，炎症持续存在，可发展为慢性肺脓肿，周围细支气管受累变形、扩张，胸膜受累可引发胸膜炎、脓气胸、支气管胸膜瘘等并发症。

（三）临床表现

肺脓肿的临床表现较为典型。急性起病者多有高热，体温可达39～40℃，呈弛张热型，伴有寒战、乏力、食欲缺乏等全身中毒症状；咳嗽、咳大量脓臭痰是突出表现，痰量每日可达数百毫升，痰液静置后可分层，上层为泡沫样痰，中层为黏液样成分，下层为坏死组织沉淀；部分患者可有胸痛，疼痛程度不一，随呼吸、咳嗽加重，若脓肿累及胸膜，可出现胸膜型胸痛；若病变范围较大，可出现呼吸困难，表现为气促、喘息等。慢性肺脓肿患者常有慢性咳嗽、咳脓痰，反复咯血，可伴有贫血、消瘦、杵状指（趾）等慢性消耗体征，胸廓可略塌陷，叩诊呈浊音，呼吸音减低。且由于长期患病，身体抵抗力下降，易并发其他感染，如肺部真菌感染、耐药菌感染等。

（四）诊断要点

肺脓肿的诊断要点如下：详细了解病史极为关键，询问患者有无误吸诱因（如醉酒、呕吐史）、基础疾病（如肺部疾病、糖尿病、免疫缺陷病等）以及近期身体其他部位感染史。症状与体征是重要依据，高热、咳大量脓臭痰结合肺部湿啰音、实变体征或胸膜摩擦音等，均提示肺脓肿可能。辅助检查不可或缺，血常规检查白细胞计数显著升高，中性粒细胞比例增高，核左移，可见中毒颗粒；痰液检查可见大量脓细胞、细菌及坏死组织，痰涂片革兰染色及抗酸染色有助于初步判断病原菌，痰培养可明确病原体种类及药敏情况，为精准用药提供指导；胸部X线检查早期可见大片浓密模糊炎性浸润阴影，边缘不清，而随着脓肿形成，可见圆形透亮区及气液平面，慢性肺脓肿腔壁增厚，内壁不规则，周围有纤维组织增生；胸部CT检查对脓肿定位、定性更为准确，能清晰显示脓肿壁、脓腔大小、数目及周围组织受累情况；对于部分诊断困难或需排除其他疾病的患者，纤维支气管镜检查可直接观察气道内情况，摘取异物、吸引脓液，还可取痰标本进行病原学诊断，提高诊断准确率。

（五）药物治疗

肺脓肿的药物治疗以抗感染为核心。吸入性肺脓肿多合并厌氧菌感染，首选青霉素，对绝大多数厌氧菌敏感，疗效佳，通常需大剂量静脉滴注，若合并脆弱拟杆菌感染，可联合甲硝唑；对于青霉素耐药菌株，可选用克林霉素、头孢噻肟、头孢哌酮、氧氟沙星、诺氟沙星等。血源性肺脓肿多为金黄色葡萄球菌感染，可选用苯唑西林、氯唑西林，若为耐甲氧西林金黄色葡萄球菌（MRSA），则需选用万古霉素、利奈唑胺等。继发性肺脓肿依据原发病及药敏结果选用抗生素。抗生素疗程通常较长，一般为6～8周，直至临床症状消失、影像学显示脓腔闭合、炎症完全吸收。在抗感染治疗同时，注重痰液引流至关重要，可通过体位引流，依据脓肿部位，指导患者采取相应体位，使脓肿处于高位，利于痰液排出；还可雾化吸入祛痰药物（如氨溴索、乙酰半胱氨酸），稀释痰液，促进排出；对于病情严重、内科治疗效果不佳的患者，如存在脓腔较大、引流不畅等情况，经皮肺穿刺引流可作为辅助治疗手段，必要时行手术治疗（如肺叶切除术、肺段切除术），切除病变组织，促进患者康复。

第三节　气道阻塞性疾病

一、慢性阻塞性肺疾病（COPD）

（一）病因

慢性阻塞性肺疾病（COPD）是一种常见且多发的慢性气道炎症性疾病，其气流受限不完全可逆，呈进行性发展。COPD的病因复杂，吸烟是最为关键的致病因素，烟草中的尼古丁、焦油、一氧化碳等有害物质，可直接损伤气道上皮细胞，致使纤毛倒伏、变短、运动功能减退，气道自净能力下降；同时，吸烟可激活气道内的炎性细胞，释放大量炎性介质，引发气道慢性炎症，促使黏液腺和杯状细胞增生，黏液分泌增多，气道阻塞风险增加。长期暴露于空气污染环境，如工业废气、汽车尾气、室内油烟、粉尘等，同样会对气道与肺组织造成损伤，诱发COPD；职业性接触有害化学物质（如硅尘、石棉、煤尘等）以及反复发生的呼吸道感染，尤其是儿童时期的下呼吸道感染，会削弱气道与肺部的防御功能，促使病情发展；此外，遗传因素也在COPD的发病中起一定作用，例如α_1-抗胰蛋白酶缺乏症患者，因该酶对肺组织内蛋白酶的抑制作用减弱，导致肺实质破坏，更易罹患COPD。

（二）发病机制

COPD的发病机制涉及多个环节。气道炎症是核心，吸烟、有害气体及颗粒吸入等因素刺激气道上皮细胞，促使巨噬细胞、中性粒细胞、淋巴细胞等炎性细胞浸润，释放白细胞介素-8（IL-8）、肿瘤坏死因子-α（TNF-α）等炎性介质，引发气道慢性炎症，造成气道壁水肿、平滑肌收缩、黏液分泌亢进，进而导致气流受限。蛋白酶与抗蛋白酶失衡也起着关键作用，在炎症状态下，中性粒细胞、巨噬细胞等释放弹性蛋白酶、基质金属蛋白酶等多种蛋白酶，过度降解肺实质中的弹性纤维、胶原蛋白等成分，而体内抗蛋白酶（如α_1-抗胰蛋白酶）相对不足，无法有效抑制蛋白酶活性，致使肺组织结构破坏，肺气肿逐渐形成。氧化应激也是重要环节，长期吸烟与环境暴露使机体产生过多氧自由基，损伤细胞膜、蛋白质、核酸等生物大分子，进一步加重气道炎症与肺组织损伤，推动疾病进展。

（三）临床表现

COPD的临床表现具有渐进性特征。慢性咳嗽通常是首发症状，多在晨起时明显，夜间睡眠时有阵咳，随病情发展，咳嗽可能贯穿全天；咳痰一般为白色黏液痰或浆液性泡沫样痰，清晨排痰量较多，合并感染时，痰量增多，可呈脓性痰；气短或呼吸困难是标志性症状，早期在劳累时出现，如爬楼梯、快步行走后感到气促，之后逐渐加重，日常活动甚至休息时也会感到气短；喘息和胸闷并非特异性症状，重度患者或急性加重期常出现，部分患者活动耐力下降，晚期还可能伴有体重减轻、食欲减退、精神抑郁、焦虑等全身症状。体征方面，视诊可见胸廓前后径增大，肋间隙增宽，剑突下胸骨下角增宽，呈桶状胸，呼吸浅快，严重者可有缩唇呼吸；触诊双侧语颤减弱；叩诊肺部呈过清音，心浊音界缩小，肺下界和肝浊音界下降；听诊两肺呼吸音减弱，呼气延长，部分患者可闻及干性啰音与湿性啰音。

（四）诊断要点

COPD的诊断要点综合多方面因素。首先，详细询问病史至关重要，了解患者吸烟史（包括吸烟年限、每日吸烟量）、职业暴露史、家族史以及既往呼吸道感染病史等。肺功能检查是诊断COPD的金标准，应用支气管舒张剂后，第一秒用力呼气容积（FEV_1）与用力肺活量（FVC）比值＜70%，即可确定存在持续气流受限；且FEV_1占预计值百分比可用于评估病情严重程度，轻度患者$FEV_1 \geq 80\%$预计值，中度为$50\% \leq FEV_1 < 80\%$预计值，重度是$30\% \leq FEV_1 < 50\%$预计值，极重度则FEV_1

＜30％预计值或伴有慢性呼吸衰竭。胸部X线或CT检查有助于排除其他肺部疾病，如肺结核、肺癌、支气管扩张等，COPD患者胸部影像学可能呈现肺气肿征（如肺透亮度增加、胸廓前后径增大、膈肌低平）、肺纹理增粗紊乱等表现，但早期可能无明显异常。症状评估依据咳嗽、咳痰、呼吸困难等症状的严重程度、发作频率及对生活质量的影响进行综合判断，如改良英国医学研究委员会呼吸困难量表（mMRC）、COPD评估测试（CAT）等问卷常用于量化症状。

（五）药物治疗

COPD的药物治疗旨在减轻症状、减少急性加重、延缓肺功能下降、提升生活质量。支气管舒张剂是控制症状的核心药物，短效β_2受体激动剂（如沙丁胺醇、特布他林），雾化吸入后数分钟起效，疗效持续4～5h，能快速缓解喘息、气促症状，适用于哮喘急性发作或COPD急性加重时症状的快速缓解，按需使用；长效β_2受体激动剂（如福莫特罗、沙美特罗、茚达特罗），作用持续12h以上，每日1～2次，起效相对较快，主要发挥舒张支气管作用，有较弱的抗炎作用，使用便捷。抗胆碱能药物中，异丙托溴铵气雾剂起效较沙丁胺醇慢，但持续6～8h，每日3～4次，不良反应少；噻托溴铵作用长达24h以上，每日1次，可长期改善呼吸困难，减少急性加重频率。茶碱类药物（如缓释型或控释型茶碱），每日1～2次口服，与抗胆碱能药物有协同作用，对改善通气有一定效果，但舒张支气管作用相对较弱，且与多种药物存在相互作用，使用时需监测血药浓度，以防不良反应。糖皮质激素通常不推荐长期单一口服或单一吸入，对于急性加重期住院患者，在支气管舒张剂基础上，加用口服或静脉糖皮质激素（如泼尼松30～40mg/d，疗程10～14天），可加快恢复、改善肺功能与低氧血症，减少早期复发；吸入激素常与长效β_2受体激动剂联合，如布地奈德福莫特罗、沙美特罗氟替卡松，较单用效果更佳。祛痰药（如氨溴索、乙酰半胱氨酸）可稀释痰液，促进排出，减轻气道阻塞；抗氧化剂（如N-乙酰半胱氨酸、羧甲司坦）能降低疾病反复加重频率；免疫调节剂疗效尚不确切，不常规使用。对于稳定期患者，若呼吸困难加重、痰量增多且变脓，或满足抗菌药物应用指征的其他情况，应依据当地细菌耐药情况，合理选用抗菌药物（如阿莫西林克拉维酸钾、头孢菌素类、喹诺酮类等），一般疗程为5～10天。此外，戒烟、长期家庭氧疗、康复治疗（包括呼吸功能锻炼、运动训练等）也是COPD综合管理的重要组成部分，有助于改善患者预后。

二、支气管哮喘

（一）病因

支气管哮喘是一种由多种细胞（如嗜酸性粒细胞、肥大细胞、T淋巴细胞、中性粒细胞、气道上皮细胞等）与细胞组分参与的气道慢性炎症性疾病，其特征为气道高反应性，表现为反复发作的喘息、气急、胸闷、咳嗽等症状，常在夜间及凌晨发作或加重，多数患者可自行缓解或经治疗后缓解。支气管哮喘的病因主要分为遗传与环境两大因素。遗传因素在哮喘发病中起着重要作用，具有明显的家族聚集倾向，若家族中有哮喘患者，亲属发病风险显著增加，目前已发现多个哮喘相关基因，涉及气道炎症、免疫调节、气道重塑等多个环节，例如调控IL-4、IL-5、IL-13等细胞因子产生的基因异常，可导致气道嗜酸性粒细胞炎症加重。环境因素复杂多样，常见的过敏原如尘螨、花粉、动物毛发皮屑、真菌孢子等，通过吸入途径进入气道，被抗原呈递细胞摄取、处理后，进而激活T淋巴细胞，启动免疫反应，诱发哮喘发作；呼吸道感染，尤其是病毒感染（如鼻病毒、流感病毒等），可损伤气道上皮细胞，促使炎性介质释放，增加气道高反应性，引发哮喘；此外，冷空气、刺激性气体、烟雾、运动、精神紧张、某些药物（如阿司匹林）等非特异性刺激，也可诱发哮喘发作，其机制多与刺激气道神经末梢，引起气道平滑肌收缩、黏液分泌增多有关。

（二）发病机制

支气管哮喘的发病机制核心是气道炎症与气道高反应性相互作用。过敏原或其他刺激物进入气道后，激活固有免疫细胞，如肥大细胞脱颗粒，释放组胺、白三烯、前列腺素等炎性介质，吸引嗜酸性粒细胞、淋巴细胞等炎性细胞浸润，进一步释放细胞因子（如IL-4、IL-5、IL-13、TNF-α等），引发气道慢性炎症。气道上皮细胞在炎症刺激下，一方面释放内皮素、一氧化氮等介质，调节气道平滑肌张力；另一方面，气道上皮受损，神经末梢暴露，感觉神经肽（如P物质、神经激肽A等）释放增加，使气道对各种刺激更为敏感，从而导致气道高反应性形成。在炎症与高反应性的持续作用下，气道平滑肌增生肥厚、黏液腺及杯状细胞增生、细胞外基质沉积，导致气道重塑，进一步加重气流受限，且这种重塑在哮喘慢性病程中逐渐进展，即便在无症状期，气道结构改变依然存在。

（三）临床表现

支气管哮喘的临床表现多样且具有发作性特点。典型发作时，患者突感喘息，呼气费力，伴有哮鸣音，严重者被迫采取端坐位或前倾座位，以辅助呼吸；气急表现为呼吸频率加快，自觉气不够用；胸闷感常描述为胸部压迫感、紧缩感；咳嗽可为干咳或咳少量白色黏痰，咳嗽剧烈程度不一，部分患者咳嗽是唯一症状，称为咳嗽变异型哮喘。发作时间多在夜间及凌晨，此时人体迷走神经兴奋性相对较高，气道反应性增强，易诱发哮喘发作；发作频率因人而异，轻症患者可能数月发作一次，重症患者频繁发作，甚至每日多次发作。哮喘缓解期，患者可无任何症状，肺功能基本恢复正常，但气道炎症与高反应性仍潜在存在，在特定诱因下可再次发作。

（四）诊断要点

支气管哮喘的诊断要点依据多方面进行综合判断。详细的病史采集不可或缺，了解患者哮喘发作的诱因、频率、症状特点、缓解方式、家族史以及个人过敏史等，例如询问患者是否在接触花粉、宠物后出现喘息发作，或运动、受凉后诱发咳嗽、气急等症状。症状表现是重要线索，反复发作的喘息、气急、胸闷、咳嗽，尤其是夜间及凌晨发作或加重，高度提示哮喘可能，但需与其他具有类似症状的疾病（如慢性阻塞性肺疾病、心源性哮喘等）相鉴别。肺功能检查对诊断具有关键意义，支气管舒张试验是常用方法，患者吸入支气管舒张剂（如沙丁胺醇）后，FEV_1较用药前增加≥12%，且绝对值增加≥200 mL，一般提示气道可逆性阻塞，支持哮喘诊断；若患者肺功能较差，无法进行舒张试验，可进行支气管激发试验，通过吸入组胺、醋甲胆碱等激发剂，诱发气道痉挛，若FEV_1较基础值下降≥20%，则为阳性，表明存在气道高反应性；峰流速仪监测每日峰流速值及其变异率，有助于评估哮喘病情控制程度，变异率≥13%提示哮喘控制不佳。过敏原检测可明确致敏原，皮肤点刺试验通过将少量常见过敏原提取物刺入皮肤，观察局部皮肤反应，判断是否过敏；血清特异性IgE检测可定量检测针对特定过敏原的IgE抗体水平，为避免接触过敏原提供依据。

（五）药物治疗

支气管哮喘的药物治疗旨在控制气道炎症、缓解症状、降低气道高反应性、预防发作。糖皮质激素是控制哮喘最有效的药物，分为吸入、口服与静脉用药。吸入糖皮质激素（如布地奈德、氟替卡松、倍氯米松）是长期治疗的首选，可直接作用于气道局部，抑制炎症细胞活化、减少炎性介质释放，降低气道高反应性，副作用相对较小，通常需规律使用，依据病情严重程度调整剂量；对于急性发作期病情较重患者，或吸入激素效果不佳时，可短期口服糖皮质激素（如泼尼松），迅速控制炎症，待病情缓解后逐渐减量至停用；极少数重症哮喘发作、出现呼吸衰竭患者，需静脉使用糖皮质激素（如甲泼尼龙）紧急救治。β_2受体激动剂能舒张气道平滑肌，缓解喘息症状，短效β_2受体激动剂（如沙丁胺醇、特布他林）雾化吸入或气雾剂吸入，起效迅速，数分钟内即可缓解急性发作症状，按需使用；长效β_2受体激动剂（如沙美特罗、福莫特罗）与吸入糖皮质激素联合制成复方制剂，每日1～2次使用，可长期控制哮喘症状，增强抗炎效果，同时减少单独使用长效β_2受体激动剂可能导致的不良反应风险。白三烯调节剂（如孟鲁司特、扎鲁司特）通过阻断白三烯的生物学作用，减轻气道炎症、降低气道高反应性，尤其适用于阿司匹林哮喘、运动性哮喘患者，可单用或与吸入激素联合使用，一般睡前口服。茶碱类药物具有舒张支气管、抗炎、免疫调节等多重作用，氨茶碱、多索茶碱等可口服或静脉给药，用于控制哮喘症状，但因其治疗窗窄，血药浓度过高易引发心律失常、恶心、呕吐等不良反应，使用时需监测血药浓度。抗胆碱能药物（如异丙托溴铵、噻托溴铵）可阻断气道平滑肌上的胆碱能受体，舒张气道，常与β_2受体激动剂联合用于急性发作期雾化吸入治疗，或作为长效控制药物，尤其适用于合并慢性阻塞性肺疾病的哮喘患者。此外，针对重症哮喘、难治性哮喘患者，还可使用生物靶向治疗药物，如抗IgE单克隆抗体（奥马珠单抗），其作用机制是通过结合游离IgE，阻断其介导的过敏反应，改善哮喘控制，降低发作频率，但价格相对昂贵，需严格把握适应证。在药物治疗同时，患者应尽量避免接触已知过敏原，定期复诊，依据病情调整治疗方案，以实现哮喘的良好控制。

第四节 肺癌

一、病因

肺癌的病因较为复杂，是多种因素共同作用的结果。吸烟是引发肺癌的首要高危因素，烟草燃烧产生的多环芳烃、亚硝胺等有害物质，可致使呼吸道黏膜受损，引发基因突变，进而诱发肺癌。长期大量吸烟的人群，患肺癌风险显著高于不吸烟者，且吸烟量越大、烟龄越长，风险越高。

环境污染亦是关键因素，室外大气污染中的颗粒物（如PM2.5、PM10）、二氧化硫、氮氧化物等，可随呼吸进入肺部，长期累积引发炎症，促使肺部细胞恶性变。室内空气污染同样不容忽视，厨房油烟含多种致癌物质，如苯并芘等，长期暴露会增加患病概率；装修材料释放的甲醛、氡气等有害物质，也与肺癌发生紧密相关。

职业暴露为肺癌发生埋下隐患，长期接触石棉、砷、铬、镍、煤焦油、芥子气等致癌物质的职业人群，肺癌发病率明显上升。例如，石棉工人因吸入石棉纤维，致使肺部长期受刺激，引发纤维化，最终恶性变为肺癌。

遗传因素在肺癌发病中也起到一定作用，某些基因突变具有遗传性，会使个体患肺癌的易感性增加。家族中有肺癌患者的人群，其亲属患肺癌的风险相对更高。不过，遗传因素通常与环境因素协同作用，共同推动肺癌的发生发展。

二、发病机制

肺癌的发病核心在于细胞的异常增生与分化失控。正常情况下，人体细胞遵循严格的生长、分化、衰老及凋亡程序，受多种基因精准调控。然而，在致癌因素作用下，原癌基因激活与抑癌基因失活，打破了这种平衡。

原癌基因如EGFR（表皮生长因子受体）、KRAS（Kirsten大鼠肉瘤病毒基因）、ALK（间变性淋巴瘤激酶）等，在突变后被持续激活，不断向细胞内传递增生信号，促使细胞过度生长。抑癌基因如TP53、RB等，本应发挥抑制细胞异常增生的关键作用，可一旦发生突变，便丧失功能，无法有效遏制细胞恶性变。

随着细胞不断增生，肿瘤逐渐形成，并通过新生血管获取养分、排出代谢废物，以实现持续生长。肿瘤细胞还具备侵袭周围组织、进入淋巴系统和血液循环，进而向远处器官转移的能力，致使肺癌病情恶化，治疗难度大增。

三、临床表现

肺癌的临床表现复杂多样，缺乏特异性，早期症状往往隐匿，易被忽视。随着病情进展，症状逐渐显现。

肺癌本身引发的症状主要有咳嗽，多为刺激性干咳，无痰或少痰，这是由于肿瘤刺激支气管黏膜所致；咯血，通常表现为痰中带血，系肿瘤表面破溃出血引发；胸痛，可为隐痛、钝痛或刺痛，疼痛程度不一，位置不固定，与肿瘤侵犯胸膜、胸壁或肋骨相关；呼吸困难，当肿瘤阻塞气道、压迫肺组织，或引发胸腔积液时，会导致气体交换受阻，进而出现呼吸困难。

局部扩展产生的症状包括声音嘶哑，因肿瘤侵犯喉返神经，致使声带麻痹；吞咽困难，肿瘤压迫食管，造成食管狭窄，食物通过受阻；上腔静脉阻塞综合征，肿瘤压迫上腔静脉，导致头面部、颈部及上肢静脉回流不畅，出现水肿、淤血，表现为面部肿胀、颈部增粗、上肢水肿等；霍纳综合征，肿瘤侵犯颈交感神经，引发同侧瞳孔缩小、眼球内陷、上睑下垂及面部无汗等症状。

远处转移引发的症状，若转移至脑部，会出现头痛、头晕、呕吐、视力障碍、肢体无力、抽搐等神经系统症状；转移至骨骼，会导致骨痛、病理性骨折，常见于肋骨、脊柱、骨盆等部位；转移至肝脏，可引发肝区疼痛、黄疸、肝功能异常等；转移至肾上腺时，可能出现肾上腺功能减退症状；转移至甲状腺时，可能影响甲状腺功能。

此外，肺癌还可能出现一些肺外表现，如杵状指，手指或足趾末端增生、肥厚，呈杵状膨大；肥大性骨关节病，关节疼痛、肿胀，活动受限，多见于膝关节、踝关节等；内分泌紊乱症状，如库欣综合征（满月脸、水牛背、向心性肥胖等）、抗利尿激素分泌异常综合征（低钠血症、乏力、嗜睡等），这些肺外表现的发生机制尚不明确，可能与肿瘤分泌的异位激素或免疫反应有关。

四、诊断要点

肺癌的早期诊断至关重要，能为治疗争取宝贵时机，提升患者生存率。诊断时需综合运用多种方法。

胸部影像学检查是关键手段，胸部X线可发现肺部的结节、肿块、阴影等异常，但对于较小病灶或隐蔽部位病变，敏感性欠佳。相比之下，胸部CT扫描，尤其是高分辨率CT（HRCT），能清晰呈现肺部细微结构，精准发现直径数毫米的小结节，对肺癌的筛查、诊断与分期意义重大。增强CT还可通过观察病灶的强化特征，辅助判断肿瘤性质。

支气管镜检查，对于中央型肺癌，支气管镜可直接窥视支气管内病变，获取组织进行病理活检，以明确诊断；对于周围型肺癌，可在支气管镜引导下，经支气管壁穿刺或行肺泡灌洗，获取细胞样本进行检查。

病理活检是确诊肺癌的“金标准”，通过手术切除、经皮穿刺、支气管镜取材等途径获取的组织标本，经病理学家在显微镜下观察细胞形态、结构，确定肺癌的类型（如鳞状细胞癌、腺癌、小细胞肺癌等）及分化程度，为后续治疗方案的制定提供关键依据。

肿瘤标志物检测具有辅助诊断价值，常用的肺癌肿瘤标志物有癌胚抗原（CEA）、神经元特异性烯醇化酶（NSE）、细胞角蛋白19片段（CYFRA 21－1）、鳞状细胞癌抗原（SCC）等。同时，一些新型肿瘤标志物如循环肿瘤细胞（CTC）和循环肿瘤DNA （ctDNA）在肺癌诊断、疗效评估及复发监测等方面的应用也逐渐受到关注。肿瘤标志物水平升高，提示肺癌可能，但不能仅凭此确诊，需结合影像学及病理检查综合判断。部分肺癌患者肿瘤标志物可能无明显异常，因此正常结果也不能完全排除肺癌。

五、药物治疗

肺癌的药物治疗依据病理类型、分期及患者个体状况而定，主要涵盖化疗、靶向治疗、免疫治疗及对症支持治疗。

化疗作为传统治疗方式，利用化学药物抑制或杀灭肿瘤细胞。常用化疗药物有铂类（顺铂、卡铂）、紫杉类（紫杉醇、多西他赛）、吉西他滨、培美曲塞等，通常采用联合用药方案。化疗适用于不同分期的肺癌患者，尤其是晚期患者，能在一定程度上延长生存期、缓解症状。不过，化疗药物在杀伤肿瘤细胞的同时，也会对正常细胞造成损伤，引发恶心、呕吐、脱发、骨髓抑制（白细胞、血小板减少等）等不良反应。

靶向治疗是针对肺癌细胞特定基因突变或蛋白靶点的精准治疗。例如，针对EGFR突变的肺癌患者，一代靶向药物吉非替尼、厄洛替尼，二代阿法替尼，三代奥希替尼等，能有效阻断EGFR信号通路，抑制肿瘤细胞生长；ALK融合基因阳性患者，可应用克唑替尼、阿来替尼等ALK抑制剂。靶向治疗药物特异性强，对正常细胞影响较小，不良反应相对化疗较轻，患者耐受性较好，但需在用药前检测相应靶点，仅适用于特定基因突变的患者。

免疫治疗通过激活患者自身免疫系统，增强免疫细胞对肿瘤细胞的识别与杀伤能力。目前临床上常用的免疫治疗药物以免疫检查点抑制剂为主。如程序性死亡受体1（PD–1）抑制剂纳武利尤单抗、帕博利珠单抗，程序性死亡配体1（PD–L1）抑制剂阿替利珠单抗等，在晚期肺癌治疗中展现出良好疗效，部分患者可实现长期生存。但免疫治疗可能引发免疫相关不良反应，如免疫性肺炎、肝炎、甲状腺功能异常、皮疹等，需密切监测并及时处理。此外，近年来双免疫检查点抑制剂联合治疗等新方案也在探索中，同时，免疫相关不良反应的大致发生率也有所不同，例如免疫性肺炎发生率为3%～5%。

对症支持治疗旨在缓解患者症状，提升生活质量。针对咳嗽、咳痰，可使用止咳祛痰药物，如以祛痰为主的氨溴索、以止咳为主的右美沙芬等；呼吸困难者，视情况给予吸氧、支气管扩张剂，必要时行胸腔穿刺引流胸腔积液，减轻肺部压迫；疼痛患者，依疼痛程度选用非甾体抗炎药、弱阿片类或强阿片类镇痛药，并遵循三阶梯止痛原则；营养支持对于晚期患者尤为重要，保证充足的蛋白质、热量摄入，必要时给予肠内或肠外营养支持，增强患者体质，助力耐受抗肿瘤治疗。

第五节　呼吸内科疾病药物治疗总论

一、常用药物类别

抗感染药物：包括抗生素、抗病毒、抗真菌药。抗生素依据抗菌谱可细分为β-内酰胺类、喹诺酮类、大环内酯类等，主要针对细菌感染，如肺炎链球菌、金黄色葡萄球菌等引发的肺炎；抗病毒药物用于流感病毒、冠状病毒等所致病毒性肺炎，像奥司他韦对甲型、乙型流感病毒有抑制作用；此外，针对冠状病毒感染，还有利巴韦林、阿比多尔等药物，以及一些新的治疗方案在研究和应用中。抗真菌药针对念珠菌、曲真菌等引起的肺部真菌感染，如伏立康唑常用于侵袭性曲真菌感染。

支气管扩张剂：有$β_2$受体激动剂、抗胆碱能药物等。短效$β_2$受体激动剂如沙丁胺醇，起效迅速，是哮喘急性发作的首选，能快速舒张支气管平滑肌；长效的福莫特罗、沙美特罗可用于哮喘、慢阻肺维持治疗，作用持久。抗胆碱能药物异丙托溴铵为短效，噻托溴铵是长效，适用于慢阻肺，通过阻断胆碱能受体，减少气道平滑肌收缩。

糖皮质激素：具有强大抗炎、抗过敏、免疫抑制功效。在哮喘、慢阻肺急性加重期，静脉用甲泼尼龙可快速减轻炎症；吸入剂型如布地奈德气雾剂，局部抗炎且全身不良反应少，用于哮喘、慢阻肺稳定期维持，能降低气道高反应性。

祛痰药：分为多糖纤维素分解剂（溴己新、氨溴索）、黏痰溶解剂（乙酰半胱氨酸）等。氨溴索可促进气道纤毛运动降低痰液的黏稠度，从而有利于痰液咳出，适用于痰液黏稠、咳痰困难的各类呼吸道疾病，如支气管炎、肺炎；乙酰半胱氨酸能分解黏蛋白，对脓性痰也有溶解作用，还可用于对乙酰氨基酚中毒解救。

抗纤维化药物：针对特发性肺纤维化等，吡非尼酮、尼达尼布是常用药，可延缓肺功能下降速度，通过抑制成纤维细胞增生、减少细胞外基质沉积，改善患者生活质量、延长生存期。

化疗药物及免疫治疗药物：肺部肿瘤常用。化疗药如顺铂、吉西他滨紫杉醇、多西他栋、培美曲塞等，通过干扰肿瘤细胞核酸、蛋白质合成杀伤癌细胞，但不良反应多，像顺铂有肾毒性、消化道反应；免疫治疗药物如帕博利珠单抗纳武利尤单抗、阿替利珠单抗等，激活自身免疫系统攻击肿瘤细胞，适用于非小细胞肺癌等特定类型，部分患者可获长期生存，但可能引发免疫相关不良反应，如免疫性肺炎、内分泌紊乱。

二、药物治疗基本原则

个体化用药原则：依患者病情严重程度、年龄、基础疾病、肝肾功能等调整。如老年慢阻肺患者，因肝肾功能减退、机体耐受性差，用药剂量宜小，选作用温和、不良反应少的药物；年轻无基础病的哮喘患者，发作期可足量使用速效支气管扩张剂控制症状。

联合用药原则：不同药物协同增效、降低耐药。如抗感染时，对重症细菌感染，β-内酰胺类联合喹诺酮类，扩大抗菌谱、增强杀菌力；哮喘治疗，吸入糖皮质激素联合长效β_2受体激动剂，抗炎同时舒张支气管，提高疗效，减少单一药物用量，降低不良反应。

剂量调整与疗程把控原则：根据治疗反应、不良反应调整。初始经验性抗感染，若疗效不佳，参考药敏结果换用敏感药、调整剂量；使用糖皮质激素，症状控制后渐减量，防反弹。疗程方面，普通细菌感染肺炎，抗生素通常用7～14d；肺结核则需6～9个月甚至更长，确保彻底杀菌，防复发。

第六节　呼吸内科疾病具体药物治疗方案

一、肺部感染性疾病药物治疗

（一）肺炎药物治疗详细方案

细菌性肺炎：肺炎链球菌肺炎首选青霉素G，若患者对青霉素过敏，可选用头孢曲松、左氧氟沙星等。对于耐甲氧西林金黄色葡萄球菌（MRSA）感染，需用万古霉素、利奈唑胺。疗程一般为7～14d，用药至体温正常、症状消退后3～5d，再根据病情调整。如肺炎克雷伯杆菌肺炎，常用三代头孢菌素（头孢噻肟、头孢曲松）联合氨基糖苷类（阿米卡星），也可单用碳青霉烯类（亚胺培南、美罗培南），疗程通常10～14d。

病毒性肺炎：流感病毒肺炎，发病24～48h内尽早使用奥司他韦，成人剂量每次75mg，每日2次，疗程5d；对重症或有高危因素患者，可适当延长疗程。新型冠状病毒感染，根据病情可选用阿兹夫定、奈玛特韦/利托那韦等抗病毒药，同时给予对症支持，糖皮质激素用于重型、危重型患者，具体疗程依病情变化调整，注意药物相互作用与不良反应监测。另外，除流感病毒和新冠病毒外，腺病毒等也是常见的引起肺炎的病毒，腺病毒肺炎治疗主要以对症支持为主，目前尚无特效抗病毒药物。

支原体肺炎：首选大环内酯类抗生素，如阿奇霉素，第1天500mg顿服，第2～5天250mg顿服；或罗红霉素，每次150mg，每日2次，疗程10～14d。若大环内酯类耐药，可换用喹诺酮类（左氧氟沙星、莫西沙星），但儿童、青少年不宜使用喹诺酮类，以防影响骨骼发育。

（二）肺脓肿药物治疗具体措施

抗感染：吸入性肺脓肿多为厌氧菌感染，首选青霉素，剂量要大，每日240万～1000万U，分4～6次静脉滴注；脆弱拟杆菌感染时，加用甲硝唑，每次0.5g，每日2～3次静脉滴注，或克林霉素替代青霉素。血源性肺脓肿按脓毒血症处理，选用耐β-内酰胺酶的青霉素或头孢菌素，如头孢哌酮/舒巴坦。初始静脉用药，体温正常、症状改善后，改口服抗生素巩固，总疗程6～8周，至X线胸片显示脓腔和炎症消失，仅少量残留纤维化。对于严重的厌氧菌感染，尤其是合并脆弱拟杆菌等耐药菌感染时，可能需要联合更强效的抗厌氧菌药物，如替加环素等。

引流：辅助治疗至关重要，可采用体位引流，依脓肿部位调整体位，使病灶处于高位，开口向下，每日2～3次，每次15～30min，利于痰液排出；同时使用祛痰药，如氨溴索30mg，每日3次口服，或乙酰半胱氨酸雾化吸入，促进痰液稀释。若内科治疗不佳，可考虑支气管镜介入，冲洗抽吸脓痰，局部给药，提高疗效。

二、气道阻塞性疾病药物治疗

（一）慢性阻塞性肺疾病药物治疗安排

稳定期：轻度患者按需使用短效支气管扩张剂，如沙丁胺醇气雾剂，每次1～2喷，必要时使用；中度及以上患者规律使用长效支气管扩张剂，如噻托溴铵干粉吸入剂，每日1次，每次18μg，或联合吸入糖皮质激素，如布地奈德/福莫特罗，根据病情调整剂量。对于重度至极重度且频繁急性加重的患者，部分可加用磷酸二酯酶-4抑制剂（罗氟司特）、祛痰药（羧甲司坦）等，改善症状、减少急性加重。

急性加重期：根据病情严重程度、病原菌可能类型选药。轻度急性加重，短效支气管扩张剂沙丁胺醇、异丙托溴铵雾化吸入，适当增加频次；中度及以上，加用糖皮质激素，如甲泼尼龙40～80mg/d静脉滴注，3～5d后改口服并渐减量。有细菌感染证据时，依据药敏选抗生素，如阿莫西林/克拉维酸、左氧氟沙星等，疗程5～7d，同时氧疗、祛痰、营养支持，维持内环境稳定。

（二）支气管哮喘药物治疗计划

发作期：轻度发作，吸入短效β_2受体激动剂沙丁胺醇气雾剂，每20分钟1～2喷，可连用3次，症状缓解后按需使用；中度发作，沙丁胺醇雾化吸入联合异丙托溴铵，加口服糖皮质激素泼尼松，每日30～60mg，用3～5d；重度至危重度发作，沙丁胺醇、异丙托溴铵持续雾化吸入，静脉用甲泼尼龙80～160mg/d，氨茶碱解痉（使用时需密切监测血药浓度），吸氧、补液纠正呼吸衰竭与脱水，必要时机械通气。

缓解期：规律吸入糖皮质激素，如布地奈德气雾剂，根据病情选低、中、高剂量，联合长效β_2受体激动剂（沙美特罗/氟替卡松），定期评估哮喘控制水平，每3个月调整方案，病情稳定可降阶梯治疗，减药过程密切观察，防复发。可按需使用短效支气管扩张剂缓解突发胸闷、气喘，同时避免接触过敏原、预防呼吸道感染。

三、肺部肿瘤性疾病药物治疗

术前：非小细胞肺癌，部分患者可术前新辅助化疗，方案含铂类（顺铂、卡铂）联合紫杉醇、吉西他滨等，一般2～4个周期，缩小肿瘤体积、降低分期，提高手术切除率、清除潜在转移灶；小细胞肺癌术前化疗少见，少数患者可尝试依托泊苷联合顺铂方案，用药期间密切监测血常规、肝肾功能，评估疗效与不良反应，决定手术时机。

术后：辅助化疗目的是清除残留癌细胞，降低复发风险，依据病理分期、组织学类型选方案，如Ⅱ期及以上非小细胞肺癌，顺铂联合长春瑞滨、培美曲塞等，4～6个周期；小细胞肺癌术后多联合放化疗，依托泊苷+顺铂或卡铂同步胸部放疗，注意骨髓抑制、放射性肺炎等不良反应防治，定期复查胸部CT、肿瘤标志物。

姑息治疗：晚期肺癌失去手术机会，化疗根据体力状况评分、基因检测选药，非鳞癌可培美曲塞联合铂类，鳞癌选吉西他滨+铂类等；靶向治疗针对有敏感基因突变患者，如EGFR突变用吉非替尼、厄洛替尼，ALK融合用克唑替尼，需持续用药至病情进展，监测耐药；免疫治疗药物帕博利珠单抗等用于特定人群，每2～3周用药1次，关注免疫相关不良反应，联合化疗、抗血管生成药可增效，全程营养、止痛等对症支持，改善生活质量。

第六章　内分泌疾病诊断与药物治疗

内分泌系统在人体生理功能的调节中起着至关重要的作用，其通过各类内分泌腺分泌的激素来维持机体代谢、生长发育、生殖等多方面的平衡状态。然而，内分泌疾病却常常打破这种平衡，给患者的健康带来诸多不良影响，涵盖甲状腺疾病、糖尿病、肾上腺疾病以及性腺疾病等诸多类型，且每种疾病又有着复杂的病因、发病机制与多样的临床表现。准确的诊断是明确疾病类型、评估病情严重程度的关键前提，而科学合理的药物治疗则是改善患者症状、调节激素失衡、延缓疾病进展以及提高生活质量的核心手段。不同类别的内分泌疾病需要针对性地选用合适的药物，并且要遵循个体化、剂量调整、联合用药以及长期治疗与监测等一系列基本原则，才能保障药物治疗的有效性与安全性。

第一节　内分泌疾病诊断方法

一、病史采集

生活习惯方面，饮食结构不合理对内分泌影响显著。高糖、高脂饮食易诱发胰岛素抵抗，初期机体可通过代偿性分泌更多胰岛素来维持血糖稳定，但长期过度刺激胰岛β细胞，最终可导致胰岛素β细胞功能受损，胰岛素分泌不足，从而促使2型糖尿病发生；过量摄入碘可致甲状腺功能紊乱，碘缺乏地区易出现地方性甲状腺肿，碘过量则可能引发甲亢或甲减。运动量过少与肥胖紧密相连，肥胖又进一步加重内分泌负担，如导致多囊卵巢综合征患者排卵异常、雄激素升高，加重代谢紊乱。吸烟、酗酒可干扰内分泌功能，吸烟影响甲状腺激素合成，酗酒损伤肝脏代谢内分泌激素能力，增加多种内分泌疾病发病概率。

家族史是内分泌疾病重要线索。许多内分泌疾病具有遗传倾向，如1型糖尿病、甲状腺髓样癌、某些性腺发育不全疾病等，常呈家族聚集性发病。询问家族中类似疾病发病情况，包括确诊年龄、治疗过程、疾病转归等，有助于早期发现潜在患者，实现疾病预警与干预。

代谢症状是内分泌疾病的常见表现。糖代谢异常时，糖尿病患者多饮、多尿、多食、体重减轻症状典型，部分患者首发症状为皮肤疖肿、伤口愈合缓慢等感染表现，或不明原因视力下降（糖尿病视网膜病变）；低血糖发作时，患者心慌、手抖、出汗、饥饿感强烈，严重时可昏迷，须立即口服葡萄糖溶液含糖饮料或进食糖果等补充糖分纠正。脂代谢紊乱，可见于甲状腺功能减退症，患者血脂异常升高，以胆固醇、甘油三酯为主，增加动脉粥样硬化风险。蛋白质代谢异常在库欣综合征中突出，大量皮质醇促使蛋白质分解，进而导致肌肉萎缩、皮肤菲薄、皱纹形成，伤口愈合延迟。

内分泌相关体态变化是重要诊断依据。甲状腺功能亢进患者，代谢亢进致体重减轻，同时交感神经兴奋，眼裂增宽、眼球突出（单纯性突眼或浸润性突眼）、手抖、腱反射亢进，情绪易激动、烦躁失眠；甲状腺功能减退与之相反，代谢减缓，黏液性水肿面容，面部浮肿、眼睑松弛、舌体肥大、毛发稀疏干枯，怕冷、嗜睡、反应迟钝，声音嘶哑、语速缓慢。肢端肥大症因生长激素过度分泌，成年后骨骼仍过度生长，手足粗大、面容宽大、颧骨高突、下颌前伸，同时伴有多汗、关节疼痛、心肺功能受累。

二、体格检查

营养状态反映内分泌功能。消瘦多见于甲状腺功能亢进、1型糖尿病、肾上腺皮质功能减退等疾病。甲亢患者高代谢消耗过多能量，1型糖尿病因胰岛素绝对缺乏，糖利用障碍，机体分解脂肪、蛋白质供能；肾上腺皮质功能减退时，皮质醇缺乏致食欲减退、胃肠功能紊乱，体重减轻。肥胖与多种内分泌异常有关，如2型糖尿病、多囊卵巢综合征、库欣综合征。2型糖尿病胰岛素抵抗使血糖不能有效利用，多余糖分转化为脂肪储存；多囊卵巢综合征患者雄激素升高、胰岛素抵抗，脂肪多堆积于腹部；库欣综合征因皮质醇过量，脂肪重新分布，形成向心性肥胖。

身高、体重测量需结合年龄、性别判断。儿童生长发育迟缓，身高低于同年龄、同性别正常标准，需考虑生长激素缺乏症、甲状腺功能减退症等以及先天性卵巢发育不全综合征、软骨发育不全等其他可能影响生长发育的疾病。生长激素缺乏，骨骼生长缓慢，身材矮小且四肢相对匀称；甲减患儿骨骼成熟延迟，除身高矮，还可有智力发育障碍。成人身高异常变化少见，若出现肢端肥大症，手足、头颅、胸廓等部位骨骼持续生长，身高增加，鞋码、手套尺码逐渐变大。体重指数（BMI）计算对肥胖分级，BMI=体重（kg）÷身高^2（m^2），BMI≥24kg/m^2 为超重，≥28kg/m^2 为肥胖，辅助判断肥胖相关内分泌疾病风险。

血压测量对内分泌疾病诊断意义重大。原发性醛固酮增多症患者，因醛固酮潴钠排钾，导致血容量扩张，血管壁钠浓度增加，使血管对儿茶酚胺敏感性增强，多数患者血压升高，以舒张压升高为主，血压波动小，且多数常规降压药治疗效果欠佳。嗜铬细胞瘤间断释放大量儿茶酚胺，收缩血管，血压阵发性急剧升高，伴剧烈头痛、心悸、大汗，发作间歇期血压可正常。库欣综合征因皮质醇、盐皮质激素活性增强及肾素-血管紧张素系统激活，约80%时患者血压升高，常伴高血压并发症，如眼底动脉硬化、肾功能损害。

甲状腺检查是内分泌专科重要内容。通过视诊观察甲状腺大小、对称性，肿大甲状腺可能提示甲亢、甲减、甲状腺结节或肿瘤。甲亢时甲状腺多呈弥漫性肿大，质地柔软，可随吞咽上下移动；甲减患者甲状腺可为弥漫性或结节性肿大，质地韧；甲状腺结节有单发、多发之分，单发结节需警惕恶性变可能。通过触诊判断甲状腺质地、有无结节、压痛及与周围组织关系，结节质地硬、边界不清、活动度差或伴颈部淋巴结肿大，提示恶性风险高。听诊甲亢患者甲状腺上动脉血流增多，可闻及连续性血管杂音，对诊断有重要提示意义。

三、实验室检查

（一）血液生化检查

血糖检测是糖尿病诊断关键指标。空腹血糖（FPG）≥7.0mmol/L，或餐后2h血糖（2hPG）≥11.1mmol/L，或随机血糖≥11.1mmol/L，同时伴有糖尿病典型症状（多饮、多尿、多食、体重减轻），即可诊断糖尿病。空腹血糖受损（IFG）为6.1mmol/L≤FPG＜7.0mmol/L，糖耐量减低（IGT）为7.8mmol/L≤2hPG＜11.1mmol/L，二者是糖尿病前期状态，需干预预防进展。血糖监测还用于糖尿病治疗效果评估，调整降糖方案，预防低血糖、高血糖危象发生。此外，糖化血红蛋白（HbAlc）≥6.5%也可作为糖尿病诊断标准之一，且其可反映近2～3个月的平均血糖水平。

血脂指标与内分泌密切相关。甘油三酯（TG）、总胆固醇（TC）、低密度脂蛋白胆固醇（LDL–C）、高密度脂蛋白胆固醇（HDL–C）异常常见于内分泌疾病。甲减患者，甲状腺激素分泌不足，脂质代谢减缓，TG、TC、LDL–C升高，HDL–C降低，加速动脉粥样硬化；库欣综合征因皮质醇促进脂肪分解、合成异常，血脂紊乱，增加心血管疾病风险；多囊卵巢综合征胰岛素抵抗引发脂代谢异常，多表现为TG升高、HDL–C降低，肥胖患者更为明显。

电解质检测对肾上腺疾病诊断重要。原发性醛固酮增多症，醛固酮排钾保钠，血钾降低，多＜3.5 mmol/L，尿钾排泄增多，24 h尿钾＞30 mmol，血钠正常或略升高；同时因碱中毒，血氯降低，二氧化碳结合力升高。肾上腺皮质功能减退时，皮质醇、醛固酮分泌不足，保钠排钾能力减弱，出现低钠血症、高钾血症，严重时可致低血压、休克，需紧急补充糖皮质激素、纠正电解质紊乱。

（二）激素测定

各类内分泌激素水平检测是诊断核心要点。甲状腺激素测定包括总甲状腺素（TT4）、总三碘甲状腺原氨酸（TT3）、游离甲状腺素（FT4）、游离三碘甲状腺原氨酸（FT3）及促甲状腺激素（TSH）。甲亢时，FT3、FT4升高，TSH降低；甲减相反，FT3、FT4降低，TSH升高。TSH是反映甲状腺功能最敏感指标，亚临床甲亢或甲减，仅TSH改变，FT3、FT4正常，需定期监测。

肾上腺皮质激素测定对肾上腺疾病诊断至关重要。血皮质醇测定反映肾上腺皮质分泌功能，库欣综合征时，血皮质醇分泌节律紊乱，午夜低谷消失，水平常升高；肾上腺皮质功能减退时，血皮质醇降低，应激状态下不能相应升高。血浆醛固酮浓度（PAC）与血浆肾素活性（PRA）比值（ARR）可用于原发性醛固酮增多症的筛查，与PAC升高、PRA受抑制，且ARR＞30 ng/dL时，具有诊断提示意义，确诊则需进一步检查。

性腺激素检测有助于性腺疾病诊断。男性睾酮（T）水平反映雄激素功能，性腺功能减退时T降低，可伴促性腺激素（LH、FSH）改变，原发性性腺功能减退LH、FSH升高，继发性性腺功能减退LH、FSH降低或正常低值。女性雌二醇（E2）、孕酮（P）、LH、FSH等激素在月经周期不同阶段波动，监测激素水平结合月经周期、临床表现，可用于诊断多囊卵巢综合征、卵巢功能早衰、闭经等疾病。

动态功能试验进一步明确内分泌功能。葡萄糖耐量试验（OGTT）评估胰岛β细胞功能、机体对葡萄糖处理能力，对于糖尿病前期及确诊患者治疗效果评估常用；地塞米松抑制试验诊断库欣综合征，小剂量用于定性，大剂量协助鉴别病因；促肾上腺皮质激素兴奋试验了解肾上腺皮质储备功能，判断肾上腺皮质功能减退病因。

（三）自身抗体检测

自身抗体检测对自身免疫性内分泌疾病诊断具有重要意义。甲状腺自身抗体，如甲状腺过氧化物酶抗体（TPOAb）、甲状腺球蛋白抗体（TgAb）、促甲状腺素受体抗体（TRAb）在自身免疫性甲状腺疾病中常见。Graves病TRAb阳性，刺激甲状腺细胞增生、激素合成释放，导致甲亢；桥本甲状腺炎TPOAb、TgAb显著升高，是甲状腺组织自身免疫损伤标志，甲状腺功能可正常、减退或经历甲亢后甲减。

胰岛自身抗体对1型糖尿病诊断有意义。其中，谷氨酸脱羧酶抗体（GADA）、胰岛细胞抗体（ICA）、胰岛素自身抗体（IAA）等，在1型糖尿病发病前期已出现，可作为预测指标，阳性者胰岛β细胞功能渐进性受损，胰岛素分泌不足，最终发展为1型糖尿病，对鉴别1型与2型糖尿病、指导治疗有重要价值。

肾上腺自身抗体检测有助于特定肾上腺疾病诊断。21-羟化酶抗体在先天性肾上腺皮质增生症（21-羟化酶缺乏型）中可呈阳性，提示肾上腺皮质激素合成酶缺陷，导致皮质醇合成不足、雄激素前体堆积，引起性发育异常、电解质紊乱等。

（四）尿液检查

尿糖检测间接反映血糖水平。血糖超过肾糖阈（一般8.88～9.99 mmol/L）时，尿糖阳性，但肾糖阈个体差异大，老年人、妊娠女性等肾糖阈可降低，血糖正常时尿糖也可能阳性；部分糖尿病患者血糖控制不佳，尿糖持续阳性，监测尿糖变化有助于了解血糖波动，为调整治疗提供参考。

尿蛋白检测反映肾脏受累情况。糖尿病肾病早期，尿微量白蛋白排泄增加，30～300 mg/24 h为微量白蛋白尿期，是糖尿病肾病早期敏感指标，此时积极控制血糖、血压，可延缓肾病进展；随病情加重，出现大量蛋白尿，尿常规蛋白阳性，甚至发展为肾衰竭。内分泌疾病引发高血压、代谢紊乱等，长期可致肾脏损伤，尿蛋白检测有助于早期发现肾损害。

尿酮体检测对糖尿病急性并发症诊断重要。糖尿病酮症酸中毒（DKA）时，胰岛素严重缺乏，脂肪分解加速，酮体生成过多，尿酮体强阳性，伴血糖显著升高、血酮体升高、代谢性酸中毒，患者呼气有烂苹果味，需紧急补液、小剂量胰岛素持续静脉滴注降糖、纠正酸中毒等治疗；饥饿、剧烈运动等也可致尿酮体阳性，但血糖正常或轻度升高，需鉴别。

四、影像学检查

（一）超声检查

超声在甲状腺疾病诊断应用广泛。甲状腺超声可清晰显示甲状腺形态、大小、结构，发现有无结节、囊肿、弥漫性病变等。对甲状腺结节，超声评估结节大小、数量、位置、质地（实性、囊性、混合性）、边界、有无钙化及血流信号，依据甲状腺影像报告和数据系统（TI-RADS）分级初步判断良恶性，指导进一步检查（如细针穿刺活检）；弥漫性甲状腺肿，超声可见甲状腺均匀增大，回声发生改变，辅助甲亢、甲减的诊断；还可用于甲状腺术后随访，监测有无复发。

肾上腺超声是肾上腺疾病筛查手段。可观察肾上腺形态、大小，发现肾上腺占位性病变，如肾上腺腺瘤、肾上腺皮质癌、增生结节等。原发性醛固酮增多症，腺瘤多表现为单侧肾上腺圆形或椭圆形低回声结节，边界清；肾上腺增生时，肾上腺弥漫性增厚；超声对较大肾上腺肿瘤（>2cm）诊断价值较高，但对小肿瘤，以及评估肾上腺皮质功能减退等情况时，诊断敏感性不如CT、MRI。

性腺超声对性腺疾病诊断有辅助作用。男性阴囊超声观察睾丸、附睾形态、大小、结构及血流，隐睾症定位睾丸位置，精索静脉曲张可见精索静脉迂曲扩张，呈“蚯蚓状”，血流反流；睾丸肿瘤时，超声显示睾丸内实性占位，回声不均，血流丰富。女性盆腔超声检查卵巢、子宫，多囊卵巢综合征卵巢呈多囊样改变，卵巢增大，包膜增厚，可见多个小卵泡；监测卵泡发育，指导备孕；子宫病变，如子宫肌瘤、子宫内膜增厚等，超声也有重要诊断价值。

超声检查优势在于无创、便捷、无辐射、可重复性强，能实时动态观察器官，价格相对低廉，基层医院普及；但受气体、骨骼等干扰，深部组织、肥胖患者图像质量受限，对微小病变分辨率不如CT、MRI。

（二）CT、MRI

CT对内分泌腺病变定位、定性有重要价值。垂体CT薄层扫描结合增强，清晰显示垂体大小、形态，发现垂体微腺瘤（直径<10mm）、大腺瘤，微腺瘤多表现为垂体局部低密度灶，增强扫描早期相对低密度，延迟强化；大腺瘤可压迫周围组织，导致头痛、视力视野改变，蝶鞍扩大，CT助于评估手术指征、制定方案。肾上腺CT是原发性醛固酮增多症、库欣综合征等肾上腺疾病定位诊断重要方法，鉴别肾上腺腺瘤、

增生、癌，腺瘤多为圆形、边界清低密度影，均匀强化；癌的瘤体常较大，形态不规则，密度不均，可有坏死、出血，不均匀强化；肾上腺增生表现为肾上腺弥漫性增粗。

MRI软组织分辨率高，多方位成像，对内分泌腺及周围结构显示优势明显。下丘脑–垂体区域MRI是垂体瘤、颅咽管瘤、下丘脑病变首选检查，清晰显示肿瘤与视神经、海绵窦、下丘脑等结构关系，指导手术入路选择；对垂体微腺瘤诊断敏感性高于CT，增强扫描微腺瘤呈低信号，"垂体柄偏移"征也有助于诊断。甲状腺MRI较少用于常规诊断，对甲状腺癌侵犯周围组织、颈部淋巴结转移评估有价值，尤其在超声诊断困难或需精准评估肿瘤范围时应用。

CT成像速度快，对钙化、骨质破坏显示佳；MRI无辐射，对软组织、血管神经分辨力强，功能成像可反映组织代谢、血流灌注，二者相辅相成，为内分泌疾病诊断、治疗提供全面信息，但费用较高，体内有金属植入物（如心脏起搏器）患者禁忌MRI检查。

（三）核素显像

核素显像在甲状腺、肾上腺等内分泌腺疾病的诊断中有着独特的作用及价值。

1.甲状腺核素显像在疾病诊断中的应用

甲状腺结节的评估：对于临床上发现的甲状腺结节，核素显像有助于判断结节的功能状态。根据结节摄取放射性核素的情况可分为"热结节"（摄取放射性核素高于周围正常甲状腺组织）、"温结节"（摄取与周围正常组织相近）、"冷结节"（摄取低于周围正常组织）。"热结节"多为功能自主性甲状腺腺瘤等良性病变，但也有少数恶性变可能；"冷结节"则提示甲状腺癌的风险相对更高，不过也可见于甲状腺囊肿、腺瘤囊性变等多种情况，需结合其他检查进一步判断。

甲状腺炎的诊断辅助：在亚急性甲状腺炎等疾病的不同阶段，甲状腺核素显像可呈现出特征性的放射性分布变化。比如在疾病早期，由于炎症破坏甲状腺滤泡，导致摄碘功能受损，显像可见甲状腺局部或整体放射性分布稀疏；随着病情好转，甲状腺摄碘功能逐渐恢复，显像也会相应改变，有助于动态监测病情变化及评估治疗效果。

甲状腺功能亢进病因鉴别：对于甲亢患者，核素显像可以帮助鉴别是弥漫性毒性甲状腺肿（Graves病）还是多结节性毒性甲状腺肿等原因所致。Graves病往往表现为甲状腺弥漫性肿大且放射性摄取均匀性增高；而多结节性毒性甲状腺肿则可见多个放射性凝集程度不一的结节，周围甲状腺组织受抑制等表现，为后续治疗方案的选择提供依据。

2. 肾上腺皮质核素显像在疾病诊断中的应用

原发性醛固酮增多症的诊断辅助：在怀疑因肾上腺皮质醛固酮分泌腺瘤等原因导致原发性醛固酮增多症时，肾上腺皮质核素显像有助于发现一侧肾上腺存在的功能亢进结节，表现为放射性浓聚的“热区”，与正常肾上腺组织或对侧肾上腺对比明显，为定位诊断提供重要线索，结合临床症状、生化指标等进一步明确诊断，指导后续手术或药物治疗方案的制定。

嗜铬细胞瘤的定位和诊断：肾上腺髓质显像对于嗜铬细胞瘤的诊断及定位有着重要价值，尤其是对于异位嗜铬细胞瘤的诊断优势明显。因为嗜铬细胞瘤起源于肾上腺髓质或交感神经节的嗜铬细胞，MIBG显像能够清晰显示肿瘤所在部位，表现为放射性异常浓聚灶，无论是在肾上腺内还是肾上腺外的异位部位（如纵隔、膀胱等部位），一般情况下，存在具有摄取MIBG功能的嗜铬细胞瘤组织，多能被显像发现，有助于准确判断肿瘤位置，避免漏诊，为手术切除等治疗提供关键的解剖定位信息。

不过，核素显像也有一定的局限性，比如图像的分辨率相对CT、MRI等可能稍低，对于一些微小病变的显示不够清晰；另外，检查前需要患者做好相应的准备工作（如停用某些影响甲状腺摄碘功能的药物等），且存在一定的放射性辐射，但只要严格按照规范操作，其在特定内分泌腺疾病的诊断中仍能发挥不可替代的作用，常需与其他影像学检查及临床资料综合分析，以提高疾病诊断的准确性。

第二节　糖尿病

糖尿病作为一种全球性的高发慢性代谢性疾病，已成为威胁人类健康的重大公共卫生问题。据国际糖尿病联盟（IDF）统计数据显示，全球糖尿病患者人数持续攀升，预计到2045年将突破7.83亿大关。在我国，糖尿病患病率同样呈现迅猛增长态势，2019年已达12.8%，患者总数超过1.3亿，给社会和家庭带来沉重负担。糖尿病的危害不仅在于高血糖本身，更在于长期高血糖状态引发的诸多并发症，累及心、脑、肾、眼、神经等多个器官系统，严重影响患者的生活质量，甚至危及生命。深入探究糖尿病的病因、发病机制、临床表现、诊断要点及药物治疗方案，对于提升糖尿病的防治水平，降低其致残率、致死率具有极其重要的现实意义。

（一）病因

糖尿病的病因复杂多样，主要涉及遗传、环境、自身免疫等多个因素，各因素相互交织，共同推动疾病的发生发展。

1型糖尿病：作为一种自身免疫性疾病，其发病主要与遗传易感性、环境因素以及自身免疫反应密切相关。在遗传方面，研究表明，人类白细胞抗原（HLA）基因等特定基因位点与1型糖尿病的遗传易感性紧密相连。携带某些易感基因的个体，在环境因素如病毒感染（风疹病毒、腮腺炎病毒、柯萨奇病毒等）的诱发下，免疫系统错误地将胰岛β细胞识别为外来抗原，启动自身免疫攻击。T淋巴细胞、B淋巴细胞被激活，大量分泌细胞因子，产生针对胰岛β细胞的自身抗体，如胰岛细胞抗体（ICA）、胰岛素自身抗体（IAA）、谷氨酸脱羧酶抗体（GAD-A6）等。这些自身抗体持续破坏胰岛β细胞，使其功能逐渐丧失，胰岛素分泌绝对不足，血糖调控失衡，从而引发1型糖尿病。此型糖尿病通常于儿童、青少年时期起病，发病较急，病情进展迅速，患者需终身依赖外源性胰岛素维持生命。

2型糖尿病：病因呈现多因素特征，遗传因素为其发病奠定基础，环境因素则是诱发疾病的关键“推手”。遗传研究发现，多个基因位点与2型糖尿病易感性相关，这些基因通过影响胰岛素分泌、胰岛素作用、糖代谢等环节，增加患病风险。若家族中有糖尿病患者，其他家庭成员发病概率显著升高，遗传倾向明显。环境因素方面，肥胖成为2型糖尿病的重要诱发因素，尤其是中心型肥胖，脂肪细胞分泌多种脂肪因子，如肿瘤坏死因子-α（TNF-α）、抵抗素、瘦素等，干扰胰岛素信号传导，引发胰岛素抵抗。长期高热量、高脂肪、高糖饮食，一方面促使体重增加，肥胖风险上升；另一方面直接影响糖代谢，加重胰岛负担。现代生活方式改变，体力活动减少，久坐不动，能量消耗降低，多余能量以脂肪形式储存，进一步加剧胰岛素抵抗。此外，长期精神压力过大、应激状态频繁，可促使体内升糖激素（如肾上腺素、糖皮质激素）分泌增加，拮抗胰岛素作用，致使血糖升高。随着年龄增长，胰岛功能生理性衰退，胰岛素分泌能力下降，也是2型糖尿病发病的危险因素之一。此型糖尿病多见于中老年人，起病隐匿，早期症状不典型，病情进展相对缓慢，部分患者初期可通过饮食控制、运动锻炼及口服降糖药控制血糖，后期胰岛功能严重受损时，可能需要胰岛素治疗。

（二）发病机制

糖尿病发病机制的核心在于胰岛素分泌缺陷及胰岛素抵抗，二者相互影响，形成恶性循环，最终导致血糖升高，代谢紊乱。

胰岛素分泌缺陷：在1型糖尿病中，自身免疫反应致使胰岛β细胞大量受损、凋亡，胰岛素分泌能力急剧下降，残存的胰岛β细胞无法合成与分泌足够的胰岛素以维持血糖稳定，血糖调控“失灵”，空腹及餐后血糖均显著而持续地升高。2型糖尿病发病初期，胰岛β细胞代偿性增生、肥大，胰岛素分泌增加，以应对胰岛素抵抗带来的血糖升高压力。但随着病程进展，长期高血糖的毒性作用（葡萄糖毒性）、脂毒性以及胰岛淀粉样多肽沉积等因素，对胰岛β细胞产生持续损伤，使其功能逐渐衰退，胰岛素分泌量逐渐减少，分泌高峰延迟，无法精准匹配机体餐后血糖变化，血糖波动加剧，难以维持正常血糖水平。

胰岛素抵抗：这是2型糖尿病发病的关键环节，也是贯穿疾病全程的重要病理生理改变。胰岛素抵抗指机体靶组织（肝脏、肌肉、脂肪等）对胰岛素的敏感性降低，正常浓度的胰岛素无法发挥应有的生物学效应，葡萄糖摄取、利用及储存障碍，血糖升高。从细胞分子水平解析，胰岛素与靶细胞膜表面的胰岛素受体结合后，正常情况下通过激活下游信号通路（如磷脂酰肌醇-3激酶，PI3K通路），促使葡萄糖转运蛋白4（GLUT4）从细胞内转位至细胞膜，加速细胞摄取葡萄糖。然而，在胰岛素抵抗状态下，多种因素干扰这一过程。肥胖引发的脂肪因子分泌异常，TNF-α可激活丝氨酸激酶，使胰岛素受体底物（IRS）蛋白发生丝氨酸磷酸化，抑制IRS的酪氨酸磷酸化，阻碍胰岛素信号向下游传递；抵抗素则直接干扰GLUT4的转位与功能，减少葡萄糖摄取。此外，长期高糖、高脂饮食使细胞内脂质过度沉积，引发内质网应激，影响胰岛素信号传导相关蛋白的合成与修饰；炎症反应激活核因子-κB（NF-κB）等炎症通路，也对胰岛素信号通路产生抑制作用。肝脏作为维持血糖稳定的重要器官，胰岛素抵抗时，肝糖原合成减少，糖原分解及糖异生增加，大量葡萄糖释放入血；肌肉组织对葡萄糖摄取利用不足，无法有效消耗血糖；脂肪组织脂解作用增强，游离脂肪酸（FFA）释放增多，一方面抑制胰岛素信号传导，另一方面进入肝脏，为糖异生提供原料，进一步推高血糖，形成“高血糖-胰岛素抵抗-高血糖”的恶性循环，加剧糖尿病病情发展。

（三）临床表现

糖尿病的临床表现因个体差异、病情轻重及病程长短而有所不同，典型症状为“三多一少”，即多饮、多食、多尿、体重减轻，同时，慢性并发症作为糖尿病致残、致死的主要原因，累及全身多个系统，严重影响患者的生活质量与预后。

典型症状：多饮、多食、多尿、体重减轻等症状的出现，主要源于血糖升高引发的一系列机体代谢紊乱。当血糖水平超出肾糖阈（一般为8.9～10.0mmol/L）时，肾小球滤过的葡萄糖不能被肾小管完全重吸收，尿液中葡萄糖含量增多，形成渗透性利尿，导致尿量显著增加，患者排尿次数增多，尤其是夜间，频繁起夜排尿，严重干扰睡眠。多尿致使机体大量水分丢失，细胞内脱水，刺激下丘脑的口渴中枢，引发口渴感，促使患者大量饮水，以补充水分，缓解口渴，每日饮水量可达3～5L甚至更多。由于胰岛素分泌不足或作用缺陷，细胞摄取利用葡萄糖障碍，机体能量供应不足，处于“饥饿状态”，刺激摄食中枢，患者食欲亢进，食量明显增加，却依旧感到饥饿。然而，尽管进食增多，因葡萄糖无法有效利用，机体转而分解脂肪、蛋白质供能，脂肪、蛋白质消耗过度，体重逐渐下降，患者短期内体重可减轻数公斤，身体日渐消瘦，乏力、疲倦感加重。部分2型糖尿病患者，尤其是肥胖患者，早期可能无明显“三多一少”症状，或症状轻微，易被忽视，常在体检或因其他疾病就诊时偶然发现血糖升高。

（四）诊断要点

糖尿病的诊断需综合考量患者的临床表现、血糖监测数据、糖化血红蛋白水平以及口服葡萄糖耐量试验结果，多维度、精准判断，以确保诊断的准确性与及时性。

血糖监测：血糖水平是诊断糖尿病的关键指标，包括空腹血糖、餐后血糖及随机血糖。空腹血糖测定要求患者至少禁食8h后采血，正常空腹血糖值应低于6.1mmol/L，若空腹血糖≥7.0mmol/L，且伴有糖尿病典型症状（多次、多食、多尿、体重减轻），或不同日重复检测空腹血糖仍≥7.0mmol/L，需高度怀疑糖尿病；餐后2h血糖则反映机体餐后糖代谢情况，患者口服75g无水葡萄糖后2h采血检测，正常值应低于7.8mmol/L，若餐后2h血糖≥11.1mmol/L，结合症状或多次检测结果，同样提示糖尿病可能；随机血糖检测可在任意时间进行，当随机血糖≥11.1mmol/L，伴有“三多一少”等典型症状时，也为糖尿病诊断提供重要线索。血糖监测需注意检测方法的准确性、样本采集的规范性，避免因操作不当、应激状态、药物等因素干扰检测结果。

糖化血红蛋白检测：糖化血红蛋白（HbA1c）是血红蛋白与葡萄糖非酶促结合的产物，其含量能够反映过去2～3个月的平均血糖水平，是评估糖尿病患者长期血糖控制状况的“金标准”。正常HbA1c值一般低于5.7%，HbA1c在5.7%～6.4%之间提示糖尿病前期，即空腹血糖受损（空腹血糖在6.1－<7.0mmol/L）或糖耐量减低（口服葡萄糖耐量试验2h血糖在7.8～11.1mmol/L），患者处于糖尿病发病高风险阶段，需积极干预生活方式，预防糖尿病发生；若HbA1c≥6.5%，结合患者症状、病史，可诊断糖尿病。HbA1c检测不受短期饮食、运动、应激等因素影响，稳定性高，能更客观地反映患者长期血糖控制水平，为调整治疗方案提供有力依据。但需注意，HbA1c检测存在一定局限性，在血红蛋白异常（如贫血、血红蛋白病）、近期输血、红细胞更新速度改变等情况下，结果可能出现偏差，需结合血糖检测综合判断。

口服葡萄糖耐量试验（OGTT）：当空腹血糖或餐后血糖检测结果处于临界值，难以明确诊断时，OGTT试验可进一步精准鉴别。试验前患者需空腹8～10h，清晨空腹采血测定血糖后，口服75g无水葡萄糖（溶于250～300mL水中，5min内服完），随后分别于服糖后30min、1h、2h、3h各采血一次，测定血糖水平。正常人口服葡萄糖后，血糖在0.5～1h达到高峰，峰值一般<11.1mmol/L，2h血糖恢复至正常水平，<7.8mmol/L。若2h血糖≥11.1mmol/L，或服糖后任意时间点血糖≥11.1mmol/L，结合患者症状，可诊断糖尿病；若空腹血糖正常（6.1mmol/L）且2h血糖在7.8～11.1mmol/L之间为糖耐量减低；若空腹血糖在6.1<7.0mmol/L且2h血糖<7.8mmol/L则为空腹血糖受损，二者均属于糖尿病前期。OGTT试验过程需严格规范操作流程，确保患者空腹状态、葡萄糖剂量准确、采血时间准时，以保证试验结果的可靠性。此外，试验期间患者应避免剧烈运动、吸烟、进食其他食物，以免影响血糖波动，干扰诊断。

（五）药物治疗

糖尿病的药物治疗旨在有效控制血糖，延缓并发症发生发展，提高患者生活质量，依据患者病情、胰岛功能、并发症等情况，制定个体化、精准化的治疗方案，涵盖口服降糖药、胰岛素及其他新型降糖药物。

1.口服降糖药

双胍类：

作用机制：主要通过减少肝脏葡萄糖的输出、改善外周胰岛素抵抗而降低血糖。

它可以抑制肝糖原异生，减少肝糖输出，同时还能增强外周组织对葡萄糖的摄取和利用，像二甲双胍就是此类药物的典型代表，在临床上应用十分广泛。

适用人群及使用方法：适用于2型糖尿病患者，尤其是肥胖或超重的患者，可作为一线用药。通常从小剂量开始，根据血糖控制情况逐渐增加剂量，一般随餐服用，以减少胃肠道不良反应的发生。

不良反应及注意事项：常见的不良反应主要是胃肠道反应，如恶心、呕吐、腹泻、腹痛等，多在用药初期出现，随着用药时间延长可逐渐耐受。长期使用时需注意监测肾功能，因为肾功能不全的患者可能会出现药物蓄积，增加乳酸酸中毒的风险，所以肾功能受损严重的患者禁用。

磺酰脲类：

作用机制：这类药物主要是刺激胰岛β细胞分泌胰岛素，从而降低血糖。它能与胰岛β细胞膜上的磺酰脲受体特异性结合，关闭ATP敏感钾通道，使细胞膜去极化，开放钙通道，细胞内钙离子浓度升高，进而促使胰岛素释放。常用的有格列本脲（优降糖）、格列齐特等。

适用人群及使用方法：适用于经饮食、运动治疗后血糖控制仍不佳的2型糖尿病患者，尤其是胰岛功能尚存的患者。一般在饭前半小时左右服用，剂量需根据患者的血糖水平及个体反应来精准地个体化调整。

不良反应及注意事项：比较容易出现低血糖反应，尤其是老年人、肝肾功能不全以及进食不规律的患者，使用时要密切监测血糖，及时调整剂量。还可能有体重增加、胃肠道不适等不良反应，少数患者可能出现皮肤过敏等现象。

格列奈类：

作用机制：通过刺激胰岛素的早时相分泌而降低餐后血糖，它与磺酰脲类作用机制有所不同，其作用位点和结合方式有差异，起效更快，作用时间较短，模拟生理性胰岛素分泌模式，比如瑞格列奈、那格列奈等。

适用人群及使用方法：同样适用于2型糖尿病患者，尤其是以餐后血糖升高为主的患者，可在餐前即刻服用，无须提前半小时，方便患者使用，能更好地控制餐后血糖高峰。

不良反应及注意事项：主要不良反应也是低血糖，但相较于磺酰脲类发生频率相对较低，不过同样需要关注，尤其是联合用药时。此外，可能有轻微的胃肠道反应等，使用过程中要根据血糖及时调整用药剂量。

α–糖苷酶抑制剂：

作用机制：这类药物主要作用于小肠黏膜刷状缘，竞争性抑制碳水化合物在小肠上部的水解，延缓葡萄糖和果糖等的吸收，从而降低餐后血糖，常见药物有阿卡波糖、伏格列波糖等。

适用人群及使用方法：适用于以碳水化合物为主要食物成分，且餐后血糖升高明显的患者。需要与第一口主食同时嚼服，这样才能更好地发挥其抑制碳水化合物吸收的作用，达到控制餐后血糖的目的。

不良反应及注意事项：最常见的不良反应是胃肠道反应，如腹胀、排气增多、腹泻等，这是因为未被消化的碳水化合物在肠道被细菌分解产气导致的。长期使用过程中，部分患者可逐渐适应，症状会有所减轻。

噻唑烷二酮类：

作用机制：主要是通过激活过氧化物酶体增生物激活受体γ（PPARγ），调节胰岛素相关基因的转录，改善胰岛素抵抗，增加外周组织对胰岛素的敏感性，进而降低血糖，像罗格列酮、吡格列酮属于此类药物。

适用人群及使用方法：适用于存在胰岛素抵抗的2型糖尿病患者，可单独使用，也可与其他降糖药联合应用。一般每日服用1次或分多次服用，具体根据不同药物的剂型和医嘱来执行。

不良反应及注意事项：可能会引起体重增加、水肿，少数患者还可能出现肝功能异常等情况，所以在使用过程中要定期监测肝功能、体重以及水肿情况等，心功能不全的患者使用需谨慎。

2.胰岛素

胰岛素的分类及特点：

按来源分：有动物胰岛素、人胰岛素和胰岛素类似物。动物胰岛素是从动物胰腺中提取，与人胰岛素存在一定的氨基酸序列差异，免疫原性相对较强，目前使用相对较少；人胰岛素是通过基因重组技术生产，与人体自身分泌的胰岛素结构一致，免疫原性低；胰岛素类似物则是通过对人胰岛素的氨基酸序列进行修饰，改变其药代动力学和药效学特性，更好地模拟生理性胰岛素分泌，比如速效胰岛素类似物起效更快，能更好地控制餐后血糖，长效胰岛素类似物作用时间更持久，能提供平稳的基础胰岛素水平。

按作用时间分：可分为超短效胰岛素类似物（如门冬胰岛素、赖脯胰岛素），短效胰岛素（如普通胰岛素），中效胰岛素（如低精蛋白锌胰岛素），长效胰岛素（如精蛋白锌胰岛素），超长效胰岛素（如甘精胰岛素、地特胰岛素、德谷胰岛素等）以及预混胰岛素和预混胰岛素类似物（如精蛋白锌重组赖脯胰岛素混合注射液等）。不同作用时间的胰岛素可以满足不同患者的血糖控制需求，比如超短效和短效胰岛素多用于控制餐后血糖，中效、长效胰岛素及类似物主要用于提供基础胰岛素水平，维持空腹血糖稳定。

胰岛素的使用适应证：

1型糖尿病患者由于自身胰岛β细胞功能几乎完全丧失，必须依赖外源性胰岛素来维持生命，控制血糖。

2型糖尿病患者在经过饮食、运动以及口服降糖药治疗后，血糖仍控制不佳，出现急性并发症（如糖尿病酮症酸中毒、高渗高血糖综合征等），或者存在慢性并发症进展风险，以及处于应激状态（如严重感染、手术、外伤等）时，需要使用胰岛素治疗。

某些特殊类型糖尿病，如妊娠糖尿病，为了保证母婴安全，往往也需要使用胰岛素来控制血糖。

胰岛素的使用方法及剂量调整：

胰岛素的使用方法多样，包括皮下注射、静脉注射等，皮下注射是最常见的给药途径，可选择腹部、大腿外侧、上臂外侧、臀部等部位，不同部位的吸收速度有差异，腹部吸收相对较快，大腿外侧、上臂外侧吸收速度次之，臀部吸收相对较慢。使用胰岛素时，剂量需根据患者的血糖水平、体重、饮食情况、运动量等因素综合考虑，个体化制定。

初始使用胰岛素时，一般从小剂量开始，随后根据血糖监测结果逐步调整剂量，调整周期通常为3～5d，观察空腹血糖、餐后血糖以及糖化血红蛋白等指标的变化，使血糖逐步达到理想的控制目标。在一些特殊情况下，如患者进食量变化、运动量改变、出现低血糖等，还需要临时调整胰岛素剂量。

胰岛素使用的不良反应及注意事项：

低血糖：这是胰岛素使用过程中最常见且最需要关注的不良反应，可表现为心慌、手抖、出汗、饥饿感、头晕、乏力等，严重时可出现意识障碍甚至昏迷。一旦发生低血糖，要及时给予含糖食物纠正，如口服葡萄糖片、糖果等，症状严重者需静脉注射葡萄糖。为避免低血糖发生，患者要规律饮食、定时定量运动，并且按照医嘱正确使用胰岛素，定期监测血糖。

体重增加：部分患者使用胰岛素后可能出现体重增加的情况，这与胰岛素促进脂肪合成等作用有关，所以在使用胰岛素治疗过程中，要同时配合饮食控制和适当运动，以控制体重增长。

局部不良反应：皮下注射胰岛素可能出现局部的不良反应，如注射部位的红肿、硬结、瘙痒等，这与胰岛素制剂本身的成分、注射操作等因素有关。为减少这类不良反应，要注意注射部位的轮换，保持皮肤清洁，规范注射操作等。

3.其他新型降糖药物

胰高糖素样肽-1（GLP-1）受体激动剂：

作用机制：这类药物以葡萄糖浓度依赖的方式刺激胰岛素分泌、抑制胰高糖素分泌，在血糖升高时才发挥刺激胰岛素分泌等作用，在血糖正常或较低时作用较弱。同时还能延缓胃排空、增加饱腹感，减少食欲，从而有助于降低血糖、减轻体重，并且对心血管系统也有一定的保护作用，像利拉鲁肽、艾塞那肽等属于此类药物。

适用人群及使用方法：适用于2型糖尿病患者，尤其是合并肥胖、心血管疾病风险较高以及有减重需求的患者。多数为皮下注射给药，不同药物的注射频率有所不同，有的每日1次，有的每周1次等，使用时要严格按照说明书及医嘱操作。

不良反应及注意事项：常见的不良反应有胃肠道反应，如恶心、呕吐、腹泻等，一般随着用药时间延长会逐渐减轻。部分患者可能出现低血糖，但相对少见，多在与磺酰脲类等促泌剂联合使用时发生，使用过程中要注意监测血糖。另外，有甲状腺髓样癌家族史或个人史以及2型多发性内分泌肿瘤综合征患者禁用此类药物。

钠-葡萄糖协同转运蛋白2（SGLT2）抑制剂：

作用机制：主要通过抑制肾小管对葡萄糖的重吸收，使过量的葡萄糖从尿液中排出，从而降低血糖，同时还具有降压、减轻体重、改善心血管预后以及降低心力衰竭住院风险等多重益处，常见药物有达格列净、恩格列净、卡格列净等。

适用人群及使用方法：适用于2型糖尿病患者，尤其是合并心血管疾病、心力衰竭、慢性肾脏病等的患者。一般为口服给药，每日1次，使用时需注意保证足够的饮水，以减少泌尿系统感染等不良反应的发生。

不良反应及注意事项：由于增加了尿糖排泄，容易导致泌尿系统感染，如尿道炎、膀胱炎等，表现为尿频、尿急、尿痛等症状，所以使用过程中要关注泌尿系统症状，保持外阴清洁，多饮水。另外，还可能出现酮症酸中毒等罕见但严重的不良反应，尤其是在一些特殊情况下，如过度节食、长时间空腹、剧烈运动等，使用时要告知患者相关风险并加强监测。

4.联合治疗策略

在糖尿病的药物治疗中，常常需要采用联合治疗的方式来更好地控制血糖，提高治疗效果，减少单一药物大剂量使用带来的不良反应。如单一药物足量治疗3个月血糖仍未达标时，可考虑联合治疗。

口服降糖药之间的联合：比如双胍类与磺酰脲类联合，双胍类改善胰岛素抵抗，磺酰脲类刺激胰岛素分泌，两者联用可从不同机制发挥降糖作用；或者双胍类与α-糖苷酶抑制剂联用，既能控制餐后血糖，又能兼顾整体血糖水平等，不同的联合方式要根据患者的具体血糖特点、胰岛功能、身体状况等来选择。

口服降糖药与胰岛素的联合：对于2型糖尿病患者，在口服降糖药治疗效果不佳时，可加用胰岛素，如在继续使用二甲双胍等基础上，联合中效或长效胰岛素，补充基础胰岛素水平，控制空腹血糖；或者联合速效胰岛素类似物，针对餐后血糖进行控制等，通过联合使血糖更平稳地达到目标范围。

新型降糖药与传统降糖药的联合：例如GLP-1受体激动剂与二甲双胍联合，在控制血糖的同时还能进一步减轻体重、改善心血管预后；SGLT2抑制剂与其他降糖药联合，发挥多重降糖及并发症防治的优势等。

第三节　肾上腺疾病

一、库欣综合征

（一）病因

外源性激素：长期大量应用外源性糖皮质激素，如泼尼松、地塞米松等，治疗某些慢性疾病，如类风湿关节炎、系统性红斑狼疮等，可导致下丘脑-垂体-肾上腺（HPA）轴负反馈抑制，肾上腺皮质功能减退，一旦突然停药或减量过快，就可能诱发库欣综合征。

垂体病变：垂体肿瘤或下丘脑功能紊乱，致使促肾上腺皮质激素（ACTH）分泌过多，刺激双侧肾上腺皮质增生，促使皮质醇大量分泌，这是内源性库欣综合征最常见病因，约占70%，此类也被称为库欣病。

肾上腺皮质肿瘤：肾上腺皮质腺瘤或腺癌，自主性分泌过量皮质醇，抑制垂体ACTH分泌，使非肿瘤部分肾上腺皮质萎缩，血浆ACTH浓度降低。腺瘤多为良性，单侧发病，直径通常2～4 cm；腺癌较少见，但恶性程度高，肿瘤体积较大，除分泌皮质醇外，还可能分泌雄激素、雌激素等。

垂体外肿瘤：部分垂体-肾上腺外的肿瘤，非小细胞肺癌、支气管类癌、胸腺癌、胰腺癌等，可异位分泌类似ACTH活性物质，刺激肾上腺皮质分泌皮质醇增多，引发异位ACTH综合征。此类患者病情往往较重，可伴有低钾血症、肌萎缩等，还因原发病灶存在，有消瘦、乏力等全身表现。

（二）发病机制

正常生理状态下，下丘脑分泌促肾上腺皮质激素释放激素（CRH），刺激垂体分泌ACTH，ACTH作用于肾上腺皮质，促使其合成、分泌皮质醇。皮质醇反过来对下丘脑和垂体有负反馈调节作用，维持体内皮质醇水平稳定。

在库欣综合征中，上述调节机制失衡。若垂体病变，ACTH分泌不受下丘脑调控或下丘脑分泌CRH异常增多，持续刺激肾上腺皮质，使其增生并过量分泌皮质醇；肾上腺皮质肿瘤时，肿瘤细胞自主性分泌皮质醇，不受ACTH调控，且高皮质醇血症通过负反馈抑制垂体ACTH分泌；垂体外肿瘤异位分泌ACTH或ACTH样物质，绕过正常下丘脑-垂体调节，直接刺激肾上腺皮质，最终导致肾上腺皮质分泌过量糖皮质激素，引发一系列代谢紊乱和临床症状。

（三）临床表现

向心性肥胖：脂肪重新分布，面部（满月脸）、颈部（水牛背）、躯干部（悬垂腹、锁骨上窝脂肪垫）脂肪堆积，而四肢相对瘦小，呈现典型向心性肥胖体态。这是因为皮质醇促进脂肪动员、抑制脂肪合成，且改变脂肪分布，使四肢脂肪分解供能，躯干部脂肪合成增加。

满月脸：面部圆润、皮肤菲薄、毛细血管扩张，呈暗红色，类似满月外观，与脂肪堆积、皮质醇引起皮肤改变有关。

多血质外貌：皮肤菲薄，微血管清晰可见，面色红润，呈多血质状态。这是皮质醇刺激骨髓造血，使红细胞、血红蛋白增多，加上皮肤变薄共同作用的结果。

紫纹：多见于腹部、大腿内外侧、臀部等部位，表现为紫红色条纹，宽度可达1～2cm。由于大量皮质醇使蛋白质分解代谢增强，皮肤弹力纤维断裂，加之皮下脂肪堆积，使皮肤变薄、张力增加，透出皮下血管颜色形成紫纹。

高血压：约80%患者伴有高血压，长期高水平皮质醇有潴钠、排钾作用，使血容量增加，同时通过影响血管平滑肌细胞上的受体或信号传导通路等，增强血管对儿茶酚胺敏感性，促使血压升高，还可导致动脉硬化、肾小动脉硬化等心血管病变，进一步加重高血压。

糖尿病或糖耐量减低：皮质醇促进肝糖原异生，拮抗胰岛素作用，减少外周组织对葡萄糖摄取利用，使血糖升高，约半数患者糖耐量减低，20%左右发展为显性糖尿病。

骨质疏松：皮质醇抑制成骨细胞活性，促进破骨细胞功能，减少肠道钙吸收，增加尿钙排泄，导致骨量丢失、骨密度降低，患者常有骨痛，严重时出现病理性骨折，尤其椎体压缩性骨折常见。

性功能障碍：女性因肾上腺雄激素产生过多、皮质醇抑制垂体促性腺激素，出现月经紊乱，如月经量少、周期延长、闭经，还可有轻度脱毛、痤疮，严重者男性化表现，如乳房萎缩、生须、喉结肥大、阴蒂肥大；男性则性欲减退、阴茎缩小、睾丸变软、勃起功能障碍。

精神神经症状：情绪不稳定、烦躁、失眠常见，严重者可出现精神变态、偏执狂，可能与皮质醇影响神经递质如5-羟色胺、多巴胺的代谢、干扰神经突触间信号传递，进而影响大脑情绪调节和认知功能有关。

（四）诊断要点

血皮质醇测定：测定血皮质醇水平及昼夜节律。正常人皮质醇分泌有明显昼夜节律，清晨最高，午夜最低。库欣综合征患者皮质醇分泌节律紊乱，血皮质醇水平常升高，且午夜血皮质醇低位消失，甚至高于正常清晨值。单次血皮质醇测定受应激等因素影响大，建议分别在清晨，下午及午夜等时间点多次测定综合判断。

地塞米松抑制试验：小剂量地塞米松抑制试验，给患者口服地塞米松，如0.5mg，每6小时1次，连服2d，测定服药前后血皮质醇及尿游离皮质醇。正常人服药后血、尿皮质醇受抑制，水平显著降低；库欣综合征患者因皮质醇分泌自主性强，多不能被抑制。大剂量地塞米松抑制试验（2mg，每6小时1次，连服2d），用于鉴别库欣病与肾上腺肿瘤或异位ACTH综合征，库欣病患者多数血皮质醇水平能被抑制50%以上，肾上腺肿瘤或异位ACTH综合征患者通常不能被抑制。

尿游离皮质醇测定：反映血中游离皮质醇水平，24h尿游离皮质醇排泄量增多，且不受昼夜节律影响，对库欣综合征诊断敏感性较高，常作为重要筛查指标，但其受肾功能、尿量等因素干扰，需结合其他检查。

影像学检查：肾上腺CT扫描可发现肾上腺腺瘤、腺癌、增生等病变，明确肾上腺形态、大小、结构及有无占位性病变，对肾上腺源性库欣综合征有重要诊断价值；垂体MRI有助于发现垂体微腺瘤或腺瘤，为库欣病诊断提供依据；对于异位ACTH综合征，胸部CT、腹部CT等检查用于排查异位分泌ACTH的肿瘤，如肺部、胰腺、胸腺等部位肿瘤。

（五）药物治疗

米托坦：作用机制是直接抑制肾上腺皮质细胞线粒体功能，破坏肾上腺皮质细胞，减少皮质醇合成。对肾上腺皮质癌有一定疗效，也用于肾上腺皮质增生引起的库欣综合征辅助治疗。疗效方面，部分患者用药后皮质醇分泌可显著减少，临床症状改善，但完全缓解率相对较低。副作用较大，常见胃肠道反应，如恶心、呕吐、腹泻；还可导致中枢神经系统症状，如嗜睡、眩晕、共济失调；长期使用可引起肾上腺皮质功能减退，需监测肾上腺皮质功能，必要时补充糖皮质激素。使用注意事项为，治疗期间需密切监测血皮质醇、电解质、肝肾功能等指标，根据病情调整剂量；因副作用明显，用药初期需从小剂量开始，逐渐加量至耐受剂量。

美替拉酮：通过抑制11β-羟化酶，阻断皮质醇生物合成最后一步，减少皮质醇生成。主要用于库欣综合征术前准备或无法手术患者的姑息治疗。使用后，多数患者血皮质醇水平下降，向心性肥胖、高血压、糖耐量异常等症状有不同程度缓解。不良反应有头晕、乏力、恶心、皮疹等，少数患者可出现低血压、低钠血症。注意事项为，用药期间需定期复查血皮质醇、醛固酮、电解质等，防止肾上腺皮质功能减退及电解质紊乱；与其他药物合用时，注意药物相互作用，如与降压药合用可能增强降压效果，需调整降压药剂量。

酮康唑：抑制细胞色素P450依赖的酶系，通过阻断相关类固醇合成关键步骤，干扰肾上腺类固醇皮质激素合成，降低皮质醇水平。对轻症库欣综合征或作为手术、放疗辅助治疗有一定作用。针对库欣综合征的治疗临床有效率50%～70%，能使部分患者症状减轻、皮质醇指标改善。副作用有肝功能损害，表现为转氨酶升高，用药期间需密切监测肝功能；还可引起胃肠道不适、性欲减退、男性乳房发育等。使用时，需从小剂量开始，逐渐增量，同时监测血皮质醇、肝功能，若出现肝功能异常加重，应及时停药；禁用于有严重肝功能障碍患者。

二、原发性醛固酮增多症

（一）病因

肾上腺腺瘤：最为常见，约占原发性醛固酮增多症60%～80%，多为单侧单个腺瘤，直径一般1～2cm，由肾上腺皮质球状细胞增生形成，能自主分泌大量醛固酮，不受肾素–血管紧张素系统调控，导致醛固酮分泌过多，引发水钠潴留、高血压、低血钾等一系列症状。

双侧肾上腺增生：约占20%，包括特发性醛固酮增多症和原发性肾上腺增生。特发性醛固酮增多症病因不明，可能与肾上腺皮质球状带对血管紧张素Ⅱ敏感性增加，或与促肾上腺皮质激素、醛固酮刺激因子等异常分泌有关，双侧肾上腺球状带弥漫性增生，醛固酮分泌增多；原发性肾上腺增生少见，肾上腺外观无明显结节，组织学表现为肾上腺皮质细胞增生，其发病机制可能涉及遗传、内分泌调节异常等因素。

家族性醛固酮增多症：是一种常染色体显性遗传病，占5%～10%，由编码肾上腺皮质激素合成相关酶的基因突变所致，常见类型有糖皮质激素可治性醛固酮增多症（GRA），发病与醛固酮合成酶基因和11β–羟化酶基因融合形成的嵌合基因有关，该基因使醛固酮合成受促肾上腺皮质激素调控，导致醛固酮呈持续性、不适当的异常增加。

醛固酮癌：罕见，约占1%，肿瘤细胞不仅分泌大量醛固酮，还可分泌糖皮质激素、雄激素等，肿瘤生长迅速，体积较大，直径多大于5cm，恶性程度高，易发生局部浸润和远处转移，除高血压、低血钾外，还可伴有向心性肥胖、多毛、女性男性化等表现。

异位分泌醛固酮的肿瘤：极少见，肿瘤源于肾上腺外组织，如卵巢、睾丸、肾脏等部位的肿瘤，可异位分泌醛固酮，不受正常生理调节，引发原发性醛固酮增多症症状，因肿瘤隐匿，诊断难度较大。

（二）发病机制

正常情况下，肾素–血管紧张素–醛固酮系统（RAAS）调节醛固酮分泌。当血容量减少、血压下降时，肾脏球旁器分泌肾素增加，肾素催化血管紧张肽原转化为血管紧张素Ⅰ，后者经血管紧张素转换酶作用生成血管紧张素Ⅱ，血管紧张素Ⅱ刺激肾上腺皮质球状带合成、分泌醛固酮，醛固酮作用于肾小管，促进钠离子重吸收、钾离子排泄，保钠排钾，维持水、电解质平衡和血容量稳定。

在原发性醛固酮增多症中，肾上腺皮质球状带病变（腺瘤、增生或癌），使醛固酮分泌异常自主性增加，不受肾素调控或对肾素敏感性改变。过量醛固酮导致肾小管对钠重吸收过多，水钠潴留，血容量扩张，血压升高；同时钾离子大量排出，引起低血钾，低血钾又影响神经、肌肉兴奋性及心脏电生理，导致肌无力、周期性瘫痪、心律失常等临床表现，长期高血压、低血钾还可引发肾脏、心血管等多系统损害。

（三）临床表现

高血压：最早、最常见症状，几乎所有患者都有不同程度血压升高，多为中等程度高血压，少数可达重度高血压，一般降压药物治疗效果欠佳，因醛固酮持续潴钠、血容量扩张，血管壁钠离子浓度增加，增强血管对儿茶酚胺敏感性。

低血钾：醛固酮排钾作用致血钾降低，多数患者血钾在2～3 mmol/L之间，表现为肌无力，初期多为四肢近端肌肉，严重时累及呼吸肌，导致呼吸困难；还可出现周期性瘫痪，常在夜间或清晨突发，双侧肢体对称性软瘫，补钾后症状可缓解，但易复发；长期低血钾影响心脏，引发心律失常，如早搏、室性心动过速，甚至心室颤动。

肾脏表现：长期醛固酮增多，使肾小管浓缩功能障碍，患者有多尿、夜尿增多，每日尿量可达3000～4000 mL，继而引发口渴、多饮；因尿钙排泄增加，易形成尿路结石，可出现肾绞痛、血尿等症状；病程久者，可导致慢性肾功能不全。

心血管系统：除高血压引起心脏改变，导致如左心室肥厚、心力衰竭外，低血钾可使心肌细胞兴奋性、自律性改变，心电图有特征性表现，如ST段压低、T波低平或倒置、U波增高，增加心律失常风险，严重影响心脏功能及预后。

（四）诊断要点

血醛固酮、肾素活性测定：测定血浆醛固酮浓度（PAC）及血浆肾素活性（PRA），并计算醛固酮/肾素活性比值（ARR），这一比值是重要筛查指标。原发性醛固酮增多症患者PAC升高、PRA受抑制，ARR比值增大，一般ARR > 30 ng/dL有诊断提示意义，但ARR受药物、血钾、体位等因素影响，需综合判断，确诊需进一步检查。

醛固酮抑制试验：常用生理盐水负荷试验，患者以适当速度静脉滴注生理盐水2000 mL，4 h内滴完，试验过程中需密切监测患者血压心率等生命体征变化。测定滴注前后血醛固酮水平。正常人滴注后血醛固酮明显抑制，降至5ng/dl以下；原发性醛固酮增多症患者醛固酮分泌自主性强，抑制不明显，血醛固酮水平仍高于正常。卡托普利试验与之类似，口服卡托普利后测定血醛固酮变化，协助诊断。

血、尿电解质测定：血钾降低是重要线索，多在3.5mmol/L以下，部分患者血钠正常或略升高，尿钾排泄增多，24h尿钾＞30mmol，提示肾脏排钾过多，结合高血压，需排查原发性醛固酮增多症。

影像学检查：肾上腺CT薄层扫描是定位诊断的主要方法，可清晰显示肾上腺形态、大小、有无占位性病变，鉴别肾上腺腺瘤、增生或癌，腺瘤多表现为单侧肾上腺圆形或椭圆形低密度影，边界清楚；双侧肾上腺增生可见肾上腺弥漫性增粗；醛固酮癌则瘤体较大，形态不规则，可有坏死、出血。对于肾上腺CT阴性或怀疑异位分泌醛固酮肿瘤者，可进一步行磁共振成像（MRI）、放射性核素显像（如^{131}I–6β–碘甲基–19–去甲胆固醇显像）等检查，协助诊断。

（五）药物治疗

螺内酯：醛固酮受体拮抗剂，作用机制是竞争性结合肾小管远曲小管和集合管上皮细胞内的醛固酮受体，拮抗醛固酮保钠排钾作用，促进钠、水排出，减少钾排泄，从而降低血压、纠正低血钾。作为原发性醛固酮增多症一线用药，尤其适用于不能手术或术前准备患者，能有效改善患者高血压、低血钾症状，多数患者用药后血压平均可下降20～30mmHg，血钾恢复正常。副作用有高钾血症，尤其是在肾功能不全、补钾或与保钾利尿剂合用时风险更高，需密切监测血钾；还可引起男性乳房发育、性功能障碍，女性月经紊乱等内分泌失调表现，这是因为螺内酯对雄激素受体有一定亲和力。使用注意事项为，初始剂量一般20～40mg/d，根据血钾、血压调整，最大剂量不超过400mg/d；用药期间定期复查血钾、血钠、肾功能，避免高钾食物、保钾药物合用；出现男性乳房发育等严重不良反应，可换用依普利酮。

依普利酮：新型选择性醛固酮受体拮抗剂，与醛固酮受体亲和力高，特异性强，对雄激素、孕激素受体亲和力低，不良反应相对螺内酯少。作用机制类似螺内酯，通过阻断醛固酮作用，逆转醛固酮介导的心血管重构，降低血压、保护靶器官。临床用于原发性醛固酮增多症治疗，降压、改善低血钾效果与螺内酯相当，能使大部分患者血压达标、血钾稳定。副作用轻微，较少引起男性乳房发育等内分泌异常，高钾血症仍是主要风险，发生率低于螺内酯。使用时，初始剂量25～50mg/d，可逐渐增量至

100mg/d，每日1～2次；同样需监测血钾、肾功能，老年、肾功能不全患者需调整剂量；与血管紧张素转换酶抑制剂（ACEI）、血管紧张素Ⅱ受体拮抗剂（ARB）合用时，由于协同作用使肾脏排钾减少，血钾升高风险显著增加，需密切监测血钾水平。

第四节　内分泌疾病药物治疗

一、常用药物类别

（一）抗甲状腺药物

抗甲状腺药物主要用于治疗甲状腺功能亢进症（甲亢），其作用机制是抑制甲状腺激素的合成。常用药物有甲巯咪唑和丙硫氧嘧啶。甲巯咪唑通过抑制甲状腺内过氧化物酶的活性，阻碍甲状腺素和三碘甲状腺原氨酸的缩合，从而抑制甲状腺激素合成，它半衰期较长，约为4～6h，可每天单次使用。丙硫氧嘧啶同样抑制甲状腺激素合成，其血浆半衰期为60min，还具有在外周组织抑制T4转化为T3的独特作用，发挥作用较甲巯咪唑迅速，能更快控制甲亢症状，但必须保证6～8h给药一次。这两类药物适用于病情轻、甲状腺轻中度肿大的患者，或因妊娠、年老体弱，以及合并其他疾病不能耐受手术者。不过，它们存在一些副作用，如粒细胞缺乏、皮疹、中毒性肝病等，用药期间需密切监测血常规、肝功能等指标。

（二）甲状腺激素替代药物

当甲状腺功能减退时，通常需要使用甲状腺激素替代药物。左甲状腺素钠是临床常用药物，其主要成分左甲状腺素在体内转变成三碘甲腺原氨酸（T3）而活性增强，具有维持人体正常生长发育、促进代谢、增加产热和提高交感-肾上腺系统感受性等作用，可用于甲状腺全切或次全切术、甲状腺功能减退的患者，以维持正常生理功能，还可用于甲亢的辅助治疗、甲状腺癌的病情抑制。一般推荐清晨空腹服用，服用后最好等待半小时以上再吃早餐，利于药物吸收和药效发挥。甲状腺提取物也是一种甲状腺激素替代药物，它是从动物甲状腺组织中提取而来，包含T3、T4等多种甲状腺激素成分，作用与左甲状腺素钠相似，但成分比例相对不固定，不同批次产品生物活性可能存在一定差异，在现代临床治疗中目前应用相对较少。

（三）降糖药物

降糖药物分为口服降糖药和注射类降糖药。口服降糖药中，二甲双胍主要作用于肝脏，通过抑制肝糖原输出，减少肝脏葡萄糖的生成，同时提高外周组织（如肌肉、脂肪组织）对葡萄糖的摄取和利用，增加胰岛素敏感性，改善胰岛素抵抗，是2型糖尿病的一线用药，单独使用一般不会引起低血糖反应，尤其适用于伴有肥胖的患者，其主要副作用包括胃肠道不适和罕见的乳酸酸中毒。格列本脲属于磺酰脲类降糖药，通过与胰岛β细胞膜上的磺酰脲受体结合，刺激胰岛β细胞分泌胰岛素来降低血糖，适用于有一定胰岛功能的糖尿病患者，特别是体形不胖的患者，但副作用主要是低血糖，长期使用可能导致体重增加；还可能出现消化道反应、皮疹等。格列奈类如瑞格列奈，为非磺酰脲类促胰岛素分泌剂，通过与胰岛β细胞上的受体结合以刺激胰岛素分泌，作用依赖于胰岛中有功能的β细胞，适用于餐后血糖升高为主的2型糖尿病患者，尤其是老年患者和肾功能不全患者，因其低血糖风险相对较低，使用较为安全。α-葡萄糖苷酶抑制剂如阿卡波糖，主要作用于小肠黏膜刷状缘上的α-葡萄糖苷酶，抑制碳水化合物在肠道内的消化和吸收过程，延缓多糖、寡糖和双糖分解为葡萄糖，从而降低餐后血糖的升高幅度，适用于以碳水化合物为主要食物成分且餐后血糖升高明显的患者。DPP-4抑制剂如西格列汀，通过抑制二肽基肽酶-4（DPP-4）的活性，减少胰高血糖素样肽-1（GLP-1）和葡萄糖依赖性促胰岛素分泌多肽（GIP）的失活，使体内具有活性的GLP-1和GIP水平升高，从而促进胰岛β细胞分泌胰岛素，同时抑制胰岛α细胞分泌胰高血糖素，降低血糖水平，适用于不同阶段的2型糖尿病患者，可单独使用或与其他降糖药物联合应用。噻唑烷二酮类如罗格列酮，又称胰岛素增敏剂，通过激活过氧化物酶体增生物激活受体γ（PPARγ），调节一系列与糖代谢和脂肪代谢相关的基因表达，促进脂肪细胞分化和脂肪酸摄取，减少脂肪在肝脏和肌肉中的沉积，提高胰岛素敏感性，改善胰岛素抵抗，适用于伴有明显胰岛素抵抗的2型糖尿病患者，可与其他降糖药物联合使用。钠-葡萄糖协同转运蛋白2（SGLT2）抑制剂如达格列净，通过抑制SGLT2的活性，减少肾脏对葡萄糖的重吸收，从而增加尿糖排泄，降低血糖水平，一般可使糖化血红蛋白（HbAlc）降低0.5%～1.0%。适用于2型糖尿病患者，特别是合并心血管疾病、肾脏疾病或心力衰竭的患者。

注射类降糖药中，胰岛素是机体内唯一降低血糖的激素，同时促进糖原、脂肪、蛋白质合成，外源性胰岛素主要用于治疗糖尿病，适用于糖尿病患者，特别是血糖水平较高、合并并发症或需要长期控制血糖的患者，其又分为速效胰岛素（如门冬胰岛素、赖脯胰岛素）、短效胰岛素（如普通胰岛素）、中效胰岛素（如低精蛋白锌胰岛素)、长效胰岛素(如精蛋白锌胰岛素)、超长效胰岛素(如甘精胰岛素地特胰岛素德谷胰岛素)、预混胰岛素(如诺和灵30R、优泌乐25)等不同类型，可根据患者血糖波动特点选择使用。GLP-1受体激动剂如艾塞那肽、利拉鲁肽等，通过激动GLP-1受体，促进胰岛β细胞分泌胰岛素，同时抑制胰岛α细胞分泌胰高血糖素，从而降低血糖水平，此外还具有抑制胃排空、减少食欲等作用，有助于控制体重，适用于2型糖尿病患者，特别是合并肥胖或需要控制体重的患者。

(四)肾上腺皮质激素相关药物

肾上腺皮质激素在维持机体生理功能方面起着关键作用，当肾上腺皮质功能减退时，需要进行激素替代治疗。氢化可的松可以替代受损的肾上腺皮质激素分泌不足的情况，它能迅速提高血浆皮质醇水平，缓解急性期症状，常用于肾上腺皮质功能减退急性发作时，通过静脉应用及时补充，避免代谢紊乱。地塞米松适用于长期治疗或维持肾上腺皮质功能，其作用时间较长，能够稳定控制病情，一般口服或注射给药用于缓解期患者的维持治疗。对于肾上腺皮质功能亢进或某些因激素分泌过多引起的疾病，则可能会使用激素受体激动剂、拮抗剂或合成抑制剂。例如美替拉酮作为肾上腺皮质激素合成抑制剂，可干扰激素合成过程中的关键酶，即11β-羟化酶减少皮质激素合成，适用于库欣综合征等皮质醇增多症的治疗，通过降低体内过高的皮质激素水平，改善患者症状，用药过程中需密切监测肾上腺皮质功能相关指标，防止肾上腺皮质功能不足。

(五)改善内分泌代谢紊乱药物

在内分泌代谢紊乱疾病如糖尿病、肥胖症等情况下，患者常伴有血脂、血压异常，降脂、降压药物常作为辅助用药。他汀类降脂药如阿托伐他汀，通过抑制胆固醇合成过程中的关键酶，减少肝脏胆固醇合成，降低血液中低密度脂蛋白胆固醇(LDL-C)水平，进而有效降低动脉粥样硬化风险，适用于高脂血症尤其是高胆固醇血症患者，长期使用时需关注肝功能、肌酸激酶等指标，预防肝损害、肌病等不良反应。贝特类降脂药如非诺贝特，主要降低甘油三酯水平，激活脂蛋白酯酶，加速极低密度脂蛋白(VLDL)分解代谢，适用于高甘油三酯血症或以甘油三酯升高为主的混合型高脂血症，用药期间同样要监测肝功能、肾功能等。降压药物方面，血管紧张素转换酶抑制剂(ACEI)如卡托普利，通过抑制血管紧张素I转化为血管紧张素II，舒张血管，降低血压，同时具有改善胰岛素抵抗、减少尿蛋白等作用，适用于高血压合并糖尿病、肾病的患者，但可能引起干咳等副作用，若不耐受可换用血管紧张素Ⅱ受体拮抗剂（ARB）类药物，如氯沙坦，其降压机制类似，干咳副作用相对少见。钙通道阻滞剂如硝苯地平，通过阻断血管平滑肌细胞膜上的钙通道，扩张血管降压，对血脂、血糖代谢无不良影响，适用于不同类型高血压患者，尤其是老年单纯收缩期高血压患者，部分患者使用后可能出现面部潮红、下肢水肿等不良反应，可根据情况调整药物剂量或更换剂型。

二、药物治疗基本原则

（一）个体化用药原则

内分泌疾病的药物治疗需充分考虑个体差异。例如在降糖治疗中，对于老年糖尿病患者，由于其肝肾功能减退、对低血糖耐受性差，常首选低血糖风险低、不易引起乳酸酸中毒的药物，如二甲双胍应从小剂量起始，谨慎使用格列苯脲等强效促胰岛素分泌剂，可优先选择瑞格列奈等短效、低血糖风险小的药物，或适当加用α-葡萄糖苷酶抑制剂控制餐后血糖。年轻患者若体型肥胖、胰岛素抵抗明显，优先选用二甲双胍、噻唑烷二酮类等改善胰岛素抵抗的药物；若胰岛功能较差、血糖较高，则可能早期需要胰岛素强化治疗。女性患者在经期、孕期、更年期等特殊时期，激素水平波动大，如甲亢女性患者在孕期，前三个月首选丙硫氧嘧啶，以减少对胎儿的潜在影响，中后期可根据病情评估是否调整为甲巯咪唑；更年期女性因雌激素水平下降，患骨质疏松风险增加，使用甲状腺激素替代药物时需兼顾骨密度监测，必要时补充钙剂、维生素D等预防骨质疏松。合并有高血压、冠心病等基础疾病的患者，在选用内分泌药物时，要避免使用可能加重心血管负担或影响心血管药物疗效的药物，如噻唑烷二酮类药物可能引起水钠潴留，加重心衰风险，对于合并心衰的糖尿病患者需谨慎使用。

（二）剂量调整原则

药物剂量的精准调整至关重要。以甲状腺功能减退患者服用左甲状腺素钠为例，初始剂量需根据患者年龄、病情、基础心脏功能等综合判断后确定，一般年轻、无心脏基础疾病患者可较快达到足量替代剂量，而老年患者、合并冠心病等心脏病患者则需从小剂量开始，如每日12.5～25μg，缓慢递增，每4～6周复查甲状腺功能，根据促甲状腺激素（TSH）、游离甲状腺素（FT4）等激素水平调整剂量，使TSH维持在正常范围。降糖药物同样如此，使用二甲双胍过程中，若患者血糖控制不佳，可根据空腹血糖、餐后血糖及糖化血红蛋白（HbA_1c）水平，在无禁忌证情况下逐渐增加剂量，但需关注胃肠道反应；使用胰岛素治疗时，根据血糖监测结果，如空腹、餐后、睡前血糖数值等，调整胰岛素剂量，一般每次调整幅度不宜过大，防止低血糖发生，可按照1～2U逐步调整，直至血糖达标，同时注意观察患者是否出现低血糖症状如心慌、手抖、出汗等，若出现则及时进食含糖食物，并重新评估剂量。

（三）联合用药原则

对于复杂内分泌疾病，联合用药可增强疗效、降低副作用。例如在甲亢治疗中，对于中重度甲亢、甲状腺肿大明显患者，可在使用抗甲状腺药物（如甲巯咪唑）基础上，联合应用β受体阻滞剂（如普萘洛尔），一方面，抗甲状腺药物从源头抑制甲状腺激素合成，另一方面，β受体阻滞剂可迅速缓解患者心悸、多汗、手抖等交感神经兴奋症状，还能在一定程度上减少甲状腺激素外周转化，二者协同作用，提高治疗初期效果，待甲状腺功能逐渐恢复、症状缓解后，再根据病情调整用药。在2型糖尿病治疗中，当单一降糖药物不能有效控制血糖时，常采用联合用药方案，如二甲双胍联合格列齐特，二甲双胍改善胰岛素抵抗、减少肝糖输出，格列齐特刺激胰岛β细胞分泌胰岛素，从不同环节降糖，增强降糖效果，同时因格列齐特剂量需求减少，相较于单药足量使用进，低血糖风险相对降低；对于肥胖且血糖控制差的患者，二甲双胍联合GLP-1受体激动剂也是常用方案，在降糖同时还有减重、改善心血管危险因素等益处。

（四）长期治疗与监测原则

内分泌疾病大多需要长期药物治疗，如甲状腺功能减退、糖尿病等，需向患者强调坚持用药的重要性，不能擅自停药或随意增减剂量。在长期治疗过程中，要定期监测各项指标。对于服用抗甲状腺药物的患者，需定期复查血常规、肝功能、甲状腺功能，起初可每1～2周复查血常规、每2～4周复查肝功能、每4～6周复查甲状腺功能，病情稳定后适当延长间隔时间，以便及时发现粒细胞缺乏、肝损害、甲亢复发或甲减等情况。糖尿病患者除日常自我血糖监测外，每3个月应复查HbA1c，了解近3个月平均血糖水平，每年至少进行一次全面体检，包括肝肾功能、血脂、尿糖、尿微量白蛋白眼底检查等检查，评估糖尿病慢性并发症发生风险，及时调整治疗方案，以保障长期治疗的有效性与安全性。

第七章　老年病诊断与药物治疗

随着全球人口老龄化进程的不断加快，老年病的发病率日益增高，给老年人的健康及生活质量带来了严重影响，也成为当今医学领域重点关注和亟待攻克的难题之一。老年病涵盖了心血管、神经、呼吸、消化内分泌等多个系统的各类疾病，其病因往往较为复杂，不仅涉及衰老相关的机体生理功能衰退，还与长期的生活习惯、基础疾病以及环境因素等相互交织。而且，老年病在临床表现上多呈现出不典型、症状隐匿以及易混淆等特点，这无疑增加了准确诊断的难度。而药物治疗作为应对老年病的关键手段，其重要性不言而喻。但由于老年人身体机能衰退，肝肾功能等多方面的生理储备能力下降，药物在老年群体中的药代动力学和药效学特点与年轻人存在显著差异，这就要求在选择药物、确定剂量以及制订治疗方案时需要更加谨慎。同时，老年患者常合并多种疾病，需要服用多种药物，进一步增加了药物相互作用以及不良反应发生的风险。鉴于此，深入探讨老年病的诊断方法以及药物治疗策略，遵循科学合理的用药原则，精准应对药物不良反应，对于提高老年病的治疗效果、改善老年人的健康状况和生活质量有着至关重要的意义。

第一节　老年病概论

一、老年人生理病理特点

随着年龄增长，机体衰老引发各系统生理功能改变。心血管系统方面，心肌细胞逐渐肥大、纤维化，心脏顺应性降低，心功能减退，心率变异性减小，对负荷的适应能力变差；血管壁增厚、弹性纤维减少、胶原纤维增多，导致动脉硬化，血管阻力增加，血压调节能力下降。呼吸系统表现为胸廓顺应性降低，呼吸肌力量减弱，肺弹性回缩力下降，肺活量、用力肺活量等指标减少，氧气量增加，通气与血流比例失调，气体交换效率降低，且呼吸道黏膜纤毛运动功能减退，致使防御能力下降，进而易发生呼吸道感染。消化系统则呈现胃肠道蠕动减慢，消化液分泌减少，如胃酸、胃蛋白酶、胰酶等分泌量减少且活性降低，影响食物消化吸收，同时肠道菌群也会发生改变，有益菌减少，有害菌相对增多，影响肠道微生态平衡；肝脏体积缩小，肝细胞数量减少，肝功能减退，对药物代谢能力降低。

老年常见病理改变突出。动脉硬化几乎累及全身动脉，尤其大中动脉粥样硬化使管腔狭窄，影响供血，是冠心病、脑卒中等疾病的重要病理基础；小动脉硬化可致外周阻力持续升高，加重心脏后负荷，引发高血压。器官功能减退普遍，肾脏肾小球硬化、肾小管萎缩，肾血流量减少，肾功能下降，药物排泄时间延长；内分泌系统激素分泌失衡，如甲状腺素分泌减少，基础代谢率降低，性腺功能减退，生殖激素水平降低，影响机体代谢、生殖等功能。

二、老年病范畴与分类

按系统分类，老年心血管病涵盖冠心病、高血压、心律失常、心力衰竭心肌病等，冠心病多因冠状动脉粥样硬化致心肌缺血，高血压以体循环动脉压升高为特征，心律失常包括房颤、室性早搏等多种类型，心力衰竭是心脏泵血功能衰竭的终末阶段。老年呼吸系统病有慢性阻塞性肺疾病、肺炎、肺癌、睡眠呼吸暂停低通气综合征等，慢性阻塞性肺疾病以持续气流受限为特征，肺炎在老年人中发病率高且症状不典型，肺癌是常见恶性肿瘤，睡眠呼吸暂停低通气综合征影响睡眠质量及全身多系统功能。

常见老年病分类列举，阿尔茨海默病以阿尔茨海默病为主，是神经退行性疾病，大脑皮质神经元变性、减少，细胞外β-淀粉样蛋白沉积、细胞内tau蛋白过度磷酸化形成神经纤维缠结，导致认知功能渐进性减退；帕金森病是中脑黑质多巴胺能神经元变性死亡，纹状体多巴胺含量显著减少，引发震颤、僵直、运动迟缓等运动症状及非运动症状；老年糖尿病多为2型糖尿病，胰岛素抵抗增加、胰岛β细胞功能减退，血糖升高，长期可致多系统并发症，累及心血管、神经、肾脏等。其中糖尿病肾病是常见且严重的并发症之一，早期可表现为微量白蛋白尿，随着病情进展可发展为大量蛋白尿、肾功能不全甚至肾衰竭。

三、老年病的特点

症状不典型是老年病显著特点。一方面隐匿，如老年糖尿病起病隐匿，部分患者无明显“三多一少”症状，仅在体检时发现血糖升高，老年甲状腺功能减退，甲状腺素缺乏症状不突出，常表现为乏力、畏寒、便秘等非特异性症状，易被忽视。另一方面易混淆，老年人肺炎可无高热、咳嗽、咳痰等典型表现，而以精神萎靡、食欲减退、意识障碍等为首发症状，易与神经系统疾病混淆；老年心力衰竭时，呼吸困难可能不明显，而以水肿、腹胀等右心衰竭症状为主，掩盖左心衰竭表现。

病程迁延且复杂。老年病多为慢性疾病，病程长，如高血压、冠心病需长期甚至终身治疗，病情反复波动，受饮食、情绪、气候变化等多种因素影响，且常伴有多种并发症，糖尿病可并发糖尿病肾病、糖尿病视网膜病变、糖尿病足等，进一步加重病情，多种老年病共存现象常见，一位患者可能同时患有高血压、冠心病、糖尿病、高脂血症等，各疾病相互影响，治疗难度增大。

多系统受累是老年病共性。老年心血管疾病不仅影响心脏，还可致脑供血不足引发头晕、记忆力减退等神经系统症状，肾功能损害影响水钠代谢，导致水肿，影响消化系统出现胃肠道淤血、食欲下降；老年糖尿病可累及神经，引起四肢末梢感觉异常、疼痛，还可影响自主神经系统，导致胃肠功能紊乱、排尿异常等；影响血管致下肢动脉粥样硬化、足部溃疡，累及眼部出现糖尿病视网膜病变，视力下降，还可引发糖尿病肾病，出现蛋白尿、肾功能减退，各系统间相互关联，牵一发而动全身，诊断与治疗需综合考量。

第二节　老年心血管系统疾病

一、老年冠心病

（一）病因

老年冠心病病因多元。衰老相关因素中，血管内皮细胞功能随年龄增长而减退，内皮依赖性舒张因子如一氧化氮合成、释放减少，血管舒张能力受限，内皮损伤后修复缓慢，易引发脂质沉积、血小板黏附聚集，促进粥样斑块形成；冠状动脉中层平滑肌细胞老化，增生与迁移能力改变，细胞外基质合成、降解失衡，动脉管壁结构重塑，管壁增厚、弹性降低，管腔狭窄风险增加。生活习惯方面，长期吸烟使烟草中尼古丁、焦油等有害物质损伤血管内皮，一氧化碳竞争性氧合血红蛋白，降低血液携氧能力，心肌缺氧加重；过量饮酒导致酒精性心肌病的同时，促使交感神经兴奋，血压波动，影响脂质代谢，升高甘油三酯、低密度脂蛋白水平，加速动脉硬化；高热量、高脂肪、高胆固醇饮食，使血脂异常，血液黏稠度增加，脂质易沉积于冠状动脉内膜。

（二）发病机制

发病核心机制为冠状动脉粥样硬化。血管老化致内膜受损，脂质代谢异常凸显，血液中低密度脂蛋白胆固醇（LDL–C）水平升高，经受损内皮进入内膜下，被氧化修饰，形成氧化型低密度脂蛋白（ox–LDL），其具有细胞毒性，吸引单核细胞趋化、聚集，进入内膜下分化为巨噬细胞，大量吞噬ox–LDL转化为泡沫细胞，泡沫细胞堆积形成脂质条纹，是粥样硬化早期病变；随着病变进展，脂质条纹内脂质不断沉积，炎症持续存在，逐渐发展为更复杂的病变。平滑肌细胞受炎症介质、生长因子刺激，从中层迁移至内膜增生，合成细胞外基质，与脂质、泡沫细胞共同构成纤维帽，逐渐发展为粥样斑块，斑块使管腔狭窄，血流受阻，心肌供血不足；斑块不稳定时，如纤维帽破裂，内皮下胶原暴露，激活血小板聚集、黏附，形成血栓，急性堵塞冠状动脉，引发急性心肌梗死。

（三）临床表现

症状不典型在老年患者中常见。典型心绞痛为胸骨后压榨性、闷痛，可放射至心前区、左肩、左臂内侧等，持续3～5 min，休息或含服硝酸甘油可缓解，但老年患者常无此类典型胸痛，部分仅感胸部隐痛、憋闷、气急，或表现为呼吸困难，类似心力衰竭症状，活动耐力下降，日常活动如散步、爬楼梯即感气促，易被误判；部分以消化道症状为主，出现上腹部疼痛、胀满、恶心、呕吐，类似胃炎、胆囊炎表现，尤其餐后发作，与进食相关，易混淆；还有些患者出现牙痛、下颌痛、颈部疼痛等放射痛，部位不典型，易误导诊断方向，延误治疗。此外，合并糖尿病的老年冠心病患者，由于神经密度，疼痛阈值升高，症状可能更不典型，甚至无明显不适，仅在体检或出现严重并发症时才被发现。

（四）诊断要点

心电图是基础检查手段。静息心电图可能正常，发作心绞痛时，可见ST段压低、T波倒置等心肌缺血改变，变异型心绞痛可出现ST段抬高，但老年患者合并各种心律失常、心肌肥厚、电解质紊乱等情况较多，心电图表现复杂，需仔细甄别；动态心电图能连续记录24 h或更长时间心电图，捕捉短暂心肌缺血发作时段心电图变化，提高诊断阳性率，了解心律失常类型、发作频率与心肌缺血关联。心脏超声可评估心脏结构与功能，观察室壁运动异常，心肌缺血时相应节段室壁运动减弱、不协调，测量左心室射血分数，评估心功能，辅助判断病情严重程度；冠状动脉造影是诊断“金标准”，能直观显示冠状动脉解剖形态、管腔狭窄部位、程度及范围，为介入治疗提供精准依据，但属有创检查，需综合评估患者耐受度选用。

（五）药物治疗

在抗血板治疗中，阿司匹林作为常用药物，通过抑制血小板环氧化酶，阻止血栓素A_2合成，抑制血小板聚集，常规剂量为75～150mg/d，多数老年患者需长期小剂量服用此范围内药物，注意监测有无消化道出血、牙龈出血等不良反应，对阿司匹林不耐受或过敏者，可选用氯吡格雷、替格瑞洛等$P2Y_{12}$受体拮抗剂；降脂药物关键在于降低LDL-C，他汀类药物如阿托伐他汀、瑞舒伐他汀等，不仅降血脂，还能稳定斑块、抗炎，一定程度上稳定斑块、延缓动脉粥样硬化进程，服药期间定期复查肝功能、肌酸激酶，预防发生肝损害、横纹肌溶解，若单用他汀类未达标，可联用依折麦布，协同降脂。扩血管药物能缓解心绞痛，硝酸酯类如硝酸甘油、单硝酸异山梨酯，扩张冠状动脉，增加心肌供血，舌下含服硝酸甘油起效快，用于心绞痛急性发作，单硝酸异山梨酯长效，日常预防用药，用药时注意直立性低血压；β受体阻滞剂如美托洛尔、比索洛尔，减慢心率、降低心肌耗氧量，改善心肌缺血，用药需从小剂量起始，密切监测心率、血压，心率过缓（<50次/分）、血压过低时调整剂量，合并支气管哮喘、严重房室传导阻滞者慎用。

二、老年高血压

（一）病因

动脉硬化是关键因素，随年龄增长，大动脉管壁中层弹力纤维减少、胶原纤维增多，弹性减退、僵硬度增加，顺应性降低，心脏射血时血管不能有效扩张缓冲，收缩压升高，舒张压因弹性回缩力不足相对降低，脉压增大；小动脉硬化致外周血管阻力持续升高，进一步推高血压。激素变化方面，老年人群肾素-血管紧张素-醛固酮系统（RAAS）调节失衡，肾素活性虽有下降，但血管紧张素Ⅱ生成相对增多，其强烈收缩血管，促进醛固酮分泌，导致水钠潴留，升高血压；老年女性绝经后雌激素水平降低，失去对血管保护及RAAS系统调节作用，高血压患病率上升。

（二）发病机制

外周阻力增加主导血压升高。小动脉平滑肌细胞对缩血管物质敏感性增强，如去甲肾上腺素、血管紧张素Ⅱ等，血管收缩反应过度，管腔变窄，血流阻力增大；血管重构使小动脉壁增厚、内径变小，外周阻力进一步恶化。神经内分泌调节紊乱突出，交感神经系统兴奋性在老年期相对亢进，儿茶酚胺类递质释放增多，促使心肌收缩力增强、心率加快、血管收缩，血压上升；RAAS系统激活，除上述血管紧张素Ⅱ与醛固酮作用外，醛固酮还促进心肌纤维化、血管平滑肌增生，加重心血管损害，协同升高血压。

（三）临床表现

血压波动大是特点，老年人血压昼夜节律异常多见，夜间血压下降幅度减小（非杓型）甚至反超白天（反杓型），清晨血压易急剧升高，引发心脑血管事件风险高，且受情绪、体位、季节、温度等因素影响显著，如冬季寒冷刺激，血管收缩，血压明显升高；夏季血管扩张，血压相对平稳。头晕是常见症状，血压波动致脑供血不稳定，轻者头部昏沉、眩晕，重者伴视物旋转、恶心呕吐，部分患者还出现头痛，疼痛部位多为双侧颞部、枕部搏动性疼痛，血压控制后缓解；长期高血压累及心脏，早期可出现左心室肥厚，随后可有心悸、胸闷，发展至高血压心脏病，出现劳力性呼吸困难、夜间阵发性呼吸困难等心力衰竭表现；肾脏受损早期可出现微量蛋白尿等，进一步发展为夜尿增多、蛋白尿，严重时肾功能减退。长期高血压还可损害眼部，引起视网膜小动脉硬化、渗出、出血等病变，导致视力下降甚至失明。

（四）诊断要点

规范血压测量是前提。测量前患者安静休息5～10min，取座位或卧位，手臂与心脏同高，使用合适袖带，气囊至少覆盖上臂80%，测量2～3次，取平均值，首次就诊应测双上肢血压，必要时测下肢血压，排除主动脉缩窄等疾病；动态血压监测意义重大，能反映24h血压全貌，包括昼夜节律、血压变异性，发现隐匿性高血压、白大衣高血压，指导精准用药，一般白天每15～30min、夜间每30～60分钟测量1次，监测24h，根据结果评估高血压分级、危险分层。

（五）药物治疗

降压药物选择依据个体情况。钙通道阻滞剂（CCB）如硝苯地平、氨氯地平，通过阻断血管平滑肌细胞膜钙通道，舒张血管，降压效果显著，对老年单纯收缩期高血压、合并冠心病者适用，不良反应有面部潮红、下肢水肿、牙龈增生等，多可耐受；血管紧张素转换酶抑制剂（ACEI）如依那普利、贝那普利，抑制血管紧张素Ⅰ转化为血管紧张素Ⅱ，舒张血管、改善心室重塑，适用于合并心力衰竭、心肌梗死、糖尿病肾病患者，用药初期注意干咳不良反应，不耐受可换用血管紧张素Ⅱ受体阻滞剂（ARB），如氯沙坦、缬沙坦；利尿剂如氢氯噻嗪，排钠利尿，减少血容量降压，常作为联合用药基础，长期使用注意低钾血症，可联用保钾利尿剂螺内酯，预防电解质紊乱。联合用药原则遵循机制互补、协同增效、减少不良反应。常见组合有CCB+ACEI/ARB，利用CCB扩张血管迅速降压，ACEI/ARB改善血管重构、保护靶器官；CCB+利尿剂，利尿剂减轻血容量负荷增强CCB降压效果，抵消CCB引起的下肢水肿；ACEI/ARB+利尿剂，协同降压同时，对高血压合并左心室肥厚、心力衰竭患者心脏保护作用叠加，联合用药时从小剂量起始，根据血压调整剂量，定期监测血压、肾功能、电解质等指标。

三、老年心力衰竭

（一）病因

心肌老化是内在因素，心肌细胞随年龄增长出现凋亡、肥大，心肌纤维化增加，心肌顺应性、收缩力下降，心脏舒张与收缩功能减退；冠心病是常见诱发因素，心肌缺血、梗死使心肌细胞坏死，心室壁运动异常，心肌收缩不协调，心功能受损，心肌梗死后心室重塑，进一步发展为心力衰竭；高血压长期控制不佳，心脏负荷持续增加，左心室代偿性肥厚，最终失代偿，舒张与收缩功能障碍；心脏瓣膜病如主动脉瓣狭窄、二尖瓣反流，老年退行性瓣膜病变多发，瓣膜结构、功能异常，血流动力学紊乱，加重心脏负担，引发心力衰竭。

（二）发病机制

心肌重构是核心环节。在心肌损伤、压力或容量负荷过重等刺激下，心肌细胞肥大、凋亡，细胞外基质合成、降解失衡，胶原纤维沉积，心肌结构改变，心室腔形态失常，由椭圆形渐呈球形，心肌僵硬度增加，舒张功能受限；同时心肌收缩蛋白改变，心肌收缩力下降，心功能从代偿向失代偿转变，神经内分泌系统激活，交感神经系统兴奋，释放去甲肾上腺素，短期维持心排血量，但长期致心肌毒性、心律失常；RAAS系统激活，血管紧张素Ⅱ、醛固酮分泌增多，水钠潴留、血管收缩，进一步加重心脏前后负荷，形成恶性循环，加速心力衰竭进展。此外，炎症因子如肿瘤坏死因子-α、白介素-6等在心肌重构过程中也发挥重要作用，它们可促进心肌细胞凋亡、纤维化，加重心肌损伤。

（三）临床表现

水肿为典型体征，从身体低垂部位起始，早期为踝部凹陷性水肿，午后明显，休息一夜后减轻，病情进展向上蔓延至小腿、大腿，甚至出现胸腔积液、腹水，伴体重增加；乏力、疲倦感突出，心排血量减少，组织器官灌注不足，肌肉等组织缺氧，活动耐力明显下降，日常活动如穿衣、洗漱即感费力；呼吸困难加重，早期劳力性呼吸困难，活动时出现，休息缓解，随病情发展，出现夜间阵发性呼吸困难，入睡后突发憋气、端坐呼吸，需迅速坐起，伴咳嗽、咳痰，严重时急性肺水肿，咯粉红色泡沫样痰，呼吸困难急促、端坐位、大汗淋漓，危及生命。

（四）诊断要点

BNP（脑钠肽）检测是重要指标，BNP由心室肌细胞合成、分泌，心力衰竭时心室壁张力增加，刺激BNP释放，血浆BNP水平显著升高，其数值与心力衰竭严重程度相关，可用于早期诊断、鉴别呼吸困难病因、评估预后，NT-proBNP（N末端B型利尿钠肽原）稳定性更好，临床常用，检测时注意采血条件标准化；心脏影像学不可或缺，超声心动图能直观评估心脏结构与功能，测量左心室舒张末期内径、左心室射血分数，并观察室壁运动、瓣膜情况，判断心力衰竭类型（收缩性或舒张性），胸部X线检查可见心影增大、肺淤血、肺水肿影像学表现，辅助诊断并了解病情进展。

（五）药物治疗

强心药物增强心肌收缩力，地高辛是常用洋地黄类药物，抑制心肌细胞膜Na^+-K^+-ATP酶，使细胞内Na^+浓度升高，促进Ca^{2+}内流，心肌收缩力增强，改善心功能，适用于收缩性心力衰竭伴快速心室率房颤患者，使用时注意监测血药浓度，预防洋地黄中毒，中毒表现有恶心、呕吐、各类心律失常等；利尿药物减轻水肿、降低心脏前负荷，呋塞米强效利尿，迅速减少血容量，缓解肺水肿，噻嗪类利尿剂氢氯噻嗪适用于轻度水肿，保钾利尿剂螺内酯在利尿同时，拮抗醛固酮，改善心肌重构，联合用药依病情、电解质情况而定，定期监测电解质防紊乱。扩血管药物扩张血管，减轻心脏前后负荷，硝酸酯类扩张静脉为主，减少回心血量，降低前负荷，硝普钠均衡扩张动脉、静脉，适用于急性心力衰竭、高血压合并心力衰竭，迅速降低血压、减轻心脏负担，用药需避光，监测血压防止低血压，ACEI/ARB类药物长期应用，改善心肌重构，延缓心力衰竭进展，从低剂量起始，逐渐加量至靶剂量，全程关注血压、肾功能、血钾变化，综合药物治疗同时，配合限盐、休息、吸氧等措施，全方位管理老年心力衰竭患者。

第三节　老年神经系统疾病

一、阿尔茨海默病

（一）病因

老年痴呆病因具有多因素性。基因层面，载脂蛋白E（APOE）基因与阿尔茨海默病密切相关，尤其是APOEε4等位基因，其携带者发病风险显著增加，该基因影响β-淀粉样蛋白（Aβ）代谢，促使Aβ沉积；早发型阿尔茨海默病常与特定基因突变有关，如淀粉样前体蛋白（APP）、早老素1（PSEN1）、早老素2（PSEN2）基因突变，这些突变导致APP异常剪切，生成过量Aβ，启动神经病理进程。衰老过程中，大脑神经元代谢功能衰退，能量供应不足，线粒体功能障碍，自由基清除能力降低，氧化应激损伤累积，神经元细胞膜、细胞器受损，神经递质系统紊乱，乙酰胆碱等递质合成、释放、摄取异常，影响神经信号传递。生活方式上，长期高脂、高糖饮食可致血脂、血糖异常，血液黏稠度增加，脑动脉硬化，进而影响脑血流灌注，增加患老年痴呆的风险；缺乏运动使机体血液循环不畅，大脑得不到充足的营养与氧气供应，同时，运动对神经可塑性的调节作用缺失，不利于神经元功能维持；社交活动少、精神压力大等心理社会因素，可致大脑神经内分泌调节失衡，皮质醇等应激激素分泌异常，加速神经元退变，长期抑郁、焦虑情绪与老年痴呆发病紧密相连。此外，微量元素失衡，如铝、锌等元素在大脑内的异常蓄积或缺乏，也可能与阿尔茨海默病的发生发展有关。

（二）发病机制

关键发病机制围绕β-淀粉样蛋白沉积与tau蛋白异常。β-淀粉样蛋白由APP经β-分泌酶、γ-分泌酶顺序切割产生，正常生理状态下少量生成并代谢清除，但在病理因素作用下，Aβ生成增多、清除减少，其在大脑皮质、海马等区域大量聚集，形成寡聚体、纤维状沉积物，具有神经毒性，破坏神经元细胞膜完整性，干扰细胞内信号转导，激活胶质细胞引发炎症反应，诱导神经元凋亡；tau蛋白主要功能是稳定神经元微管结构，维持轴突运输等正常生理功能，在老年痴呆患者中，tau蛋白过度磷酸化，其与微管结合能力下降，导致微管结构崩解，导致神经纤维缠结形成，破坏神经元内部结构与功能，阻碍轴突运输，影响神经递质传递、营养物质运输，使神经元功能障碍、死亡，随病程进展，大脑神经元大量丢失，脑萎缩，尤其颞叶、海马等与认知功能密切相关脑区萎缩，认知功能渐进性恶化。

（三）临床表现

记忆力减退往往是首发症状，早期记忆力受损突出，患者对新近发生事情、学习新知识遗忘加速，如反复询问刚吃过饭的内容、刚见过人的名字，难以记住新电话号码、约会安排等，随病情发展，记忆力也受波及；认知障碍逐渐显现，表现为定向力障碍，出门迷路，分不清方向、时间、季节，计算力下降，简单数学运算出错，购物算账困难，语言能力衰退，词汇量减少，表达困难，出现找词停顿、语义含糊不清，阅读、书写能力也随之降低；人格改变不容忽视，患者性情大变，原本开朗变得孤僻、冷漠，对家人、朋友情感淡漠，以往爱整洁变得邋遢、不修边幅，行为异常，出现无目的徘徊、收集杂物、藏匿物品等行为，部分患者伴有精神症状，如幻觉、妄想，凭空看见不存在人或物，无端猜疑家人、保姆偷东西等，给家庭照料带来极大挑战。

（四）诊断要点

认知功能测试是重要筛查手段，常用简易精神状态检查表（MMSE），该表涵盖定向力、记忆力、计算力、语言能力等多维度测评，满分30分，得分越低提示认知功能损害越重，一般＜26分提示存在认知障碍的可能性，需进一步评估；蒙特利尔认知评估量表（MoCA）对轻度认知障碍敏感度更高，增加执行功能、抽象思维等测评项目，能更精准发现早期老年痴呆患者认知细微变化。影像学辅助不可或缺，头颅CT可见脑萎缩，表现为脑沟增宽、脑室扩大，虽非特异性，但其可初步排查脑部结构异常；磁共振成像（MRI）尤其是海马等部位萎缩在T1加权像、T2加权像上有特征性表现，功能磁共振成像（fMRI）能反映大脑局部血流、神经元活动变化，辅助判断认知功能相关脑区功能状态；正电子发射断层扫描（PET）利用放射性示踪剂，可检测到大脑Aβ沉积、tau蛋白聚集情况，实现老年痴呆病理特征在活体内可视化，为早期诊断、病情监测提供有力依据，但价格昂贵、有一定放射性，临床应用受限。

（五）药物治疗

胆碱酯酶抑制剂为常用药物，多奈哌齐、卡巴拉汀等通过抑制乙酰胆碱酯酶活性，减少乙酰胆碱水解，提高大脑内乙酰胆碱水平，改善神经递质传递，一定程度上缓解了认知功能减退，多奈哌齐选择性高、作用持久，每日一次给药方便，卡巴拉汀不仅抑制乙酰胆碱酯酶，还对丁酰胆碱酯酶有抑制作用，双重作用增强疗效，用药过程需注意观察有无恶心、呕吐、腹泻等胃肠道不良反应，一般从小剂量起始，逐渐加量至耐受剂量；美金刚是N–甲基–D–天冬氨酸（NMDA）受体拮抗剂，能够适度阻断NMDA受体过度激活，防止兴奋性毒性损伤神经元，尤其适用于中重度老年痴呆患者，可单用或与胆碱酯酶抑制剂联用，改善患者行为症状、认知功能，用药时注意监测精神状态、血压等，部分患者可能出现头晕、嗜睡等。此外，针对老年痴呆患者精神行为症状，非典型抗精神病药物如利培酮、奥氮平谨慎选用，在改善幻觉、妄想、激越等症状同时，关注药物不良反应，因其可能增加心脑血管事件发生、代谢综合征风险，用药需权衡利弊，综合治疗同时，配合认知训练、音乐治疗、生活照料等非药物干预，延缓病情进展。

二、老年帕金森病

（一）病因

遗传因素在部分老年帕金森病患者发病中起作用，约10%～15%患者有家族遗传史，多个致病基因已被发现，如α–突触核蛋白基因（SNCA）、parkin基因、PINK1基因等，SNCA基因突变致α–突触核蛋白异常聚集，形成路易小体，是帕金森病重要病理标志，parkin基因、PINK1基因等突变影响线粒体功能、泛素–蛋白酶体系统，导致多巴胺能神经元蛋白质降解异常、线粒体质量控制失调，引发神经元变性死亡。环境因素不容忽视，长期接触杀虫剂、除草剂、重金属（如锰、铅、汞）等有毒物质，可通过不同途径损伤神经元，部分杀虫剂含有1–甲基–4–苯基–1，2，3，6–四氢吡啶（MPTP）类似结构，其在体内代谢转化为MPP^+，特异性损伤中脑黑质多巴胺能神经元，使多巴胺合成、释放障碍；生活在工业污染区、长期饮用受污染水源，暴露于环境毒素风险高，增加患病概率。神经系统老化是老年帕金森病高发内在基础，随年龄增长，黑质多巴胺能神经元渐进性退变，细胞内抗氧化防御系统功能减退，过量自由基累积损伤线粒体、蛋白质、脂质等生物大分子，神经元自我修复、再生能力下降，当神经元损失达一定程度，如当黑质致密部多巴胺能神经元减少50%～60%，纹状体多巴胺含量降低80%左右，运动症状开始显现。

（二）发病机制

核心发病机制为多巴胺能神经元退变。在上述病因作用下，黑质多巴胺能神经元受损，线粒体功能障碍居首位，线粒体呼吸链复合物活性降低，能量生成减少，细胞内钙稳态失衡，激活一系列钙依赖酶，如钙蛋白酶、核酸内切酶，损伤细胞骨架、DNA等，促使神经元凋亡；氧化应激反应强烈，神经元内活性氧（ROS）、活性氮（RNS）生成过多，超出抗氧化系统清除能力，攻击细胞膜脂质过氧化，破坏多巴胺能神经元细胞膜完整性，影响多巴胺合成、储存、释放相关蛋白功能，导致多巴胺水平急剧下降；异常蛋白质聚集突出，α-突触核蛋白错误折叠、聚集形成路易小体，其不仅自身具神经毒性，还干扰细胞内正常运输、信号转导通路，阻碍神经元代谢、功能维持，随病情进展，多巴胺能神经元从黑质致密部向纹状体投射纤维退变，纹状体多巴胺能神经支配缺失，多巴胺与乙酰胆碱递质失衡加剧，乙酰胆碱相对占优势，引发震颤、僵直、运动迟缓等运动症状，同时影响边缘系统、脑干等非运动脑区，出现嗅觉减退、便秘、睡眠障碍、抑郁、焦虑等非运动症状。

（三）临床表现

震颤常为首发运动症状，多始于一侧上肢远端，静止时出现，手指呈搓丸样动作，频率4～6Hz，随意运动时减轻或停止，情绪激动、紧张时加剧，睡眠中消失，病情进展可波及四肢、下颌、口唇等部位；僵直表现为肌肉僵硬，被动运动关节时阻力增高，呈铅管样强直，若伴有震颤，可感觉齿轮样强直，患者肢体活动笨拙、不灵活，面部表情减少，呈面具脸，颈部、躯干肌肉僵直可致姿势异常，如前倾屈曲体态，行走时步伐变小、慌张步态；运动迟缓贯穿整个病程，患者动作启动困难，如从座位起身、迈步行走延迟，运动速度减慢，精细动作笨拙，书写字体变小、潦草，系鞋带、扣纽扣等日常活动费力、耗时，严重时吞咽困难、言语缓慢、单调低沉。非运动症状也较为常见，嗅觉减退往往早于运动症状数年出现，患者对气味分辨能力下降，食物香气、花香等感知迟钝；多数患者受便秘困扰，还是由于自主神经功能紊乱，导致胃肠蠕动减慢，进而出现排便费力、次数减少的情况；睡眠障碍表现多样，如入睡困难、多梦、易醒，部分患者有快速眼动睡眠行为障碍，睡眠中出现肢体舞动、喊叫；抑郁、焦虑情绪影响患者生活质量，情绪低落、兴趣缺乏、焦虑不安，加重运动症状及照料负担。

（四）诊断要点

依据症状特点初步判断，中老年起病，具备静止性震颤、僵直、运动迟缓中至少两项，且呈进行性加重，高度怀疑帕金森病，但需排除其他原因引起类似症状，如继发性帕金森综合征（脑血管病、脑外伤、药物等所致）、帕金森叠加综合征（多系统萎缩、进行性核上性麻痹等，除运动症状外，有突出自主神经功能障碍、眼球运动障碍等特征）。多巴胺转运体显像可辅助确诊，利用放射性核素标记多巴胺转运体配体，进行单光子发射计算机断层成像（SPECT）或正电子发射断层扫描（PET），正常情况下，大脑纹状体区多巴胺转运体高摄取，帕金森病患者因多巴胺能神经元退变，纹状体多巴胺转运体摄取减少，显像呈放射性稀疏区，该检查有助于早期诊断、鉴别诊断，尤其是对临床症状不典型患者意义重大，但设备要求高、费用昂贵，尚未普及；血液、脑脊液检查一般无特异性指标，可排查其他疾病，如肝肾功能、甲状腺功能、铜蓝蛋白等，部分研究探索脑脊液中α–突触核蛋白、tau蛋白等生物标志物检测用于诊断、病情监测，尚处于研究阶段。

（五）药物治疗

多巴胺替代药物是核心治疗药物，左旋多巴是多巴胺前体，能透过血脑屏障，在脑内转化为多巴胺，从而补充纹状体多巴胺不足，显著改善运动症状，复方左旋多巴（如苄西肼左旋多巴、卡比多巴左旋多巴）添加外周多巴脱羧酶抑制剂，减少左旋多巴在外周代谢，增加脑内利用度，降低外周不良反应（如恶心、呕吐、低血压），初始小剂量用药，依病情逐渐加量，长期使用可能出现运动并发症，如剂末现象（用药末期症状加重）、异动症（不自主舞蹈样动作），需精准调整剂量和用药间隔；多巴胺受体激动剂直接作用于多巴胺受体，模拟多巴胺的作用，普拉克索、罗匹尼罗等早期使用可推迟左旋多巴启用时间、减轻运动并发症，对改善非运动症状（如抑郁、睡眠障碍）有一定优势，从小剂量起始，缓慢加量，注意嗜睡、幻觉、冲动控制障碍（如病理性赌博、强迫购物）等不良反应，尤其是高龄患者，需密切观察。单胺氧化酶B（MAO–B）抑制剂如司来吉兰、雷沙吉兰，抑制脑内的多巴胺降解，提高多巴胺浓度，可单用或与其他药物联用，延缓病情进展，司来吉兰每日一次用药方便，用药期间避免信用富含酪胺食物，预防高血压危象；儿茶酚–O–甲基转移酶（COMT）抑制剂恩他卡朋，抑制左旋多巴外周代谢，与复方左旋多巴联用，增强疗效、稳定血药浓度，减轻“剂末现象”，但增加腹泻、尿液变色等不良反应风险，综合药物治疗同时，康复训练、心理支持对改善患者运动功能、生活质量同样关键，鼓励患者适度锻炼，如太极拳、散步，保持乐观心态面对疾病。

第四节　老年呼吸系统疾病

呼吸系统疾病在老年人群中发病率颇高，且严重影响老年人的生活质量与健康状况，是导致老年人住院、残疾甚至死亡的重要原因之一。随着年龄增长，呼吸系统结构与功能逐渐发生退变，加之老年人常合并多种基础疾病，使得呼吸系统疾病的诊断与治疗更具挑战性。

一、老年慢性阻塞性肺疾病（COPD）

慢性阻塞性肺疾病（COPD）是一种常见的、可预防和治疗的以持续气流受限为特征的疾病，其气流受限多呈进行性发展，与气道和肺部对有害颗粒或气体的慢性炎症反应增强相关。在老年人群中，COPD的患病率较高，是老年呼吸系统疾病防治的重点。

（一）病因

吸烟：吸烟是COPD最为重要的病因。烟草中的尼古丁、焦油等有害物质可直接损伤气道上皮细胞，使纤毛运动减弱、杯状细胞增生，导致气道黏液分泌增多，气道净化能力下降；同时，吸烟可诱发气道炎症反应，吸引中性粒细胞、巨噬细胞等炎性细胞浸润，释放炎性介质，进一步破坏气道结构与功能，长期吸烟可引起小气道狭窄、肺气肿形成，最终发展为COPD。

空气污染：长期暴露于室外的雾霾、二氧化硫、氮氧化物等污染空气，以及室内的油烟、二手烟、生物燃料烟雾等，均可刺激呼吸道黏膜，引发炎症反应。空气中的有害颗粒物质可沉积于气道和肺泡，激活机体的免疫系统，促使炎性细胞释放蛋白酶等物质，破坏肺组织的弹性纤维，导致肺气肿发生，增加COPD的发病风险。

衰老致肺功能下降：随着年龄增长，呼吸系统在结构和功能上发生一系列退行性改变。胸廓弹性降低，呼吸肌肌力减退，使得肺通气功能下降；肺泡壁变薄，肺泡弹性回缩力减弱，肺泡数量减少，导致气体交换面积减小；同时，呼吸道黏膜萎缩，纤毛运动功能减退，气道防御能力降低，更易受到病原体侵袭，这些衰老相关的变化使老年人肺功能储备降低，当受到外界有害因素刺激时，更易罹患COPD。

（二）发病机制

气道炎症：有害颗粒或气体长期刺激呼吸道，引发以中性粒细胞、巨噬细胞、淋巴细胞等浸润为主的慢性炎症反应。炎性细胞释放多种炎性介质，如白细胞介素－8

（IL－8）、肿瘤坏死因子－α（TNF－α）等，进一步趋化炎性细胞，形成炎症级联放大效应。炎症导致气道上皮损伤、杯状细胞化生，气道平滑肌增生肥厚，黏液分泌增加，气道狭窄，气流受限。

肺气肿形成机制：一方面，炎症刺激使得肺部蛋白酶与抗蛋白酶失衡，如中性粒细胞释放的弹性蛋白酶等蛋白酶活性增强，而抗蛋白酶如α_1－抗胰蛋白酶相对不足，过多的蛋白酶分解破坏肺组织中的弹性纤维，导致肺泡壁破坏，肺泡腔扩大融合形成肺气肿；另一方面，长期慢性炎症促使肺泡巨噬细胞产生的基质金属蛋白酶增加，也参与了肺组织的破坏与肺气肿的形成过程。

（三）临床表现

咳嗽：通常为首发症状，早期多呈间歇性，以清晨咳嗽较为明显，随病情进展，咳嗽可整日频繁发作。咳嗽主要是由于气道慢性炎症刺激，气道黏膜充血、水肿，分泌物增多，刺激气管、支气管黏膜下的咳嗽感受器引起。

咳痰：一般咳少量白色黏痰，清晨咳痰量相对较多，这是因为在夜间气道分泌物积聚，晨起体位变动时刺激痰液排出。当合并细菌感染时，痰量明显增多，可变为脓性痰，颜色变黄、变绿，质地变黏稠，还常伴有发热、气促等症状加重表现。

气短：是COPD的典型症状，初期在劳动、运动等需氧量增加时出现，表现为呼吸短促，随着病情加重，日常活动甚至休息时也会感到气短、呼吸费力，这是由于存在持续气流受限，肺通气与血流比例失调，机体缺氧逐渐加重所致。

喘息：部分患者可出现喘息症状，尤其是在病情急性加重期更为明显，表现为呼吸时伴有哮鸣音，这是由于气道狭窄、痉挛，气流通过不畅引发。

其他：病情长期发展，患者还可能出现体重下降、食欲减退、精神抑郁等全身性表现。这是由于长期呼吸困难，机体消耗增加，摄入不足，以及缺氧、二氧化碳潴留对神经系统、消化系统等多系统功能影响所致。

（四）诊断要点

肺功能检查：是诊断COPD的“金标准”。主要指标为第一秒用力呼气容积（FEV_1）与用力肺活量（FVC）之比（FEV_1/FVC），当$FEV_1/FVC < 0.70$h，提示存在持续气流受限，即可诊断为COPD。此外，肺功能检查还可评估气流受限的严重程度，如FEV_1占预计值的百分比，轻度：$FEV_1 \geq 80\%$预计值；中度：$50\% \leq FEV_1 < 80\%$预计值；重度：$30\% \leq FEV_1 < 50\%$预计值；极重度：$FEV_1 < 30\%$预计值。

胸部影像学特征：胸部X线检查早期可无明显异常，病情进展后可见肺纹理增多、紊乱，肺气肿时表现为胸廓前后径增大，肋间隙增宽，膈肌低平，两肺透亮度增加等。胸部CT尤其是高分辨率CT（HRCT）能更清晰地显示肺部细微结构变化，如肺气肿的类型（小叶中央型、全小叶型、间隔旁型等）、气道壁增厚、支气管扩张等，对于鉴别诊断及评估病情有重要辅助作用。

（五）药物治疗

支气管扩张剂：是缓解COPD症状的核心药物。

β_2-受体激动剂：短效制剂如沙丁胺醇气雾剂，起效迅速，能快速舒张气道平滑肌，缓解喘息、气短症状，一般按需使用，每次1～2喷；长效制剂如沙美特罗、福莫特罗等，作用持续时间长，可维持12h，甚至24h，适用于稳定期患者长期规律使用，改善肺功能，减少急性加重次数。

抗胆碱能药物：短效的异丙托溴铵气雾剂，可选择性阻断气道平滑肌上的M胆碱受体，舒张气道，常与沙丁胺醇联合用于急性发作期；长效的噻托溴铵干粉吸入剂，每日吸入一次即可，能有效改善患者的肺功能与呼吸困难症状，提高生活质量。

茶碱类药物：如氨茶碱、多索茶碱等，通过抑制磷酸二酯酶，减少环磷腺苷（cAMP）水解，舒张支气管平滑肌，同时还有一定的抗炎、增强呼吸肌力量等作用。但茶碱类药物治疗窗口较窄，不良反应较多，需注意监测血药浓度，根据患者反应调整剂量。

糖皮质激素：对于中重度COPD患者，尤其是频繁急性加重者，吸入糖皮质激素（ICS）可减轻气道炎症，改善肺功能。常用的ICS有布地奈德、氟替卡松等，常与长效β_2-受体激动剂联合制成复方制剂，如布地奈德福莫特罗粉吸入剂、沙美特氟替卡松粉吸入剂等，既能舒张气道又能抗炎，协同发挥作用，降低急性加重风险。但长期使用ICS需警惕口腔念珠菌感染、声音嘶哑、骨质疏松等不良反应，用药后应注意漱口。对于急性加重期患者，当出现呼吸困难加重、痰液增多、伴发热等感染征象时，可短期全身应用糖皮质激素，如甲泼尼龙琥珀酸钠静脉滴注，一般疗程5～7d，以快速控制炎症，缓解症状，但全身应用激素不良反应相对较多，需严格掌握适应证。

祛痰药：COPD患者常伴有痰液黏稠不易咳出，祛痰药可促进痰液排出，改善通气。常用药物有氨溴索、乙酰半胱氨酸等。氨溴索能增加呼吸道黏膜浆液腺分泌，减少黏液腺分泌，降低痰液黏稠度，还可促进纤毛运动，增强痰液排出；乙酰半胱氨酸可分解痰液中的黏蛋白，使痰液液化，易于咳出。祛痰药一般可长期使用，尤其在痰液黏稠时按需加量，有助于保持呼吸道通畅。

磷酸二酯酶-4（PDE-4）抑制剂：如罗氟司特，是一种新型的治疗COPD的口服药物，通过抑制PDE-4活性，升高细胞内cAMP水平，发挥抗炎、舒张支气管等作用，适用于有频繁急性加重史、慢性支气管炎症状明显且FEV_1＜50%预计值的患者，可减少急性加重风险，但部分患者使用时可能出现腹泻、恶心、头痛等不良反应，需密切观察。

二、老年肺炎

老年肺炎是指在老年人中发生的肺部炎症，其发病率和死亡率均较高。由于老年人机体反应能力差、基础疾病多，老年肺炎的临床表现往往不典型，容易漏诊、误诊，延误治疗。

（一）病因

免疫力下降：随着年龄增长，老年人免疫系统功能逐渐衰退，T淋巴细胞、B淋巴细胞功能减退，免疫球蛋白水平降低，机体对病原体的抵抗力减弱，易受到细菌、病毒、真菌等病原体侵袭引发肺炎。此外，一些慢性疾病如糖尿病、慢性阻塞性肺疾病、恶性肿瘤等，以及长期使用糖皮质激素、免疫抑制剂等药物，也会进一步抑制免疫功能，增加肺炎发病风险。

误吸：老年人吞咽功能和咳嗽反射减退，尤其是存在脑血管疾病后遗症、帕金森病、痴呆等神经系统疾病，导致吞咽困难、呛咳的患者，在进食、饮水时容易发生误吸，将口咽部的细菌、食物残渣等吸入肺部，引发吸入性肺炎。另外，长期卧床的老年人，胃食管反流也较为常见，反流物误吸同样可导致肺炎发生。

（二）发病机制

细菌感染途径及致病过程：老年人上呼吸道定植菌增多，常见的如肺炎链球菌、流感嗜血杆菌、金黄色葡萄球菌等。当机体免疫力下降或呼吸道防御功能受损时，细菌可突破呼吸道黏膜屏障，进入下呼吸道大量繁殖。细菌及其释放的毒素激活机体免疫系统，引发炎症反应，吸引中性粒细胞、巨噬细胞等炎性细胞聚集，释放炎性介质，导致肺部毛细血管通透性增加，肺泡腔内渗出物增多，形成肺部实变、渗出等病理改变，影响气体交换，出现咳嗽、咳痰、发热等肺炎症状。

病毒感染途径及致病过程：病毒主要通过飞沫传播，如流感病毒、呼吸道合胞病毒、腺病毒等，老年人吸入含有病毒的飞沫后，病毒在呼吸道上皮细胞内复制，破坏上皮细胞结构与功能，引起呼吸道黏膜充血、水肿，纤毛运动障碍，同时激发机体免疫反应，产生细胞因子风暴，进一步加重肺部炎症损伤，可导致间质性肺炎、急性呼吸窘迫综合征等严重并发症，病情往往较重，病程较长。

（三）临床表现

发热：部分老年肺炎患者可出现发热，但体温不一定很高，有些仅表现为低热，甚至少数患者体温正常，这与老年人机体反应能力低下有关。而一些病情较重的患者，如合并菌血症、脓毒症时，可出现高热，体温达39℃以上，伴有寒战、乏力等全身中毒症状。

咳嗽：咳嗽症状轻重不一，可为干咳，也可伴有咳痰，痰液性质因病原体不同而异，细菌感染时多咳黄色脓性痰，病毒感染初期常为干咳，后期可出现白色黏痰。但有些老年患者咳嗽反射减弱，咳嗽症状不明显，易被忽视。

精神萎靡：这是老年肺炎较为突出且常见的非典型表现，患者可出现嗜睡、淡漠、意识模糊、食欲减退等精神神经症状，主要是由于肺部炎症导致缺氧，以及病原体毒素、炎性介质对神经系统的影响所致。

呼吸困难：当肺部炎症广泛，实变面积较大，或合并有心肺功能不全时，患者可出现呼吸困难，表现为呼吸急促、喘息，活动耐力明显下降，甚至静息状态下也感到气促，这是由于肺部气体交换功能严重受损，通气与血流比例失调加剧所致。

（四）诊断要点

血常规：细菌感染时，白细胞总数常升高，中性粒细胞比例增高，核左移；病毒感染时，白细胞总数一般正常或降低，淋巴细胞比例可能相对升高，但这些指标在老年人中变化可能不典型，需结合临床综合判断。

胸部X线：是诊断肺炎的常用检查方法。早期可表现为肺纹理增粗、紊乱，随着病情进展，可见肺部斑片状阴影、实变影，或呈间质性改变，不同病原体所致肺炎影像学表现有一定差异，如肺炎链球菌肺炎多呈大叶性实变影，金黄色葡萄球菌肺炎可出现空洞、液气囊腔等改变，病毒性肺炎常以间质改变为主，但胸部X线对于一些早期、轻微病变或特殊部位（如心影后、脊柱旁等）的肺炎可能漏诊。

胸部CT：能更敏感、准确地发现肺部病变，清晰显示肺部炎症的部位、范围、形态及有无合并胸腔积液、空洞等，对于诊断不明确、病情复杂或X线检查阴性但临床高度怀疑肺炎的老年患者，胸部CT具有重要诊断价值。

痰液检查：包括痰涂片革兰染色、抗酸染色及痰培养等。痰涂片可快速初步判断病原体类型，如发现革兰阳性球菌、革兰阴性杆菌等，为经验性抗感染治疗提供参考；痰培养及药敏试验有助于明确病原菌种类，并指导后续精准选用抗生素，但需注意老年患者因咳嗽反射弱、排痰能力差等原因，留取合格痰标本的难度较大，且培养结果受多种因素影响，阳性率有限。

（五）药物治疗

抗感染药物选择。

经验性用药：在未明确病原菌之前，需根据患者的临床表现、基础疾病、流行病学史等进行经验性抗感染治疗。对于社区获得性肺炎，无基础疾病、病情较轻的老年患者，可选用β-内酰胺类抗生素（如阿莫西林克拉维酸钾）或呼吸用喹诺酮类药物（如莫西沙星）；伴有基础疾病（如慢阻肺、糖尿病等）、病情较重者，推荐β-内酰胺类联合大环内酯类（如阿奇霉素），或单用呼吸喹诺酮类，以覆盖常见的肺炎链球菌、流感嗜血杆菌、支原体、衣原体等病原体。对于医院获得性肺炎，尤其是入住重症监护病房（ICU）、长期使用抗菌药物或有耐药菌感染危险因素的老年患者，需选用更广谱、强效的抗菌药物，如碳青霉烯类（如美罗培南），并根据病情联合抗真菌药物（如氟康唑，怀疑真菌感染时）或抗耐药菌药物（如万古霉素，怀疑耐甲氧西林金黄色葡萄球菌感染时）。

目标性用药：一旦痰培养、血培养等病原学检查结果回报，应根据药敏试验结果及时调整抗感染药物，选用敏感、窄谱的抗生素进行精准治疗，以减少耐药菌产生，提高疗效，同时降低药物不良反应。

疗程把控：一般来说，老年肺炎抗感染治疗疗程较中青年患者稍长，对于普通细菌感染性肺炎，疗程通常为7～14 d；对于支原体、衣原体肺炎，疗程一般不少于10天；对于合并有菌血症、脓毒症、肺脓肿等严重并发症的患者，疗程可能需要延长至3～4周甚至更长，以确保彻底清除病原菌，防止病情复发。但在治疗过程中，需密切观察患者症状、体征、实验室检查及影像学变化，根据病情恢复情况适时停药，避免过度使用抗菌药物引发二重感染等不良反应。同时，对于老年患者，在抗感染治疗期间还应注意加强营养支持、维持水电解质平衡等综合治疗措施，以促进患者康复。

第五节　老年消化系统疾病

消化系统作为人体摄取营养、维持生命活动的关键系统，在老年阶段面临着诸多特殊挑战。随着年龄的增长，消化系统的结构与功能逐渐发生退变，各种老年消化系统疾病的发生率显著上升，给老年人的健康和生活质量带来严重影响。了解这些疾病的病因、发病机制、临床表现、诊断要点以及药物治疗方法，对于老年消化系统疾病的有效防治至关重要。

一、老年胃食管反流病

胃食管反流病（GERD）是指胃十二指肠内容物反流入食管，引起胃灼热、反酸、胸痛等不适症状，以及食管黏膜损伤的一种疾病。在老年人群中，GERD的患病率较高，且由于老年人身体机能衰退、并发症多，其临床表现和治疗反应具有一定特殊性。

（一）病因

食管下括约肌松弛：这是老年GERD发病的重要解剖学因素。随着年龄增长，食管下括约肌（LES）的肌肉张力逐渐下降，LES松弛频繁发生，使得胃与食管之间的屏障功能减弱，胃内容物更容易反流至食管。一些因素如老年人长期腹压增高（肥胖、慢性咳嗽、便秘等），可进一步加剧LES松弛，增加反流风险。

胃肠蠕动减慢：老年人胃肠蠕动功能普遍减退，胃排空延迟，食物在胃内停留时间过长，胃内压力升高，导致胃内容物反流至食管。此外，肠道动力不足还可能导致十二指肠液反流，其中的胆汁酸、胰酶等成分与胃酸共同作用，对食管黏膜造成更为严重的损伤。

其他因素：老年人常患有多种慢性疾病，需服用多种药物，某些药物如钙通道阻滞剂、硝酸酯类药物、抗胆碱能药物等，可能降低LES压力，诱发或加重胃食管反流。另外，老年人生活习惯如长期吸烟、饮酒、进食高脂肪食物、大量饮用咖啡或浓茶等，也会刺激食管黏膜，影响食管下括约肌功能，促使GERD的发生。

（二）发病机制

胃酸反流机制：正常情况下，食管下括约肌保持一定张力，阻止胃内容物反流。当LES松弛或压力降低时，胃内酸性胃液（主要成分是盐酸）逆流进入食管。胃酸中的氢离子刺激食管黏膜下的感觉神经末梢，引发胃灼热、胸痛等症状。同时，胃酸可破坏食管黏膜的屏障功能，导致食管黏膜充血、水肿、糜烂，甚至溃疡形成。长期反复的胃酸反流，食管黏膜在修复过程中可能发生化生，如Barrett食管，即食管下段的鳞状上皮被柱状上皮取代，Barrett食管是食管腺癌的癌前病变，增加了老年患者患食管癌的风险。同时，食管黏膜反复损伤–修复过程中，还可能伴随纤维组织增生，进一步影响食管的正常结构和功能。

（三）临床表现

胃灼热：是GERD最常见、最典型的症状，表现为胸骨后或剑突下的烧灼感，通常在餐后1h左右出现，平卧、弯腰、腹压增加（如咳嗽、用力排便）时症状加重，部分患者夜间胃灼热症状明显，影响睡眠质量。胃灼热主要是由于胃酸反流刺激食管黏膜所致。

反酸：指胃内容物（含酸性胃液）反流至口腔或咽部，患者自觉有酸味液体涌出，常伴有胃灼热感。有时反流物可少量误吸入气管，引起呛咳，尤其在睡眠中发生时，可能导致患者惊醒，频繁发作还可引发呼吸道感染等并发症。

吞咽困难：早期多为间歇性发作，表现为进食固体食物时有梗阻感，随着病情进展，吞咽困难逐渐加重，可发展为进食流质食物甚至饮水也困难。吞咽困难一方面是由于反流引起的食管黏膜炎症、糜烂、溃疡，导致食管狭窄；另一方面，长期的食管痉挛、动力障碍也可造成吞咽不顺。部分患者还可能出现吞咽疼痛，疼痛部位多在胸骨后，与胃灼热症状有时难以区分。

其他不典型症状：老年GERD患者除上述典型表现外，还常出现一些不典型症状，如胸痛，疼痛性质多样，可为隐痛、刺痛或压榨样痛，可放射至后背、肩部、颈部等部位，易与心绞痛混淆，需注意鉴别；部分患者可伴有咽部异物感、慢性咳嗽、声音嘶哑等食管外症状，这是由于反流物刺激或损伤食管外的咽喉、气管等部位所致。

（四）诊断要点

胃镜检查：是诊断GERD的重要方法之一，可直接观察食管黏膜的形态、色泽、有无糜烂、溃疡、狭窄及Barrett食管等病变，对于判断病情严重程度及排除食管癌等其他食管疾病具有重要意义。但需注意，约30%～40%的GERD患者胃镜下食管黏膜可表现正常，此时不能仅凭胃镜结果排除诊断。

食管pH监测：通过将pH电极置于食管下段，连续记录24h食管内pH值变化，以检测食管内酸度及反流次数、反流持续时间等指标，是诊断GERD的“金标准”之一，尤其适用于无典型内镜下表现但有胃灼热、反酸等症状的患者，以及用于评估药物治疗效果。一般来说，24 h食管pH＜4的总时间百分比超过6%，提示存在病理性胃食管反流。

食管压力测定：可测定食管下括约肌压力、食管体部蠕动压力等参数，了解食管动力情况，判断食管下括约肌功能是否减退，协助诊断GERD，并为治疗方案的选择提供依据，如对于食管动力严重不足的患者，在药物治疗的同时可能需要考虑手术干预。

其他检查：上消化道钡餐造影可显示食管的形态、蠕动情况及有无反流迹象，对诊断有一定辅助作用；此外，对于有食管外症状（如咳嗽、哮喘等）的患者，需进行相关专科检查，以排除其他病因，并综合判断是否与GERD相关。

（五）药物治疗

抑酸药物：

质子泵抑制剂（PPI）：是治疗GERD的首选药物，通过抑制胃壁细胞上的质子泵（H^+–K^+–ATP酶），阻断胃酸分泌的最后环节，强效抑制胃酸分泌。常用药物有奥美拉唑、兰索拉唑、泮托拉唑、雷贝拉唑、埃索美拉唑等。一般建议早餐前半小时服用，剂量根据病情轻重及患者个体反应调整，标准剂量治疗8周，对于症状严重、食管炎较明显或伴有Barrett食管的患者，可能需延长疗程至12周甚至更长，以促进食管黏膜愈合，缓解胃灼热、反酸等症状。PPI总体安全性较好，但长期使用可能增加骨折、肠道感染、低镁血症等风险，需注意监测。

H_2受体拮抗剂（H_2RA）：如西咪替丁、雷尼替丁、法莫替丁等，可选择性阻断胃壁细胞上的H_2受体，抑制胃酸分泌，其抑酸作用较PPI弱，但价格相对便宜，不良反应少，适用于症状较轻、间歇发作的GERD患者，或作为PPI维持治疗阶段的辅助用药。一般餐后或睡前服用，可根据症状按需调整剂量。常见不良反应如头晕、乏力、腹泻，长期大量使用还可能影响肝肾功能。

促胃肠动力药物：常用药物有西沙必利、莫沙必利、伊托必利等，通过促进胃肠蠕动，增强食管下括约肌张力，加速胃排空，减少胃食管反流。此类药物多在餐前服用，与抑酸药物联合使用，可协同改善GERD症状，尤其适用于伴有胃肠动力不足、胃排空延迟的老年患者。但西沙必利因可影响心肌细胞钾离子通道，使心肌细胞复极化异常，导致QT间期延长，进而可能导致严重心律失常等不良反应，现已较少使用，莫沙必利、伊托必利相对安全，但仍需关注患者用药后的心脏情况及其他不适反应。另外，使用促胃肠动力药物时，应注意避免与抗胆碱能药物同时使用，以免相互拮抗影响疗效。

黏膜保护剂：铝碳酸镁、硫糖铝等药物能在食管黏膜表面形成一层保护膜，中和胃酸，吸附胆汁酸，减轻反流物对食管黏膜的刺激与损伤，促进黏膜修复。铝碳酸镁起效快，可在症状发作时临时嚼服，一般餐后1～2h或睡前服用，每日3～4次；硫糖铝需空腹服用，在酸性环境下可形成凝胶，附着于黏膜表面，发挥保护作用。黏膜保护剂常作为辅助治疗药物，与抑酸、促动力药物联合应用，提高GERD的治疗效果。

二、老年便秘

便秘是指排便次数减少（每周排便少于3次）、粪便干结、排便困难或不尽感，老年便秘是老年人常见的消化系统问题，不仅影响生活质量，还可能诱发心脑血管疾病、痔疮、肛裂等并发症，严重危害老年人健康。

（一）病因

膳食纤维摄入少：老年人牙齿缺失、咀嚼功能减退，往往倾向于选择精细、易消化的食物，而这些食物通常膳食纤维含量较低。膳食纤维能增加粪便体积，吸收水分，促进肠道蠕动，其摄入不足可导致粪便干结，难以排出。

运动量减少：随着年龄增长，老年人活动能力下降，运动量明显减少，久坐或长期卧床时间增多。缺乏运动可使胃肠蠕动减慢，腹肌、盆底肌等参与排便的肌肉力量减弱，不利于粪便在肠道内的推进与排出。

肠道功能减退：衰老过程中，肠道的神经、肌肉功能逐渐退化，肠黏膜分泌功能下降，肠道对粪便的刺激反应减弱，致使肠道蠕动节律紊乱，导致粪便在肠道内停留时间过长，水分过度吸收，干结便秘。

其他因素：老年人常患有多种慢性疾病，一些疾病本身可引起便秘，如糖尿病导致的神经病变影响肠道神经支配，甲状腺功能减退症使胃肠功能减低，帕金森病引起的肌肉强直、运动迟缓累及肠道平滑肌等；此外，长期服用某些药物如阿片类镇痛药、抗胆碱能药物、钙剂、铁剂、利尿剂等，也易诱发便秘。心理因素如焦虑、抑郁等情绪问题在老年人中较为常见，可通过影响神经系统对肠道的调节，加重便秘症状。

（二）发病机制

肠道动力不足：肠神经系统老化，神经元数量减少，神经递质释放异常，使得肠道平滑肌收缩乏力，推进性蠕动减弱。同时，随着年龄增加，胃肠道激素如胃动素、胆囊收缩素等分泌改变，对肠道运动的调节作用失衡，进一步导致肠道传输功能障碍，粪便在结肠内传输缓慢，停留时间延长，水分被大量吸收，粪便干结、变硬，排出困难。

水分吸收异常：结肠具有吸收水分、电解质，形成和储存粪便的功能。老年时结肠黏膜上皮细胞功能改变，对水分的吸收能力增强，而肠道蠕动减慢又使粪便在结肠内滞留时间过久，更多的水分被重吸收，最终导致粪便干结，难以顺利通过直肠排出体外。

（三）临床表现

排便困难：这是老年便秘最突出的表现，患者用力排便时费时费力，甚至需借助手法辅助（如按压腹部、使用开塞露等）才能排出粪便。排便时间明显延长，每次排便常持续半小时以上，严重者可出现肛门坠胀、疼痛，甚至诱发肛裂、痔疮出血等并发症。

大便干结：排出的粪便质地坚硬，呈球状或块状，有时如羊粪样，表面可有黏液，这是由于粪便在肠道内停留时间过长，水分过度流失所致。干结的粪便进一步增加了排便的难度，形成恶性循环。

排便次数减少：多数老年便秘患者每周排便次数少于3次，部分患者甚至2～3周才排便一次，但也有少数患者虽每日有便意，却排便不畅，每次仅排出少量干结粪便。

其他伴随症状：长期便秘可引起腹胀、腹痛，腹部胀满不适，疼痛多为隐痛或胀痛，部位不固定，常在排便后有所缓解；还可伴有食欲减退、恶心、口苦等消化系统症状，以及焦虑、烦躁、失眠等精神症状，这是由于便秘导致胃肠功能紊乱，毒素吸收增加，对全身神经系统产生不良影响所致。

（四）诊断要点

排便频率：详细询问患者日常排便习惯，了解每周排便次数，连续观察2周以上，若排便次数少于3次，提示存在便秘可能。但需注意，排便频率并非绝对标准，有些患者虽排便次数正常，但排便困难、粪便干结，同样可诊断为便秘。

粪便性状评估：观察粪便的形状、质地、颜色、有无黏液或血液等。如粪便干结呈球状、块状，提示便秘；若粪便颜色变黑、带血，需警惕消化道出血；有黏液附着时，可能存在肠道炎症或肿瘤等病变，应进一步检查明确。

伴随症状询问：了解患者是否伴有腹痛、腹胀、恶心、呕吐、消瘦、贫血等症状，这些伴随症状对于判断便秘的病因，有无合并其他疾病具有重要提示作用。例如，伴有消瘦、贫血、黑便等，需考虑消化道肿瘤；腹痛明显且呈进行性加重，可能与肠梗阻、肠道憩室炎等有关。

相关检查：对于长期便秘、症状严重或伴有报警症状（如便血、体重下降、腹痛不缓解等）的老年患者，应进行进一步检查，包括直肠指检，可直接触摸直肠内有无粪便嵌塞、肿物、狭窄等；结肠镜检查有助于发现结肠息肉、肿瘤、炎症性肠病等器质性病变；腹部X线片、CT等影像学检查可判断有无肠道梗阻、巨结肠等情况；此外，还可进行一些功能性检查，如结肠传输试验，评估结肠传输功能，了解粪便在肠道内的运行速度，为治疗方案的制订提供依据。

（五）药物治疗

泻药：

容积性泻药：如欧车前、聚卡波菲钙等，不被肠道吸收，能吸收大量水分，通过与水结合形成凝胶状物质，增加粪便含水量和体积，使粪便松软，易于排出。一般需大量饮水送服以充分发挥其膨胀作用，通常在服药后12～24h起效，适用于轻度便秘患者，尤其是膳食纤维摄入不足者。但对于肠道狭窄、肠梗阻等患者应慎用，以免引起肠道堵塞。渗透性泻药：常用药物有乳果糖、聚乙二醇等。乳果糖在结肠内被细菌分解为乳酸和醋酸，增加肠腔内渗透压，使水分向肠腔内转移，软化粪便，同时还可调节肠道菌群，促进有益菌生长，一般每日15～30mL，早餐时一次服用，根据大便性状调整剂量；聚乙二醇通过氢键固定水分子，使水分保留在肠腔内，增加粪便含水量，促进排便，安全性高，可长期使用，一般每日1～2袋，溶解于水后服用。渗透性泻药（如福松等）适用于轻、中度便秘患者，尤其是老年人、孕妇、儿童等特殊人群。

刺激性泻药：包括酚酞、比沙可啶、番泻叶等，这类药物可直接刺激肠黏膜神经末梢，增强肠道蠕动，促进排便，作用迅速，通常在服药后6～12h即可排便。但长期使用刺激性泻药可导致肠道黏膜损伤、神经功能紊乱，加重便秘，甚至引起结肠黑变病，增加患结肠癌的风险，故一般仅用于短期缓解便秘症状，不宜长期连续使用。

促动力药：莫沙必利、伊托必利等促胃肠动力药物，可促进肠道蠕动，加快粪便传输，对于老年便秘伴有胃肠动力不足、胃排空延迟者效果较好。一般餐前服用，与泻药联合应用，可提高治疗效果，但用药过程中需关注患者有无腹痛、腹泻、心悸等不良反应，尤其是患有心脏病、心律失常等基础疾病的老年人。

微生态制剂：双歧杆菌四联活菌片、枯草杆菌二联活菌肠溶胶囊等，含有多种有益菌，可调节肠道菌群平衡，进而改善肠道微生态环境，促进肠道蠕动，增强消化功能，辅助治疗老年便秘。此类药物通常需冷藏保存，用温水送服，避免与抗生素同时服用，因抗生素可能会杀灭微生态制剂中的有益菌，以免影响疗效。可作为老年便秘的辅助治疗药物，尤其是对于长期使用抗生素、肠道菌群失调引起的便秘患者。在使用药物治疗老年便秘时，应遵循个体化原则，根据患者的便秘程度、病因、身体状况及药物耐受性等综合选择合适的药物，并注意调整生活方式，如增加膳食纤维摄入，适度运动，养成良好的排便习惯，以综合防治老年便秘，提高老年人生活质量。

第六节　老年病诊断方法

准确、全面的诊断是老年病治疗的基石，由于老年人身体机能衰退、疾病表现复杂多样，且常合并多种基础疾病，传统的诊断方法在老年病领域面临诸多挑战。随着医学技术的飞速发展，综合运用多种诊断手段，从不同维度收集信息，相互印证、补充，对于提高老年病诊断的准确性与及时性至关重要。

一、病史采集

病史采集是老年病诊断的首要环节，为后续的诊断与治疗方案制定提供关键线索。与年轻患者相比，老年人病史采集难度相对较大，需要医生具备更多的耐心、细心与沟通技巧。

一般信息采集：全面了解患者的年龄、性别、职业、生活环境等基本信息。年龄是老年病诊断的重要考量因素，不同年龄段常见疾病谱存在差异，例如，60～70岁人群中，心血管疾病、糖尿病等发病率逐渐上升；70～80岁，慢性阻塞性肺疾病、认知障碍等问题更为突出；80岁以上，衰弱综合征、多器官功能减退相关疾病频发。职业背景可能暗示长期接触的有害物质，如矿工易患尘肺病、油漆工可能长期接触苯等有害物质；生活环境包括居住条件、卫生设施、有无噪声污染等，居住在潮湿阴冷环境中的老人，患风湿性关节炎风险增加。

症状相关询问重点：老年人由于生理机能减退，疾病症状往往不典型，起病隐匿。

对于呼吸系统疾病，不能仅关注咳嗽、咳痰、气喘等常见症状，还需留意活动耐力下降、精神萎靡、食欲减退等非特异性表现，这些可能是肺部感染、慢性阻塞性肺疾病急性加重的早期信号；在消化系统疾病方面，除胃灼热、反酸、腹痛、腹泻外，不明原因的体重减轻、贫血、吞咽困难等也不容忽视，这些症状可能提示消化道肿瘤。此外，老年人对疼痛的感知相对迟钝，心肌梗死时可能无典型的心前区压榨性疼痛，而仅表现为上腹部不适、牙痛、肩背部隐痛等，易造成误诊，需详细询问疼痛的部位、性质、发作频率、诱发与缓解因素。

既往病史及家族史询问要点：仔细询问患者的既往病史，包括高血压、糖尿病、心脏病、脑血管疾病、慢性肾病、肿瘤等慢性病，了解发病时间、治疗过程、控制情况，这些基础疾病不仅影响当前症状的判断，还可能与新发疾病相互关联、互为因果。例如，长期高血压可引发心、脑、肾等多器官损害，同时也是冠心病的重要危险因素；糖尿病患者易合并感染、神经病变、视网膜病变，且感染后病情进展迅速、治疗难度大，如糖尿病足感染严重时可能面临截肢风险。家族史方面，重点关注遗传性疾病，如家族中有多人患阿尔茨海默病、帕金森病、某些癌症（如乳腺癌、肠癌）等，提示患者具有较高的遗传易感性，一般建议在相对年轻时（如30～40左右）加强相关筛查与监测。

二、体格检查

体格检查是直接获取患者身体信息的重要手段，通过视、触、叩、听等方法，对老年患者进行全面、细致的检查，有助于发现疾病的体征，印证病史信息，为进一步诊断提供方向。

全身一般状况检查：评估患者的营养状况，观察有无消瘦、肥胖、恶病质等表现，营养不良可能与慢性疾病消耗、消化系统功能障碍、心理因素等有关；测量体重并与既往记录对比，体重短期内明显减轻需警惕肿瘤、甲状腺功能亢进、糖尿病等消耗性疾病，体重增加伴水肿可能提示心功能不全、肾功能不全、甲状脉动功能减退等。观察患者的活动能力，包括步态是否平稳、肢体活动是否自如，步态异常，如慌张步态常见于帕金森病患者，蹒跚步态往往提示小脑存在病变，活动受限可能因关节疾病、神经系统疾病或心肺功能减退所致。精神状态检查也不容忽视，留意意识水平、认知功能、情绪状态，谵妄、嗜睡、淡漠可能是脑部病变、感染、水电解质紊乱等多种疾病的表现，焦虑、抑郁情绪在老年慢性疾病患者中较为常见，且会影响疾病的治疗与康复。

各系统专科查体要点：

心血管系统：测量心率、心律、血压，注意有无心律失常，如房颤在老年人群中发病率较高，可导致心悸、胸闷、血栓形成风险增加；听诊心脏有无杂音，瓣膜杂音可能提示心脏瓣膜病，病理性杂音的出现对诊断先天性心脏病、风湿性心脏病、老年退行性心瓣膜病有重要意义；同时检查有无周围血管征，如颈动脉搏动异常、水冲脉、毛细血管搏动征等，有助于发现主动脉瓣关闭不全、甲亢性心脏病等疾病。

神经系统：评估意识状态，从清醒、嗜睡、昏睡至昏迷，这些不同状态反映脑部功能受损程度；检查瞳孔大小、形状、对光反射，瞳孔不等大、对光反射迟钝或消失可能提示颅内病变；测试肌力、肌张力、深浅感觉，肢体肌力减退、肌张力异常可见于脑血管意外、帕金森病、颈椎病等，感觉障碍如麻木、刺痛、感觉减退有助于定位神经损伤部位；观察共济运动，如指鼻试验、跟–膝–胫试验，共济失调多见于小脑病变、脊髓后索病变。

呼吸系统：观察呼吸频率、节律、深度，呼吸急促、浅表可能是肺部感染、心力衰竭、呼吸衰竭的表现；听诊肺部呼吸音，有无干湿啰音、哮鸣音，干啰音提示气道痉挛或狭窄，湿啰音多见于肺部实变、炎症渗出，哮鸣音是支气管哮喘、慢性阻塞性肺疾病的典型体征；检查胸廓形态，桶状胸常见于慢性阻塞性肺疾病，鸡胸、漏斗胸可能影响心肺功能。

消化系统：腹部触诊检查肝脏、脾脏大小、质地、有无压痛，肝脏肿大可能因肝炎、脂肪肝、肝硬化、肿瘤等引起，脾大与感染、血液系统疾病、肝硬化门静脉高压相关；听诊肠鸣音，亢进或减弱均提示肠道功能异常，肠梗阻时肠鸣音高亢，肠麻痹时肠鸣音减弱或消失；查看有无腹部包块，包块的位置、大小、质地、活动度对判断肿瘤、囊肿、粪块等有重要意义；肛门指诊对于老年男性可排查前列腺疾病，对于老年女性有助于发现直肠肿瘤、盆底病变，是一项简单却易被忽视的重要检查。

三、实验室检查

实验室检查通过对血液、尿液、粪便等标本进行分析，获取反映机体生理病理状态的客观指标，为老年病诊断提供量化依据，辅助判断疾病的类型、严重程度及进展情况。

常规血液生化检查：血糖、血脂、肝肾功能等指标是反映老年健康状况的综合指标。空腹血糖及餐后2h血糖升高有助于糖尿病的诊断与病情监测，老年糖尿病患者常伴有多种并发症，血糖控制不佳可加速心脑血管疾病、糖尿病肾病、糖尿病视网膜病变等并发症的发生发展；血脂检查包括总胆固醇、甘油三酯、低密度脂蛋白胆固醇（LDL–C）、高密度脂蛋白胆固醇（HDL–C）等，高血脂是动脉粥样硬化、冠心病、脑卒中等心血管疾病的重要危险因素，老年人群因代谢减缓，血脂异常发生率较高，需定期监测；肝肾功能指标如谷丙转氨酶（ALT）、谷草转氨酶（AST）、胆红素、白蛋白、肌酐、尿素氮等，可反映肝脏、肾脏的代谢、解毒、排泄功能，肝功能异常提示肝炎、脂肪肝、药物性肝损伤等，肾功能减退在老年人群中常见，与衰老、高血压、糖尿病和肾病等因素有关，肌酐升高往往意味着肾功能受损程度加重。

特殊血液学检验：肿瘤标志物检测在老年肿瘤早期筛查中具有重要应用价值，但需注意其特异性与敏感性并非100%。如癌胚抗原（CEA）升高常见于结直肠癌、胃癌等消化道肿瘤及肺癌等，糖类抗原19～9（CA 19～9）对胰腺导管腺癌、肝外胆管癌有较高提示意义，前列腺特异抗原（PSA）是老年男性前列腺癌筛查的重要指标。然而，肿瘤标志物轻度升高不一定代表患有肿瘤，炎症、感染、良性肿瘤等也可能导致其升高，需结合临床症状、影像学检查等综合判断，且对于高危人群应定期动态监测，观察指标变化趋势，若持续升高则需进一步深入检查。此外，血液流变学检查可反映血液黏稠度，老年人心血管疾病患者血液流变学异常，表现为全血黏度、血浆黏度增加，红细胞聚集性增强，易形成血栓，对预防与治疗心脑血管意外有指导意义；凝血功能检查如凝血酶原时间（PT）、活化部分凝血活酶时间（APTT）、纤维蛋白原等，有助于评估出血与血栓风险，对于长期服用抗凝药物的老年患者，定期监测凝血功能至关重要，防止抗凝过度导致出血或抗凝不足引发血栓。

尿液、粪便常规检查意义：血常规可反映机体有无感染、贫血、血液系统疾病等，白细胞计数及中性粒细胞比例升高提示细菌感染，淋巴细胞比例升高多见于病毒感染，红细胞计数、血红蛋白降低提示贫血，血小板计数异常与出血、血栓性疾病相关；尿常规是泌尿系统疾病的重要筛查手段，尿蛋白阳性可能是肾小球肾炎、糖尿病肾病、高血压肾病等的早期表现，尿隐血阳性伴红细胞形态异常提示肾小球源性血尿，多见于肾炎，而均一形态红细胞多见于尿路结石、感染、肿瘤等；尿糖阳性除糖尿病外，还可见于肾性糖尿病、短时间内大量进食糖类食物后；粪便常规检查可发现肠道感染、出血、肿瘤等线索，粪便隐血试验阳性但肉眼无血便时，可能是消化道少量出血，需警惕消化道肿瘤，尤其对于老年便秘患者，定期粪便隐血检查有助于早期发现肠道病变，粪便中白细胞增多提示肠道炎症，寄生虫卵检测可明确肠道寄生虫感染。

四、影像学检查

影像学检查利用各种成像技术，直观呈现人体内部结构与病变情况，为老年病诊断提供关键的形态学与功能学信息，极大地提高了诊断的准确性与及时性，在老年病诊疗过程中发挥着不可或缺的作用。

X线、CT等在老年病诊断中的应用：X线检查价格低廉、操作简便，是老年病筛查的常用手段。在胸部疾病诊断方面，可发现肺部炎症、结核、肿瘤、气胸、胸腔积液等病变，胸部X线表现为肺部斑片状阴影提示肺炎，结节状阴影需警惕肿瘤，肋膈角变钝提示胸腔积液；对于骨骼系统，X线能清晰显示骨折、骨质疏松、骨质增生、关节退变等，老年人跌倒后X线检查可快速判断有无骨折，定期行脊柱、髋部等部位X线检查有助于监测骨质疏松进展，但X线对早期骨质疏松的敏感性相对较低，对于可疑早期骨质疏松者，可进一步行骨密度检测等检查。CT检查具有更高的分辨率，能提供更详细的横断面图像信息。在胸部，对于肺部小结节、早期肺癌的诊断，低剂量螺旋CT敏感度远高于X线，可清晰显示结节的大小、形态、密度、边缘特征等，为肺癌的早期筛查与诊断提供有力依据；在腹部疾病诊断中，CT可用于检查肝脏、胆囊、胰腺、脾脏、肾脏等脏器的肿瘤、囊肿、结石、炎症等病变，如肝癌在CT上表现为低密度占位，增强扫描可见不同程度强化；对于脑血管疾病，头颅CT是急性脑卒中诊断的重要方法，发病早期可快速判断有无脑出血，脑梗死在发病24 h后CT上逐渐出现低密度病灶，为治疗决策提供关键信息。但需注意，CT检查存在一定辐射剂量，对于老年患者尤其是需多次复查者，应权衡利弊。

磁共振成像（MRI）对老年神经系统及关节疾病的诊断价值：MRI对软组织具有极高的分辨率，在老年神经系统疾病诊断中优势显著。对于脑卒中，尤其是脑梗死的急性期，MRI的弥散加权成像（DWI）可在发病数分钟内发现病灶，较CT更早、更敏感地显示缺血性改变，为溶栓治疗争取宝贵时间；在诊断阿尔茨海默病、帕金森病等神经退行性疾病时，MRI可观察到脑部特定区域的改变。如阿尔茨海默病患者海马体萎缩，有助于早期诊断与病情评估；而帕金森病患者可通过MRI观察黑质—纹状体等区域的影像学特征变化，辅助诊断与病情评估。对于颅内肿瘤，MRI能多方位、多序列成像，清晰显示肿瘤的位置、大小、形态、与周围组织的关系，对手术方案制定至关重要。在关节疾病方面，MRI可清晰呈现关节软骨、半月板、韧带、滑膜等结构，老年骨性关节炎患者，MRI可见关节软骨磨损、变薄，半月板退变、撕裂，滑膜增生等改变，对于关节疼痛、肿胀原因不明的老年患者，MRI检查有助于精准诊断，指导治疗方案选择，如是否需要关节镜手术修复等。

超声检查在老年心血管及腹部疾病诊断中的作用：超声检查具有无创、便捷、实时动态等优点，广泛应用于老年病诊断。在心血管系统，超声心动图可评估心脏结构与功能，测量心室壁厚度、心腔大小、瓣膜形态与开闭情况、心肌运动幅度等指标，诊断冠心病、心肌病、心脏瓣膜病、心力衰竭等疾病，对于老年心力衰竭患者，超声心动图可准确测定左心室射血分数（LVEF），评估心功能分级，指导药物治疗与预后判断；颈动脉超声可检测颈动脉内中膜厚度、有无斑块形成、血管狭窄程度等，预测心脑血管疾病风险，老年颈动脉粥样硬化斑块形成是全身动脉粥样硬化的局部表现，与缺血性脑卒中密切相关。在腹部疾病诊断中，超声可检查肝脏、胆囊、胰腺、脾脏、肾脏等脏器的形态、大小、实质回声，发现肿瘤、囊肿、结石、炎症等病变，如老年胆囊炎、胆结石患者，超声可见胆囊增大、壁增厚、结石强回声伴后房声影；对于老年男性前列腺增生，超声可测量前列腺体积、观察内部回声，评估尿路梗阻程度，为治疗决策提供依据。

第七节　老年病药物治疗

一、常用药物类别

（一）改善心脑血管功能的药物

在老年病治疗领域，改善心脑血管功能药物占据着关键地位。随着年龄增长，老年人的心脑血管系统逐渐出现动脉硬化、血管弹性降低等退行性变化，使得冠心病、高血压、脑卒中等疾病的发病风险显著增加。

抗血小板聚集药物如阿司匹林，它通过抑制血小板的聚集，有效预防血栓形成，进而降低心肌梗死、脑梗死等严重心血管事件的发生风险。大量临床研究表明，长期小剂量（一般为70～150mg/d）服用阿司匹林，可使心血管疾病高危人群的发病风险降低约25%。对于老年冠心病患者，阿司匹林能减少冠脉内血栓形成，维持冠脉通畅，改善心肌供血。

他汀类药物，如阿托伐他汀、瑞舒伐他汀等，是降脂、稳定斑块的主要药物。它们不仅能降低血液中的低密度脂蛋白胆固醇（LDL–C）水平，还可以抑制血管内皮的炎症反应，稳定动脉粥样硬化斑块，防止斑块破裂引发血栓。研究显示，使用他汀类药物治疗，可使LDL–C水平降低30%～50%，显著减少心血管事件发生率。在老年高脂血症合并颈动脉斑块患者中，他汀类药物能有效缩小斑块体积，改善血管内皮功能。

硝酸酯类药物，如硝酸甘油、单硝酸异山梨酯，主要用于缓解心绞痛症状。当心绞痛发作时，硝酸甘油舌下含服，一般1～2 min起效，作用持续20～30 min，能迅速扩张冠状动脉，增加心肌供血，同时扩张外周血管，减轻心脏负荷，缓解胸痛、胸闷等症状。在老年劳力性心绞痛患者中，硝酸酯类药物可有效减少心绞痛发作频率，提高运动耐量。

（二）调节神经系统的药物

老年神经系统疾病发病率呈上升趋势，常见的有阿尔茨海默病、帕金森病、失眠、焦虑抑郁等，这些疾病严重影响老年人的生活质量，甚至危及生命。调节神经系统药物的合理应用，对改善老年患者的症状、延缓疾病进展至关重要。

治疗阿尔茨海默病的药物，乙酰胆碱酯酶抑制剂如多奈哌齐、卡巴拉汀，通过抑制乙酰胆碱酯酶活性，增加大脑内乙酰胆碱含量，改善患者的认知功能、记忆力和日常生活能力。多奈哌齐每日口服5～10 mg，能显著提高轻中度老年痴呆患者的认知评分。NMDA受体拮抗剂美金刚，可调节谷氨酸兴奋性毒性，对中重度老年痴呆患者有一定疗效，能减轻精神症状，延缓病情恶化。

抗帕金森病药物，左旋多巴是治疗帕金森病的经典药物，它能补充脑内多巴胺的不足，显著改善患者的震颤、僵直、运动迟缓等症状。但长期使用可能出现运动并发症，如“开关现象”“剂末现象”。多巴胺受体激动剂如普拉克索、罗匹尼罗，可直接刺激多巴胺受体，单独或与左旋多巴联用，能减少左旋多巴用量，降低运动并发症风险，对早期帕金森病患者效果较好。此外，抗胆碱能药物苯海索，对震颤症状有较好的控制作用，但因可能导致认知功能下降、尿潴留等不良反应，在老年患者中需谨慎使用。

对于老年失眠、焦虑抑郁患者，苯二氮䓬类药物如地西泮，可有效改善睡眠，但长期使用易产生依赖性；非苯二氮䓬类药物如佐匹克隆、右佐匹克隆，药物依赖性相对较小，能提高睡眠质量。抗抑郁药物如舍曲林、氟西汀，可缓解老年抑郁、焦虑情绪，改善精神状态，提高生活信心。

（三）抗感染药物

老年人由于免疫功能衰退，各器官生理功能退化，且常伴有慢性疾病、营养不良等情况，使得感染风险显著增加。常见的感染部位包括呼吸道、泌尿系统、胃肠道等，感染病原菌复杂多样，且耐药菌感染比例较高，因此抗感染药物的合理选用尤为重要。

呼吸道感染在老年感染性疾病中占比高达60%，病死率高。对于社区获得性肺炎，若患者无基础疾病，常用青霉素类、第一代头孢菌素等抗生素；若伴有慢性阻塞性肺疾病、糖尿病等基础疾病，或考虑非典型病原体感染时，可选用第二代头孢菌素、大环内酯类或呼吸喹诺酮类抗生素。在老年肺炎患者中，及时准确地选用抗生素，可显著缩短病程，降低病死率。对于医院获得性肺炎，多选用抗革兰阴性杆菌的第三代头孢菌素、碳青霉烯类抗生素，并根据药敏结果调整用药。

泌尿系统感染也是老年人常见的感染类型，致病菌多为革兰阴性菌，其中大肠埃希菌最为常见。对于单纯性膀胱炎，可选用呋喃妥因、磷霉素氨丁三醇等药物，疗程一般为3～7天；对于急性肾盂肾炎，常选用喹诺酮类、第三代头孢菌素等抗生素，疗程10～14天。但需注意，老年人肾功能减退，药物剂量应适当调整，避免药物蓄积导致不良反应。

在胃肠道感染方面，若为细菌感染引起的肠炎，常用氟喹诺酮类、小檗碱等药物；对于艰难梭菌感染所致的伪膜性肠炎，首选甲硝唑，重症患者可选用万古霉素。同时，应注意补充水分、电解质，维持内环境稳定。

（四）调节胃肠功能的药物

随着年龄增长，老年人胃肠功能逐渐衰退，蠕动减慢，消化液分泌减少，肠道菌群失调，加之常伴有慢性疾病、长期用药等因素，使得胃肠功能紊乱、消化不良、便秘、胃食管反流等问题频发。调节胃肠功能的药物能有效改善这些症状，提高老年人的生活质量。

促进胃肠动力药物，如多潘立酮、莫沙必利，其作用机制主要是通过增强胃肠蠕动，促进胃排空，改善消化不良、腹胀、恶心、呕吐等症状。多潘立酮主要作用于上消化道，莫沙必利则对全消化道均有促进动力作用。研究显示，在老年功能性消化不良患者中，使用莫沙必利治疗，可使约80%～90%的患者症状得到明显缓解。

消化酶制剂，如复方消化酶、米曲菌胰酶片，含有多种消化酶，能补充老年人消化液分泌不足，帮助分解食物，促进消化吸收，适用于食欲缺乏、消化不良、脂肪泻等情况。临床研究表明，服用复方消化酶可提高老年患者对脂肪、蛋白质的消化吸收率约30%。

调节肠道菌群药物，如双歧杆菌四联活菌片、枯草杆菌二联活菌肠溶胶囊等益生菌制剂，这些药物通过可补充肠道有益菌，抑制有害菌生长，调节肠道微生态平衡，改善腹泻、便秘等肠道功能紊乱症状。对于长期使用抗生素或有肠道感染后的老年患者，补充益生菌有助于恢复肠道正常菌群。

抑酸药物，如质子泵抑制剂奥美拉唑、兰索拉唑，以及H_2受体拮抗剂法莫替丁、雷尼替丁等，可抑制胃酸分泌，用于治疗胃食管反流病、消化性溃疡等疾病。在老年胃食管反流病患者中，质子泵抑制剂能有效缓解胃灼热、反酸等症状，促进食管黏膜愈合。

（五）缓解疼痛药物

老年慢性疼痛发病率较高，常见于关节、肌肉、骨骼等部位，多由骨关节炎、骨质疏松、椎间盘突出、慢性炎症等原因引起。疼痛不仅给老年人带来身体上的痛苦，还会影响睡眠、情绪、活动能力，降低生活质量，甚至引发焦虑、抑郁等心理问题。

非甾体抗炎药（NSAIDs）是常用的一线止痛药物，如布洛芬、双氯芬酸、塞来昔布等，通过抑制前列腺素合成，发挥抗炎、镇痛作用，适用于轻中度疼痛，尤其对骨关节炎、类风湿关节炎等炎性疼痛效果较好。但此类药物可能导致胃肠道出血、溃疡，肝肾功能损害，以及心血管事件风险增加等不良反应，在老年患者中应谨慎使用，尽量选用选择性COX-2抑制剂，并注意监测不良反应。

阿片类药物，如吗啡、羟考酮、芬太尼等，适用于中重度疼痛，镇痛效果强，但不良反应较多，如便秘、恶心呕吐、呼吸抑制、成瘾性等。在老年慢性顽固性疼痛患者中，使用阿片类药物时需严格遵循个体化原则，从小剂量开始，逐渐滴定至有效剂量，同时采取预防便秘等不良反应的措施。

对于神经病理性疼痛，可选用加巴喷丁、普瑞巴林等药物，它们能调节神经递质，抑制神经元兴奋性，有效缓解疼痛，且不良反应相对较少。在老年带状疱疹后神经痛患者中，加巴喷丁的有效率可达60%～70%。此外，外用止痛药物如双氯芬酸二乙胺乳胶剂、辣椒碱软膏等，可直接作用于疼痛部位，局部抗炎镇痛，全身不良反应少，也可作为老年慢性疼痛的辅助治疗手段。

二、药物治疗基本原则

（一）个体化用药原则

在老年病药物治疗中，个体化用药原则犹如精准导航，是确保治疗效果与安全性的基石。老年人个体差异极大，年龄、体重、肝肾功能、基础疾病、遗传因素等众多变量交织，使得药物在体内的吸收、分布、代谢、排泄过程宛如一条条独特的轨迹，难以一概而论。

一位80岁高龄且患有高血压、糖尿病的老者，与一位65岁身体相对健康的老人相比，在使用同一种降压药时，前者因肝肾功能减退，药物代谢速度放缓，可能只需常规剂量的三分之一甚至更低，就能达到理想降压效果；若机械套用常规剂量，极易引发低血压风险，导致头晕、跌倒等意外。再如，某些老年患者体内存在特定的药物代谢酶基因多态性，像细胞色素P450酶系的基因变异，会使药物代谢能力骤降，对药物的敏感性大幅提升，用药时必须精细斟酌剂量，方能避免不良反应的汹涌来袭。临床实践中，医生在面对老年患者时，会全面采集其详尽的病史、用药过往、生活习性等信息，综合考量各项生理指标，运用专业知识与经验，为每位患者量身定制用药方案，恰似为每一把独特的“锁”精心寻觅适配的“钥匙”，开启精准治疗之门。

（二）小剂量起始原则

小剂量起始用药原则，恰似在药物治疗的险滩中谨慎探路，为老年患者保驾护航。步入老年，机体各器官功能呈退行性改变，药物耐受性逐渐下降，不良反应的阴影如影随形。从微小剂量起步，犹如轻舟缓行，能有效规避药物在体内瞬间“惊涛骇浪”般的冲击，给予机体充裕的适应时间。

以他汀类降脂药为例，初始治疗时，医生通常会为老年患者开具常规成人剂量的一半甚至更低，如阿托伐他汀，从5mg/d起始，后续依据血脂指标的动态变化、肝肾功能监测数据以及患者身体的耐受反馈，如有无肌肉酸痛、乏力等不适，徐徐上调剂量，逐步探寻最佳有效剂量。这般循序渐进，既能稳稳控制血脂水平，又能将横纹肌溶解、肝损伤等严重不良反应的风险扼杀在摇篮之中。在降压、降糖等药物的应用中，这一原则同样举足轻重。初始给予小剂量药物，待血压、血糖轻微波动后，细致观察机体反应，仿若精准微调天平砝码，在疗效与安全之间觅得精妙平衡，让治疗之路稳健前行。

（三）联合用药谨慎原则

联合用药在老年病治疗领域宛如一把双刃剑，运用得当可披荆斩棘，斩获更佳疗效；稍有不慎，则可能陷入药物相互作用的泥沼，引发不良反应的连锁反应。随着年龄增长，老年患者多病共存成为常态，联合用药需求水涨船高，但风险也随之攀升。多种药物在体内“狭路相逢”，可能通过影响药物代谢酶活性、竞争蛋白结合位点、改变药物排泄途径等机制，相互干扰、彼此掣肘。

若一位老年患者同时服用降压药硝苯地平与抗心律失常药胺碘酮，胺碘酮会抑制硝苯地平的代谢酶，使其血药浓度飙升，引发低血压、心动过缓等严重后果；又如，阿司匹林与华法林联用时，二者协同抗凝，稍有不慎便可能导致出血风险“陡然”上升，犹如在薄冰上行走，一步之差，后果不堪设想。故而，联合用药必须基于确凿的临床指征，如单一药物治疗确实独木难支，无法有效控制病情时，才谨慎权衡利弊，进行选择联用，且联用过程中要密切关注患者的身体反应。

（四）密切监测不良反应原则

密切监测不良反应原则，为患者安全筑牢防线。老年人机体敏感性特异，药物不良反应常常隐匿且多变，如暗流涌动，稍有疏忽，便可能酿成大祸。通过实验室指标监测与临床症状观察双管齐下，方能及时察觉异常信号。

实验室里，定期检测肝肾功能指标，如血清肌酐、谷丙转氨酶、谷草转氨酶等，能敏锐捕捉药物对肝肾的潜在损伤；血常规中的白细胞、血小板计数，可揭示药物是否诱发血液系统异常。临床上，医护人员时刻留意患者新出现的细微不适，哪怕是轻微的头晕、乏力、恶心，或是嗜睡、烦躁、抑郁倾向加重等精神状态的微妙改变，都可能是不良反应的前奏。一旦捕捉到异常，立即启动评估与应对机制，或调整药物剂量，或更换药物，或辅以对症治疗，如为服用利尿药后出现低钾血症的患者及时补钾，为使用抗精神病药导致锥体外系反应的患者给予对抗药物，迅速化解危机，护佑患者平安度过治疗旅程。

三、常见老年病药物治疗方案

（一）老年心血管系统疾病药物治疗

1.老年冠心病药物治疗

老年冠心病的药物治疗是一场精细且持久的战役，旨在缓解心绞痛症状、降低心肌梗死风险、改善心脏功能与预后。其药物种类丰富，各司其职。抗血小板药物如阿司匹林，宛如忠诚的卫士，通过不可逆地抑制血小板聚集，阻止血栓形成，守护冠脉通畅，多数老年患者需长期服用，每日75～150mg，剂量依个体耐受性与出血风险微调；氯吡格雷则作为备选，适用于阿司匹林不耐受或有禁忌者，负荷剂量300mg，之后每日75mg。他汀类降脂药是稳固血管防线的基石，阿托伐他汀、瑞舒伐他汀等不仅能强效降低低密度脂蛋白胆固醇（LDL–C），还可抗炎、稳定斑块，初始剂量多从5～10mg/d起步，依血脂降幅、肝肾功能情况与不良反应调整，目标是将LDL–C降至1.8mmol/L以下。硝酸酯类药物硝酸甘油，是心绞痛急性发作时的速效救星，舌下含服1～2min即可舒张冠脉、缓解胸痛；单硝酸异山梨酯则用于日常预防，长效缓释剂型每日30～60mg，分1～2次服用，减轻心脏负荷。β受体阻滞剂如美托洛尔、比索洛尔，能减慢心率、降低心肌耗氧，从极小剂量起始，如美托洛尔缓释片12.5mg/d，逐步上调，使静息心率维持在55～60次/分，但哮喘、严重心动过缓患者禁用。钙通道阻滞剂硝苯地平控释片等，适用于冠脉痉挛性心绞痛，扩张冠脉、降压，每日30～60mg，控释剂型平稳释放药效。联合用药时，常以抗血小板+他汀+β受体阻滞剂（或钙离子拮抗剂）+硝酸酯类为基础，依个体差异、病情轻重灵活搭配，全程监测血压、心率、血脂、肝肾功能，及时处理出血、肌痛、低血压等不良反应，为心脏健康保驾护航。

2.老年高血压药物治疗

老年高血压治疗如精准调控血压天平，需兼顾降压达标、平稳持久与器官保护。五大类降压药各显神通：利尿剂呋塞米、氢氯噻嗪等，通过排钠利尿降压，小剂量起始，如氢氯噻嗪12.5mg/d，可防低钾血症，适用于盐敏感性、合并水肿高血压；钙通道阻滞剂硝苯地平控释片、氨氯地平等，阻断钙通道扩血管降压，长效制剂每日1次，氨氯地平5mg/d，降压平稳，对老年单纯收缩期高血压效果颇优；血管紧张素转换酶抑制剂（ACEI）卡托普利、依那普利等，抑制血管紧张素生成，保护心脏、肾脏，从低剂量用起，依那普利5mg/d，干咳不耐受者换用血管紧张素Ⅱ受体拮抗剂（ARB）

缬沙坦、厄贝沙坦；β受体阻滞剂美托洛尔、比索洛尔，降压同时减慢心率、降低心肌耗氧，小剂量起始，比索洛尔2.5mg/d，适用于合并冠心病、心率快者，但哮喘、房室传导阻滞者慎用；α受体阻滞剂特拉唑嗪，对前列腺增生伴高血压有优势，睡前小剂量起始防直立性低血压。多数老年患者需联合用药，如钙通道阻滞剂+利尿剂、ACEI（或ARB）+利尿剂等，遵循个体化原则，初始单药小剂量，渐调至血压达标（一般＜140/90mmHg，合并糖尿病、肾病＜130/80mmHg），全程监测血压、血钾、肾功能，依季节、生活变化微调，确保降压平稳、安全有效。

3.老年心力衰竭药物治疗

老年心力衰竭药物治疗聚焦改善症状、延缓进展、降低再住院与病死率。治疗伊始，利尿剂呋塞米、托拉塞米等冲锋在前，强效利尿减轻心脏负荷，缓解水肿、呼吸困难，初始小剂量静脉或口服，依尿量、体重调整，防低钾、低血压；血管紧张素转换酶抑制剂（ACEI）/血管紧张素Ⅱ受体拮抗剂（ARB）/沙库巴曲缬沙坦紧随其后，抑制神经内分泌激活，逆转心肌重构。ACEI从极小剂量如卡托普利6.25mg，每日3次起始，渐增至目标剂量。若出现干咳，换用ARB，射血分数降低的心衰可启用沙库巴曲缬沙坦，从50mg，每日2次起始；β受体阻滞剂美托洛尔、比索洛尔等，在病情稳定后小剂量加用，如美托洛尔缓释片12.5mg/d，缓慢滴定至最大耐受量，降心率、阻病情恶化；醛固酮受体拮抗剂螺内酯，保钾利尿、抗心肌纤维化，每日10～20mg，监测血钾、肾功能防高钾血症；正性肌力药地高辛，增强心肌收缩，改善症状，0.125mg/d，定期监测血药浓度，预防洋地黄中毒；急性加重期，静脉用硝普钠、硝酸甘油扩张血管，多巴胺、多巴酚丁胺强心，依血流动力学指标精准调控剂量，治疗全程严密监测症状、体重、出入量、电解质、肾功能，动态调整方案，为衰竭心脏注入生机。使用血管紧张素转换酶抑制剂（ACEI）时，需注意监测血肌酐和血钾水平，以防血肌酐升高和高钾血症。

（二）老年神经系统疾病药物治疗

1.阿尔茨海默病药物治疗

阿尔茨海默病，以阿尔茨海默病为代表，发病隐匿、进展无情，药物治疗旨在延缓认知衰退、改善生活功能。乙酰胆碱酯酶抑制剂多奈哌齐、卡巴拉汀、加兰他敏是一线用药，多奈哌齐每日5～10mg，晨服，通过抑制酶活性，提升大脑乙酰胆碱水平，增强神经传导，改善记忆、定向、语言，治疗3～6个月可见认知评分提升；卡巴拉汀透皮贴剂使用便捷，依病情调整剂量。NMDA受体拮抗剂美金刚，调节谷氨酸兴奋性毒性，保护神经元，对中重度患者有效，初始5mg/d，每周递增5mg至维持量20mg/d，可与乙酰胆碱酯酶抑制剂联用增效。同时，非药物干预如认知训练、音乐疗法、社交活动等协同作战，定期评估认知、精神、生活能力，依变化调整策略，为患者留存记忆之光，延缓病情暗影蔓延。

2.老年帕金森病药物治疗

老年帕金森病药物治疗恰似精细舞步，力求缓解运动障碍、平衡非运动症状管理。左旋多巴是核心"舞者"，复方制剂如复方左旋多巴苄丝肼左旋多巴、卡比多巴左旋多巴，能穿透血脑屏障，转化为多巴胺，显著改善震颤、僵直、运动迟缓，初始小剂量、多次给药，如苄丝肼左旋多巴125mg，每日3次，依症状波动、异动症风险调整，"蜜月期"后谨慎应对运动并发症。多巴胺受体激动剂普拉克索、罗匹尼罗，早期单用可延缓左旋多巴启用，或联合减其用量，普拉克索从0.125mg，每日3次起始，渐至最佳剂量，对抑郁、睡眠障碍有额外获益；单胺氧化酶B抑制剂司来吉兰、雷沙吉兰，抑制多巴胺降解，晨服，司来吉兰5mg/d，与左旋多巴胺协同，用药期间避含酪胺食物；抗胆碱能药物苯海索，主要用于控制震颤，1～2mg，每日3次，老年认知减退者慎用。全程关注运动症状改善同时，留意精神症状、睡眠障碍、自主神经功能失调等非运动问题，个体化选药、调量，联合康复训练，帮助患者重寻生活节奏。

（三）老年呼吸系统疾病药物治疗

1.老年慢性阻塞性肺疾病药物治疗

老年慢性阻塞性肺疾病（COPD）药物治疗分稳定期与急性加重期精准施策。稳定期，支气管扩张剂是基石，长效β_2受体激动剂沙美特罗、福莫特罗，联合吸入糖皮质激素布地奈德、氟替卡松，如沙美特罗替卡松粉吸入剂，规律吸入，舒张支气管、抗炎，改善肺功能、减少急性发作；抗胆碱能药物噻托溴铵，长效阻断胆碱能神经，每日1次吸入，18μg，对老年患者依从性佳、效果好；茶碱类氨茶碱，舒张支气管、强心利尿，小剂量维持，血药浓度监测防中毒。急性加重期，短效β_2受体激动剂沙丁胺醇、抗胆碱能药物异丙托溴铵雾化吸入，快速平喘，按需每20～30min重复；全身糖皮质激素甲泼尼龙，40～80mg/d静脉滴注，3～5天短程冲击，抗炎、减轻气道水肿；合并细菌感染，依药敏选抗生素，如阿莫西林克拉维酸钾、头孢曲松钠，足量足疗程抗感染；祛痰药氨溴索、乙酰半胱氨酸，促进痰液排出，改善通气。吸入装置选择与使用培训至关重要，确保患者正确操作，药物直达气道，治疗全程监测肺功能、血气、症状体征，调整方案，守护呼吸畅通。

2.老年肺炎药物治疗

老年肺炎治疗似与时间赛跑，早期精准用药是关键。经验性用药首当其冲，社区获得性肺炎，无基础疾病、病情轻者，可选用青霉素类（如阿莫西林）、第一代头孢菌素（如头孢唑林）；伴慢性心肺疾病、糖尿病等，或疑支原体、衣原体感染，选用第二代头孢菌素头孢呋辛、大环内酯类阿奇霉素或呼吸喹诺酮类莫西沙星，迅速覆盖常见病原体，足量给药，依病情口服或静脉。医院获得性肺炎，多考虑革兰阴性杆菌、耐药菌，碳青霉烯类美罗培南、第三代头孢菌素头孢他啶联合抗厌氧菌甲硝唑，或糖肽类万古霉素针对耐甲氧西林金黄色葡萄球菌（MRSA），依药敏结果精准打击。同时，祛痰、吸氧、营养支持等辅助并行，监测体温、血常规、C反应蛋白、胸部影像，动态评估疗效，一般用药48～72h后依症状、指标调整，疗程依病情7～14d甚至更长，力促肺部炎症消散，患者康复如初。在使用抗生素治疗时，需密切关注药物不良反应，如过敏反应、胃肠道不适等。

（四）老年消化系统疾病药物治疗

1.老年胃食管反流病药物治疗

老年胃食管反流病药物治疗旨在制酸、促动力，修复食管黏膜，缓解胃灼热、反酸。质子泵抑制剂（PPI）奥美拉唑、兰索拉唑、雷贝拉唑等是主力，早餐前半小时空腹服用，强效抑制胃酸分泌，初始标准剂量，如奥美拉唑20mg/d，持续8～12周，重症或复发者可双倍剂量、延长疗程，维持治疗或按需给药防复发；H_2受体拮抗剂法莫替丁、雷尼替丁，夜间酸突破时可选，法莫替丁20mg，睡前服，抑酸温和。促动力药多潘立酮、莫沙必利助力排空，减少反流，多潘立酮饭前15～30min，10mg，每日3次，莫沙必利5mg，每日3次，餐前用，可与PPI联用增效。胃黏膜保护剂铝碳酸镁，中和胃酸、吸附胆汁，餐后1～2h嚼服，2～4片，日3～4次，急性期缓解症状快。治疗全程调整生活方式，如抬高床头、低脂饮食、戒烟限酒，依症状、内镜复查评估，灵活调整药物、疗程，守护食管健康。同时，对于长期使用PPI的患者，需注意可能增加，骨质疏松、感染等风险。

2.老年便秘药物治疗

老年便秘治疗需步步为营，综合调理。首先，分析病因，若是膳食纤维缺乏，饮食调整先行，增加蔬菜、水果、全谷物摄入，每日膳食纤维25～30g；缺水致秘，保证每日饮水1500～2000mL，清晨空腹温水尤佳。药物方面，容积性泻药如欧车前亲水胶，吸水膨胀促蠕动，1～2包/d，温水冲服；渗透性泻药乳果糖，调节肠道渗透压，15～30mL/d，晨起空腹服，以软便为度，可长期用；聚乙二醇电解质散，肠道准备、慢性便秘均可，依说明冲服。刺激性泻药酚酞、比沙可啶，短期缓解顽固便秘，酚酞0.1～0.2g/d，比沙可啶5～10mg/d，不宜久用，防卡依赖。促动力药莫沙必利，刺激肠肌收缩，5mg，每日3次，餐前用。微生态制剂双歧杆菌四联活菌、嗜酸乳杆菌等，调节菌群、帮助排便，按说明服用，与泻药间隔2h。生活中，养成定时排便习惯，适度运动，腹部按摩，综合施策，帮助老年肠道恢复畅行。

第八节　药物治疗不良反应及应对

（一）常见不良反应类型

1.药物毒性反应增强

步入老年，机体的肝肾等重要脏器功能如日暮西山，逐渐衰退。肝脏作为药物代谢的“主战场”，其细胞色素P450酶系等代谢酶活性降低，使得药物在肝脏内的氧化、还原、水解、结合等代谢过程变得迟缓，药物原形或有毒代谢产物易在体内蓄积。肾脏亦难逃岁月的侵蚀，肾小球滤过率逐年下降，肾小管分泌与重吸收功能减退，药物及其代谢产物的排泄之路受阻，在体内的停留时间延长，毒性风险随之飙升。

以常用的氨基糖苷类抗生素庆大霉素为例，正常成年人使用常规剂量时，肾脏可凭借自身功能及时清除药物，维持体内药物浓度平衡。然而，老年患者肾脏排泄功能减弱，相同剂量下，庆大霉素在体内积聚，血药浓度升高，极易引发耳毒性与肾毒性，表现为听力减退、耳鸣，甚至肾功能急剧恶化，血肌酐、尿素氮显著升高。又如非甾体抗炎药，长期或大剂量服用，在老年人群中诱发胃肠道出血、溃疡的风险远高于年轻人，这是因为药物对胃肠道黏膜的损伤在肝肾功能减退、药物代谢排泄不畅的背景下被进一步放大，严重威胁老年患者的健康。

2.药物相互作用引发不良反应

老年患者多病共存，联合用药成为常态，药物之间的相互作用如暗流涌动，风险丛生。药物相互作用的机制错综复杂，有的药物会抑制或诱导肝药酶活性，改变其他药物的代谢速率；有的则竞争血浆蛋白结合位点，使游离药物浓度骤变；还有的影响药物在肾脏的排泄过程，导致药物体内蓄积。

当老年高血压患者同时服用降压药硝苯地平与抗真菌药伊曲康唑时，伊曲康唑抑制硝苯地平代谢所需的肝药酶，硝苯地平血药浓度陡然升高，患者可能出现低血压、头晕、心慌等症状，甚至诱发心脑血管意外。再如，华法林用于抗凝治疗时，若患者同时使用广谱抗生素，肠道菌群受抗生素抑制，维生素K合成减少，华法林抗凝作用增强，出血风险急剧攀升，轻微碰撞或自发性出血的风险大增，给患者的生命安全蒙上阴影。

3.跌倒、晕厥等意外风险增加

部分药物在发挥治疗功效的同时，悄然增加老年患者跌倒、晕厥的风险。降压药若使用不当，可导致直立性低血压，患者从卧位或坐位突然站起时，血压骤降，脑部供血不足，瞬间眩晕、眼前发黑，站立不稳而跌倒。降糖药使用过量或进食不规律，引发低血糖反应，心慌、手抖、大汗淋漓、意识模糊接踵而至，同样极易导致跌倒摔伤。

抗精神病药物、抗抑郁药物等作用于中枢神经系统，可能引发嗜睡、共济失调、反应迟缓等不良反应，使患者肢体协调性变差，平衡能力失控。老年患者本就骨骼脆弱，一旦跌倒，骨折风险极高，常见的髋部骨折、椎体骨折等，不仅严重影响生活质量，还可能引发卧床并发症，如肺部感染、深静脉血栓等，危及生命。预防跌倒需综合施策，医护人员应详细评估患者用药情况，对高风险药物使用者加强监测，家属悉心照料，改善居家环境，如保持地面干燥、清除障碍物、安装扶手等，为老年患者筑牢安全防线。在评估患者跌倒风险时，可采用Morse跌倒评估量表等工具进行量化评估。

（二）不良反应监测方法

1.实验室指标监测

实验室指标监测是洞察药物不良反应的“显微镜”，为临床决策提供关键依据。肝肾功能指标首当其冲，血清肌酐、尿素氮反映肾脏排泄功能，若用药后其数值持续上升，警示药物可能对肾脏造成损伤，需及时调整用药方案。谷丙转氨酶、谷草转氨酶、胆红素等是肝脏健康的“晴雨表”，药物性肝损伤时，这些指标常率先“报警”，升高幅度与肝损伤程度密切相关。

血常规中的白细胞、红细胞、血小板计数同样不容忽视，某些药物可能抑制骨髓造血功能，导致白细胞减少，免疫力下降，感染风险骤增；红细胞减少引发贫血，患者面色苍白、乏力、气短；血小板减少则使出血倾向加剧，轻微碰撞即可出现瘀斑、鼻出血等。此外，凝血功能指标如凝血酶原时间、国际标准化比值，对于服用抗凝药物的患者至关重要，指标异常波动预示着出血或血栓风险的改变。监测频率依药物特性、患者病情而定，初始用药、调整剂量或联用新药时，常需密切监测，如每周甚至每3～5天检测一次，待病情稳定、药物浓度达稳态后，可适当延长间隔，每月或每季度复查，确保及时捕捉不良反应的蛛丝马迹。

2.临床症状观察要点

医护人员与家属的悉心观察，敏锐捕捉患者的细微变化至关重要。新出现的不适症状是重要线索，用药后若患者频繁诉说头痛、头晕，可能是降压药、血管扩张药等导致血压过低或脑血管异常；恶心、呕吐、腹痛、腹泻，或许是药物刺激胃肠道，亦可能是肝肾功能受损引发的消化系统反应；皮肤瘙痒、皮疹，常提示药物过敏，严重者可进展为剥脱性皮炎，危及生命。

精神状态改变亦不容忽视，原本开朗的患者变得嗜睡、淡漠、抑郁加重，或焦虑不安、烦躁易怒，可能是药物影响神经系统功能，抗精神病药、镇静催眠药、激素等药物都需重点排查。运动能力变化同样关键，患者肢体震颤、步态不稳、肌无力，可能与抗帕金森病药物不良反应、电解质紊乱（如低钾血症致肌肉麻痹）或神经肌肉阻滞剂等药物相关。医护人员应加强巡视，家属与患者保持密切沟通，一旦察觉异常，翔实记录症状出现时间、严重程度、变化趋势，及时反馈给医生，为精准诊断、快速处理不良反应争取先机。尤其对于一些非特异性症状，如乏力、食欲减退等，可能由多种药物或病情本身引起，需综合判断。

（三）不良反应的处理措施

1.药物剂量调整策略

当不良反应初露端倪，药物剂量调整成为首要应对之策。若不良反应较轻，如轻微头晕、乏力、胃肠道不适，且不影响患者基本生活与病情控制，可先尝试适当降低药物剂量，以缓解机体不耐受状况。一般而言，按原剂量的10%～20%逐步递减，同时密切观察症状变化，通常减量后数日至一周内，不良反应有望减轻。

对于降压药导致的轻度低血压头晕，若收缩压较基线下降10～20mmHg，舒张压下降5～10 mmHg，可将降压药剂量减少1/4或1/3，后续每日监测血压波动，确保血压平稳回落至安全范围，既保障降压效果，又消除不适症状。若不良反应较为明显，如肝肾功能指标轻度异常、中度贫血、频发低血糖等，需果断大幅减量，甚至暂停用药，待不良反应缓解、身体恢复一定耐受能力后，再从小剂量重启治疗，摸索适宜的个体化剂量，宛如精细调校天平，在疗效与安全间觅得平衡。

2.更换药物的考量与实施

当药物不良反应严重且持续不缓解，或患者对药物存在过敏等禁忌情况时，更换药物成为必然选择。换药绝非盲目之举，需综合权衡多种因素。首先，精准剖析不良反应根源，若是药物本身固有特性所致，如某种抗生素频繁引发严重过敏反应，或某类降糖药导致顽固低血糖、体重异常增加，对此类药物应果断弃用，挑选药理作用相似但不良反应风险更低的替代药物。

若为药物相互作用诱发问题，调整联合用药方案更为关键，停用相互作用强烈的药物，或调整用药间隔、更换相互作用小的同类药物。新药选择应遵循个体化原则，考量患者年龄、肝肾功能、基础疾病、经济承受力等，优先选用临床应用广泛、安全性久经考验、对老年患者特殊生理状态友好的药物。换药过程需精心过渡，避免病情反弹，如糖皮质激素替代治疗，应遵循缓慢减量旧药、渐增新药剂量原则，其间严密监测症状、体征、实验室指标，确保治疗无缝衔接，患者平稳过渡。

3.辅助治疗手段应用

辅助治疗手段能有效缓解不良反应危害，提升患者生活质量。以预防跌倒为例，对于服用降压药、降糖药、镇静催眠药等跌倒高风险药物的老年患者，居家环境优化至关重要。在卧室、卫生间、走廊等关键区域安装稳固扶手，地面铺设防滑垫，保持光线明亮，减少障碍物，降低跌倒概率。

康复训练亦是良方，平衡功能训练如单脚站立、闭目站立、走直线等，能增强老年患者肢体协调性与平衡感；但单脚站立对于平衡能力较差的老年患者，需在医护人员指导下进行，避免发生意外。肌力训练借助简单器械或自重训练，提升腿部、腰部肌肉力量，为身体提供稳固支撑。对于药物引发的胃肠道不适，饮食调整可助力缓解，少食多餐、选择易消化食物，避免辛辣、油腻、刺激性食物，减轻胃肠负担；若出现便秘，增加膳食纤维摄入、适度运动、腹部按摩等，促进肠道蠕动。同时，针对药物导致的肝肾功能损伤，可酌情给予保肝、护肾药物辅助治疗，如还原型谷胱甘肽、复方甘草酸苷保肝，金水宝、百令胶囊护肾，助力脏器功能修复，协同对抗不良反应。

综上所述，老年病的诊断与药物治疗是一个复杂且需要高度个体化的过程。在诊断方面，需综合运用病史采集、体格检查、实验室及影像学等多种手段，充分考虑老年病的特点，不放过任何细微线索，以准确判断疾病类型及病情程度。药物治疗上，要依据老年人独特的生理病理状况，严格遵循个体化用药、小剂量起始、联合用药谨慎以及密切监测不良反应等原则，合理选用各类常用药物，如改善心脑血管功能、调节神经系统、抗感染、调节胃肠功能及缓解疼痛等药物。面对治疗过程中可能出现的药物毒性反应增强、药物相互作用引发不良反应以及跌倒、晕厥等意外风险增加等情况，要通过实验室指标监测和临床症状观察等方法及时察觉，并采取诸如调整药物剂量、更换药物或实施相应辅助治疗手段等恰当措施来妥善应对。临床工作者应持续关注老年病领域的最新进展，不断优化诊疗方案，从而为老年患者提供更安全、有效的医疗服务，最大程度保障他们的健康与生活质量。

参考文献

[1]张之南，郝玉书，赵永强，等．血液病学[M]．北京：人民卫生出版社，2017.

[2]沈悌，赵永强．血液病诊断及疗效标准[M]．北京：科学出版社，2018.

[3]黄晓军．造血干细胞移植[M]．北京：人民卫生出版社，2019.

[4]王卫庆．垂体与肾上腺疾病[M]．北京：人民卫生出版社，2019.

[5]邵宗鸿．再生障碍性贫血[M]．北京：人民卫生出版社，2020.

[6]周剑峰．白血病[M]．北京：人民卫生出版社，2019.

[7]侯明．血小板减少性疾病[M]．北京：人民卫生出版社，2021.

[8]张凤奎．骨髓增生异常综合征[M]．北京：人民卫生出版社，2017.

[9]胡豫．血栓与止血疾病[M]．北京：人民卫生出版社，2018.

[10]母义明．糖尿病学[M]．北京：人民卫生出版社，2021.

[11]葛均波，徐永健．内科学[M]．北京：人民卫生出版社，2018.

[12]陈灏珠，林果为，王吉耀，等．实用心脏病学[M]．上海：上海科学技术出版社，2016.

[13]胡大一，马长生．心脏病学实践2020-规范化治疗[M]．北京：人民卫生出版社，2020.

[14]马长生，董建增．心律失常导管消融图谱[M]．北京：人民卫生出版社，2019.

[15]张运，张澄．冠状动脉粥样硬化性心脏病[M]．北京：人民卫生出版社，2018.

[16]李小鹰，王士雯．老年心脏病学[M]．北京：人民卫生出版社，2017.

[17]赵水平，陶军．血脂异常与动脉粥样硬化[M]．北京：人民卫生出版社，2021.

[18]孙宁玲，王继光．高血压治疗学[M]．北京：人民卫生出版社，2019.

[19]杨跃进，华伟．阜外心血管内科手册[M]．北京：人民卫生出版社，2017.

[20]廖二元，莫朝晖．内分泌学[M]．北京：人民卫生出版社，2018.

[21]朱宪彝．临床内分泌学[M]．天津：天津科学技术出版社，2019.

[22]宁光．内分泌代谢病学[M]．北京：人民卫生出版社，2020.

[23]向红丁．内分泌与代谢性疾病诊疗手册[M]．北京：人民卫生出版社，2018.

[24]施秉银. 甲状腺疾病[M]. 北京：人民卫生出版社，2019.
[25]童南伟. 内分泌疾病鉴别诊断与治疗学[M]. 北京：人民卫生出版社，2020.
[26]李小英. 代谢综合征与内分泌代谢疾病[M]. 北京：人民卫生出版社，2018.
[27]李建军，张宇清，惠汝太. 高血压的诊断与治疗新进展[J]. 中华心血管病杂志，2020，48(03)：280-284.
[28]王拥军，缪中荣. 缺血性脑血管病的诊断与治疗规范[J]. 中华神经科杂志，2019，52(07)：576-580.
[29]肖毅，蔡柏蔷. 慢性阻塞性肺疾病的诊断与治疗指南解读[J]. 中华结核和呼吸杂志，2018，41(04)：241-245.
[30]洪天配，纪立农. 糖尿病的精准诊断与个体化治疗[J]. 中华内分泌代谢杂志，2021，37(01)：1-5.
[31]邵宗鸿，林果为. 贫血的诊断与治疗进展[J]. 中华血液学杂志，2020，41(05)：438-442.
[32]赵水平，陶军. 血脂异常的诊断与药物治疗策略[J]. 中华内科杂志，2019，58(06)：463-467.
[33]孙铁英，柯会星. 老年肺炎的诊断与治疗特点[J]. 中华老年医学杂志，2020，39(02)：129-133.
[34]周新，宋元林. 间质性肺疾病的诊断与治疗新认识[J]. 中华呼吸与危重症医学杂志，2018，17(05)：401-405.
[35]黄晓军，刘开彦. 白血病的诊断与治疗现状及展望[J]. 中华血液学杂志，2021，42(03)：262-266.
[36]马长生，董建增. 心律失常的诊断与药物治疗要点[J]. 中华心律失常学杂志，2019，23(02)：161-165.
[37]张运，张澄. 冠状动脉粥样硬化性心脏病的诊断与治疗研究进展[J]. 中华心血管病杂志，2020，48(05)：457-462.
[38]李小鹰，王士雯. 老年心力衰竭的诊断与治疗策略[J]. 中华老年多器官疾病杂志，2018，17(03)：161-165.
[39]谢鹏，罗本燕. 癫痫的诊断与治疗指南更新解读[J]. 中华神经科杂志，2021，54(01)：1-5.

[40]王任直，姚勇．垂体疾病的诊断与药物治疗[J]．中华内分泌代谢杂志，2019，35(04)：363-367．

[41]顾锋，向红丁．甲状腺疾病的诊断与治疗误区分析[J]．北京：中华内科杂志，2018，57(07)：541-545．

[42]邵宗鸿，刘鸿．再生障碍性贫血的发病机制及治疗进展[J]．中华内科杂志，2019，58(03)：230-234．

[43]周剑峰，梅恒．急性淋巴细胞白血病的精准治疗[J]．中华血液学杂志，2018，39(07)：618-622．

[44]侯明，彭军．免疫性血小板减少症的研究进展[J]．中华血液学杂志，2020，41(03)：264-268．

[45]张凤奎．骨髓增生异常综合征的诊断与治疗[J]．中华内科杂志，2019，58(07)：537-541．

[46]胡豫，梅恒．血栓性血小板减少性紫癜的诊断与治疗[J]．中华血液学杂志，2021，42(01)：84-88．

[47]孙于谦，黄晓军．异基因造血干细胞移植后移植物抗宿主病的防治[J]．中华血液学杂志，2018，39(09)：802-806．

[48]童南伟．内分泌性高血压的诊断与治疗[J]．中国实用内科杂志，2020，40(3)：197-201．

[49]王健民，章卫平．慢性粒细胞白血病的治疗进展[J]．中华血液学杂志，2020，41(08)：704-708．

[50]邵宗鸿．再生障碍性贫血的诊断与治疗新进展[J]．中国实用内科杂志，2022，42(5)：385-389．